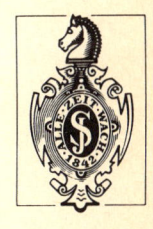

Psychologische Therapie bei chronischen Schmerzpatienten

Programme und Ergebnisse

Herausgegeben von
Hans-Ulrich Wittchen · Johannes C. Brengelmann

Mit Beiträgen von
C. Bischoff · J. C. Brengelmann · H. Flor · G. Haag · R. Hölzl
D. Huber · H. P. Huber · J. Hunger · H. Köhler · R. Lässle · N. Mai
G. Sauermann · H.-U. Wittchen

Mit 48 Abbildungen und 25 Tabellen

Springer-Verlag
Berlin Heidelberg New York Tokyo

Prof. Dr. HANS-ULRICH WITTCHEN
Prof. Dr. JOHANNES C. BRENGELMANN

Max-Planck-Institut für Psychiatrie
Kraepelinstraße 10
8000 München 40

ISBN 3-540-15513-9 Springer-Verlag Berlin Heidelberg New York Tokyo
ISBN 0-387-15513-9 Springer-Verlag New York Heidelberg Berlin Tokyo

CIP-Kurztitelaufnahme der Deutschen Bibliothek
Psychologische Therapie bei chronischen Schmerzpatienten
Programme u. Ergebnisse
hrsg. von Hans-Ulrich Wittchen u. Johannes C. Brengelmann.
Mit Beitr. von C. Bischoff ... –
Berlin; Heidelberg; New York; Tokyo: Springer, 1985.
ISBN 3-540-15513-9 (Berlin ...)
ISBN 0-387-15513-9 (New York ...)
NE: Wittchen, Hans-Ulrich [Hrsg.]; Bischoff, Claus [Mitverf.]

Das Werk ist urheberrechtlich geschützt. Die dadurch begründeten Rechte, insbesondere die der Übersetzung, des Nachdrucks, der Entnahme von Abbildungen, der Funksendung, der Wiedergabe auf photomechanischem oder ähnlichem Wege und der Speicherung in Datenverarbeitungsanlagen bleiben, auch bei nur auszugsweiser Verwertung, vorbehalten. Die Vergütungsansprüche des § 54, Abs. 2 UrhG werden durch die „Verwertungsgesellschaft Wort", München, wahrgenommen.

© Springer-Verlag Berlin Heidelberg 1985
Printed in Germany

Die Wiedergabe von Gebrauchsnamen, Handelsnamen, Warenbezeichnungen usw. in diesem Werk berechtigt auch ohne besondere Kennzeichnung nicht zu der Annahme, daß solche Namen im Sinne der Warenzeichen- und Markenschutz-Gesetzgebung als frei zu betrachten wären und daher von jedermann benutzt werden dürften.

Produkthaftung: Für Angaben über Dosierungsanweisungen und Applikationsformen kann vom Verlag keine Gewähr übernommen werden. Derartige Angaben müssen vom jeweiligen Anwender im Einzelfall anhand anderer Literaturstellen auf ihre Richtigkeit überprüft werden.

Druck und Bindearbeiten: Weihert-Druck GmbH, Darmstadt
2125/3130-54321

Inhaltsverzeichnis

Kapitel 1:   HANS-ULRICH WITTCHEN & JOHANNES C. BRENGELMANN:
Einführung...1

Kapitel 2:   HELMUTH P. HUBER, DOROTHEA HUBER & JÜRGEN HUNGER:
Zur nicht-medikamentösen Behandlung der Migräne:
Eine vergleichende Therapiestudie..........................5

Kapitel 3:   HANS-ULRICH WITTCHEN & REINHOLD LÄSSLE:
Das Situationsbezogene Entspannungsprogramm (SEP)
für chronische Migränepatienten - Stabilität und
Spezifität der therapeutischen Veränderungen-.............23

Kapitel 4:   RUPERT HÖLZL:
Mehrstufige Biofeedbacktherapie bei gemischten
Kopfschmerzsyndromen......................................51

Kapitel 5:   CLAUS BISCHOFF & GERHARD SAUERMANN:
Nicht-instrumentelles motorisches Verhalten von
Personen mit und ohne Spannungskopfschmerz................93

Kapitel 6:   HERTA FLOR, GUNTER HAAG & HELMUT KÖHLER:
Verhaltenstherapie bei chronischen Rückenschmerzen
- eine kontrollierte Therapiestudie-.....................113

Kapitel 7:   HELMUT KÖHLER, NORBERT MAI & JOHANNES C. BRENGELMANN:
Psychologische Schmerztherapie bei chronischer
Polyarthritis..139

Kapitel 8:   JOHANNES C. BRENGELMANN & HANS-ULRICH WITTCHEN:
Einige Folgerungen für die Weiterentwicklung
und Verbesserung psychologischer Schmerztherapien........163

Literaturverzeichnis..169

Sachverzeichnis...187

Danksagung

Das druckfertige Manuskript wurde von Rita Lindemann und Annemarie Pröbstl mit freundlicher Hilfestellung von Herrn Barthelmes erstellt, denen ebenso wie Dipl.-Psych. Diana Drexler, Helga Lisson, Barbara Urban und Monika Voss für die Korrekturen und Verbesserungsvorschläge unser besonderer Dank gilt.

Mitarbeiterverzeichnis

Dr. Claus Bischoff, Dipl.-Psych.
Universität Ulm, Medizinische
Psychologie,
Am Hochsträß 8,
7900 Ulm

Prof. Dr. Johannes C. Brengelmann
Max-Planck-Institut für
Psychiatrie, Leiter der Psychologischen Abtl., Kraepelinstr. 2,
8000 München 40

Dr. Herta Flor, Dipl.-Psych.,
Psychologisches Institut der
Universität Bonn, Römerstr. 164,
5300 Bonn

Prof. Dr. Gunter Haag, Psychologisches Institut der Universität Freiburg, Abtl. Rehabilitationspsychologie, Belfordstr. 16
7800 Freiburg

Dr. Rupert Hölzl, Dipl.-Psych.,
Max-Planck-Institut für
Psychiatrie, Psychophysiologisches Laboratorium,
Psychologische Abtl.,
Kraepelinstr. 2, 8000 München 40

Dr. Dorothea Huber, Dipl.-Psych.,
Max-Planck-Institut für Psychiatrie, Psychologische Abtl.,
Kraepelinstr.2, 8000 München 40

Prof. Dr. Helmuth P. Huber, Psychologisches Institut der Universität
Graz, Abtl. für Klinische Psychologie, Schubertstr. 6 a,
A - 8010 Graz

Priv.-Doz. Dr. Jürgen Hunger,
Neurologische Universitätsklinik und Poliklinik des
Universitätskrankenhauses
Eppendorf, Martinistr. 52,
2000 Hamburg 20

Dr. Helmut Köhler,
Dipl.-Psych., Psychosomatische Klinik Windach
Schützenstr. 16,
8911 Windach/Ammersee

Reinhold Lässle, Dipl.-Psych.,
Max-Planck-Institut für
Psychiatrie, Arbeitsgruppe
"Evaluationsforschung",
Kraepelinstr. 2,
8000 München 40

Dr. Norbert Mai, Dipl.-Psych.,
Max-Planck-Institut für
Psychiatrie, Psychologische
Abtl., Klinische Psychologie,
Kraepelinstr. 2,
8000 München 40

Gerhard Sauermann,
Dipl.-Math., Universität Ulm
Abtl. Medizinische Psychologie, Am Hochsträß 8,
7900 Ulm

Prof. Dr. Hans-Ulrich
Wittchen, Max-Planck-Institut für Psychiatrie,Psychologische Abtl., Arbeitsgruppe "Evaluationsforschung", Kraepelinstr. 2,
8000 München 40

Kapitel 1   Einführung

JOHANNES C. BRENGELMANN und HANS-ULRICH WITTCHEN

In den letzten 20 Jahren ist in der wissenschaftlichen Psychologie ein stetig wachsendes Interesse an der theoretischen und klinisch-therapeutisch orientierten Schmerzforschung zu beobachten. Aufbauend auf neueren experimentellen Befunden und komplexeren Modellen zu Mechanismen der Entstehung und Aufrechterhaltung von Schmerzen sind dabei auch verstärkt Bemühungen unternommen worden, therapeutische Strategien aus diesen zumeist grundlagenbezogenen Forschungsarbeiten abzuleiten.

Als ein besonderer Schwerpunkt neben der Erforschung der Mechanismen bei akuten Schmerzen und Schmerzsensationen kristallisiert sich in diesem Zusammenhang die Untersuchung experimentell fundierter Therapiestrategien bei sogenannten **chronischen Schmerzpatienten** heraus. Der Begriff "chronisch", der wegen seiner Vieldeutigkeit einer Definition kaum zugänglich ist, wird in der Regel dann benutzt, wenn **(1)** Schmerzen bzw. Beschwerden eines Patienten über die Dauer des normalen Heilungsprozesses hinaus andauern, z. B. bei Verletzungen, Operationen etc., **(2)** Schmerzen ohne eindeutig nachweisbares organisch-physiologisches Korrelat persistieren, wie z.B. bei chronischen Kopfschmerzsyndromen oder **(3)** wenn die Beschwerden mit einer chronisch-progredienten Erkrankung einhergehen, wie bei Arthritis, rheumatischen Erkrankungen sowie degenerativen Erkrankungen der Wirbelsäule.

Die Behandlung chronischer Schmerzen war bislang fast ausschließlich Domäne der Medizin, die auf der Grundlage eines somato-sensorischen Input-Modells Schmerz primär als Funktion von Gewebsschäden auffaßt. Das Ausmaß der subjektiven Schmerzempfindung wird dabei auf den Grad der vermuteten organischen Läsion reduziert und neben ätiologisch-orientierten Behandlungsansätzen versucht, die Schmerzempfindung z.B. durch die Blockade der sensorischen Leitungsbahnen zu reduzieren (MELZACK 1978). Leider erwiesen sich jedoch in den letzten zwei Jahrzehnten die vielfältigen, auch speziell im Hinblick auf chronische Schmerzen entwickelten operativ- invasiven und pharmakologischen Verfahren der Medizin oft als erfolglos. Trotz anfänglich positiver Effekte sind sie häufig mit einer hohen Rückfallquote teilweise massiven Nebenwirkungen verbunden und führen oftmals zu einer zusätzlichen, sekundär bedingten Verschlimmerung des Beschwerdebildes. Obwohl viele Patienten mit chronischen Schmerzsyndromen ihre Beschwerden akzeptieren und die primären und sekundären Folgen ihrer Symptomatik offensichtlich ohne massive Einschränkung der Erwerbsfähigkeit, dauernde Medikamenteneinnahme oder eine drastische "Über"-Inanspruchnahme medizinischer Dienste bewältigen können, bleibt eine große Gruppe von Patienten, bei denen das nicht der Fall ist. Bei ihnen entwickelt sich zumeist eine recht komplexe Beschwerdenkonstellation mit einer Fülle von affektiven, kognitiven, verhaltensmäßigen und sozialen Konsequenzen für den Patienten. Diese im engeren Sinne als chronische Schmerzpatienten charakterisierbare Gruppe leidet in vielfacher Hinsicht unter der unbefriedigenden medizinischen Versorgungslage:

Erstens durch die persistierenden Schmerzen selbst, deren aversiver Charakter eine Reihe von psychischen und sozialen Konsequenzen bewirkt. Zweitens durch den steten Wechsel von Hoffnung auf neue, bessere, erfolgversprechende Therapien und der bitteren Enttäuschung über ihren Fehlschlag sowie drittens an den Konsequenzen dieses Teufelskreises von Hoffnung und Enttäuschung. Die Konsequenzen können einerseits darin gesehen werden, daß die Schmerzen im Leben der Patienten eine immer zentralere Rolle gewinnen und in eine zunehmende Hilflosigkeit und Passivität münden. Andererseits resultieren aus den verhaltensmäßigen Konsequenzen der Schmerzen, der fehlschlagenden Therapien und ihrer Interaktionen oft eine Vielfalt zusätzlicher somatischer Beschwerden. Als Beispiele hierfür sind die Entwicklungen weiterer sekundärer Schmerzsyndrome, wie Kopfschmerzen, Störungen der Magen-Darm-Funktionen durch kontinuierliche Medikamenten-(Analgetika)-Einnahme anzuführen. Diese verstärken einerseits die Tendenz zu neuerlicher Therapie, andererseits die Hilflosigkeit der Patienten.

Diese oftmals langjährige desolate Situation der Patienten ist weniger auf die mangelnde Zielgerichtetheit ärztlicher Bemühung oder das Fehlverhalten der Patienten zurückzuführen, sondern scheint vielmehr Ausdruck eines inadäquaten Verständnisses menschlicher Schmerzempfindungen sowohl bei den behandelnden Ärzten als auch bei den betroffenen Patienten zu sein.

Zwar fehlen verlässliche Zahlen, jedoch können chronische Schmerzpatienten als eine der größten und kostenintensivsten Problemgruppen in fast allen entwickelten Gesundheitssystemen angesehen werden. Die Größenordnung dieses Problems wurde abgesehen von wenigen Ausnahmen (z. B. Schmerzklinik Mainz) in den Vereinigten Staaten früher als hier in Europa wahrgenommen und führte zur Etablierung sog. Schmerzkliniken und Ambulanzen, die zumeist interdisziplinär organisiert sind. Schmerzkliniken versuchen dem komplexen Störungscharakter chronischer Patienten adäquater zu begegnen und den Teufelskreis zwischen schmerzbedingten und sekundären Konsequenzen zu durchbrechen. Die Anwendung psychologischer Verfahren hat in diesen Einrichtungen eine wachsende Bedeutung erfahren. Dadurch ist auch die experimentelle Grundlagen- und Anwendungsforschung erheblich stimuliert worden. So hat man begonnen, die Effizienz verschiedener psychologischen Methoden vergleichend zu analysieren und Wirkfaktoren der Behandlung zu isolieren.

In der Bundesrepublik sind bislang noch keine generellen institutionellen Konsequenzen aus der mangelhaften Versorgungslage für chronische Patienten gezogen worden. Jedoch wurde zumindest die wissenschaftliche Entwicklung auch im deutschsprachigen Raum verstärkt aufgegriffen und in den letzten Jahren eine Reihe neuerer eigenständiger Konzepte und Therapieprogramme entwickelt. Schwerpunkt dieser Arbeiten ist die Überprüfung von praxisorientierten, psychologischen Therapiestrategien, ihren Wirkfaktoren und ihrer längerfristigen Wirksamkeit. Von der Prävalenz chronischer Schmerzsyndrome in der Gesamtbevölkerung ausgehend ist es verständlich, daß sich diese Arbeiten vor allem auf drei diagnostische Gruppen chronischer Schmerzpatienten konzentriert haben: erstens **chronische Kopfschmerzen**, insbesondere die Behandlung von Migräne, zweitens die Behandlung **chronischer Rückenschmerzen** sowie drittens die Behandlung **rheumatischer Erkrankungen.**

Obwohl neben deutschsprachigen Veröffentlichungen über den angloamerikanischen Stand der Schmerzforschung (z.B. KEESER et al. 1982) auch bereits eine Reihe von Buch- und Zeitschriftenpublikationen zu diesen drei Syndromgruppen erschienen sind (z.B. HUBER 1982, GERBER & HAAG 1982, KNAPP 1984), haben wir uns zur Herausgabe dieses Autorenbandes motiviert gefühlt.

Folgende Gründe waren dabei maßgebend:

(1) Eine zusammenfassende ausführliche Veröffentlichung neuer deutschsprachiger Beiträge erschien uns sinnvoller und nutzbringender als Einzelpublikationen, die zumeist über verschiedene Zeitschriften verstreut sind und in der Regel den üblichen Restriktionen bezüglich der zulässigen Länge für Zeitschriftenartikel unterliegen, wodurch eine Vielzahl durchführungstechnischer Details der Therapiemethodik nicht ausreichend referiert werden können.

(2) Mit einer Ausnahme werden in diesem Buch direkt umsetzbare, praxisrelevante therapeutische Methoden und ihre Effektivität dargestellt und diskutiert. Die einzelnen Untersuchungen weisen einen hohen methodischen Standard auf, sowohl was die Diagnostik als auch die Operationalisierung der Untersuchungsvariablen, das Design und die statistische Auswertung angeht. Alle Beiträge versuchen ferner - im Gegensatz zu fast allen bisherigen Publikationen - die angewandten therapeutischen Strategien genau zu beschreiben und explizit die Vorgehensweise in der Therapie zu erklären. Dadurch soll a) für Folgestudien eine exakte Effektdetermination, d.h. die Herausarbeitung der spezifischen Wirkfaktoren für die therapeutischen Veränderungen ermöglicht werden, b) die zum Teil neu entwickelten Verfahren dem Praktiker schneller zur Kenntnis gebracht werden, sowie zu ihrer weiteren Erprobung und Optimierung ermutigen; es soll c) ein zu selten angesprochenes Defizit aufgehoben werden: daß nämlich vielfach die Benennung therapeutischer Strategien, wie z.B. "Entspannung" oder "kognitive Therapie", nicht ausreichend über die Art und Weise der praktischen Durchführung informiert.

(3) Diese Buchpublikation konzentriert sich im Gegensatz zu fast allen bisherigen Veröffentlichungen speziell auf chronische Schmerzpatienten, bei deren Behandlung neben der Beachtung der affektiven, kognitiven, verhaltensmäßigen und sozialen Konsequenzen der Schmerzsymptomatik auch die Berücksichtigung der sich sekundär entwickelnden Komplikationen von zentraler Bedeutung ist.

(4) Zu den in diesem Buch genannten und untersuchten therapeutischen Ansätzen liegen ferner z.T. auch ausführliche Manuale bzw. ausformulierte Therapiebausteine vor (die von den Autoren direkt angefordert werden können oder deren Veröffentlichung bevorsteht), die das spezifische therapeutische Vorgehen weiter erhellen.

Die einzelnen Beiträge wurden thematisch wie folgt gegliedert. Die ersten vier Beiträge beschäftigen sich mit dem Problemkreis **"Kopfschmerzen"** unter besonderer Berücksichtigung "chronischer" Migränepatienten.

Im ersten Beitrag von HUBER & Mitarbeitern (Kapitel 2) werden differenziert die Einsatzmöglichkeiten und die Effektivität verschiedener nicht-medikamentöser Behandlungsansätze bei Migränepatienten beschrieben. Er leitet über zu zwei weiteren Beiträgen von WITTCHEN & LÄSSLE sowie von HOELZL (Kapitel 3), die zum Teil mit ähnlichen Erfassungsmethoden wie die Arbeit von HUBER und Mitarbeitern (Kapitel 4) über die Anwendung alternativer, komplexer verhaltensmedizinischer Behandlungsstrategien bei langjährigen, chronischen Migränepatienten berichten. Während der Beitrag von WITTCHEN & LÄSSLE Stabilität und Spezifität therapeutischer Veränderungen bei einer verhaltensmedizinisch orientierten Breitspektrumtherapie im Rahmen eines randomisierten Gruppendesigns untersucht, versucht HOELZL anhand einer Einzelfallstudie die praktische Vorgehensweise einer mehrstufigen Biofeedback-Therapie, die kombiniert mit anderen Verfahren eingesetzt wurde, aufzuzeigen. Besondere Beachtung finden in allen drei Arbeiten die vielfältigen Grundlagen-, Methoden- und Anwendungsprobleme, denen sich sowohl der Praktiker, als auch der Forscher bei der Untersuchung und der Behandlung chronischer Migränepatienten mit Kopfschmerzen gegenübersieht.

Der diesen Bereich abschließende Beitrag von BISCHOFF & SAUERMANN (Kapitel 5) ist unserer Ansicht nach ein möglicherweise vielversprechender Versuch zu der nach wie vor stark umstrittenen Differenzierung verschiedener Kopfschmerzarten, insbesondere migränoider und Spannungskopfschmerzen. Er zeigt darüber hinaus Ansätze einer indikationsrelevanten Diagnostik chronischer Kopfschmerzsyndrome auf.

Die beiden folgenden Arbeiten diskutieren demgegenüber Therapiemöglichkeiten bei chronischen Erkrankungen aus dem **rheumatischen Formenkreis**.

Die Arbeit von FLOR und Mitarbeitern (Kapitel 6) berichtet über eine randomisierte klinische Vergleichsstudie an Patienten mit **chronischen Rückenschmerzen**. Auch bei dieser wichtigen Schmerzpatienten-Gruppe zeigen sich vielversprechende Ergebnisse, die zu weiteren Anwendungsstudien in diesem Bereich anregen. Der Beitrag von KÖHLER und Mitarbeitern (Kapitel 7) gibt einen Überblick über ein psychologisches Schmerzbewältigungstraining bei stationär behandelten Patienten mit **chronischer Polyarthritis**. Hervorzuheben ist bei dieser Studie, daß die Behandlung unter sehr engen, durch die stationäre medizinische Standardversorgung vorgegebenen Rahmenbedingungen, durchgeführt wurde. Trotz dieser, für psychologische Interventionen sicherlich ungünstigen Voraussetzungen ergeben sich auch hier differenzierte Hinweise auf einen längerfristig andauernden Behandlungserfolg.

In dem abschließenden Kommentar (Kapitel 8) wollen wir schließlich noch einmal einige, für die zukünftige Entwicklung der psychologischen Therapieforschung relevante Folgerungen zusammenfassen.

Kapitel 2 Zur nicht-medikamentösen Behandlung der Migräne: Eine vergleichende Therapiestudie*

HELMUTH P. HUBER, DOROTHEA HUBER und JÜRGEN HUNGER

1.   Einleitung..5
2.   Fragestellung..8
3.   Methodik der Untersuchung..................................8
3.1.   Versuchspersonen...8
3.2.   Untersuchungsaufbau..9
3.3.   Diagnostische Maßnahmen....................................9
3.4.   Durchführung der Behandlung...............................10
3.4.1.   Autogenes Training (AT)...................................11
3.4.2.   Gestufte autogene Biofeedbackbehandlung (aBF).............12
3.4.3.   Biofeedbackgestütztes Vasokonstriktionstraining
         auf reflexionsplethysmographischer Basis (pBF)............12
3.4.4.   Verhaltenstherapeutische Breitbandtherapie (VT)...........13
3.4.5.   Wartekontrollgruppe.......................................13
3.5.   Gruppenzuteilung und statistische Auswertung..............14
4.   Ergebnisse..14
4.1.   Vergleich der Gruppen.....................................14
4.2.   Posthoc-Klassifikation nach Maßgabe des Behandlungserfolgs.15
5.   Diskussion.. 20

1. EINLEITUNG

Die ursprünglich von WOLFF (1948) vorgeschlagene Druck-Dehnungstheorie, die im wesentlichen durch neuere Untersuchungen bestätigt werden konnte (vgl. u.a. DALESSIO 1972), stellt nach wie vor die theoretische Grundlage zahlreicher pharmakologischer, psychophysiologischer und relaxationstherapeutischer Behandlungsansätze bei Migräne dar. Nach dem WOLFFschen Konzept ist die Migräne im wesentlichen eine biphasische Gefäßkrankheit, deren Prodromalsymptomatik durch eine Konstriktion der intrakraniellen Gefäße ausgelöst wird, während die den Migränekopfschmerz verursachende Dilatation der intra- und extrakraniellen Gefäße als eine Gegenregulation auf die vorangegangene Vasokonstriktion aufgefaßt werden kann. Das Phänomen der postischämischen reaktiven Hyperämie ist durch non-invasive Messungen der regionalen zerebralen Hämodynamik mit Hilfe der 133-Xenon-Inhalationsmethode experimentell gut gesichert (SAKAI & MEYER 1978). In besonders schweren Fällen kann in der Dilatationsphase ein Gefäßwandödem mit Transsudationen in das

---

* Diese Untersuchung wurde von der Deutschen Forschungsgemeinschaft (DFG) im Rahmen des Sonderforschungsbereichs 115 (Psychosomatische Medizin, Klinische Psychologie und Psychotherapie) in Hamburg gefördert.

perivaskuläre Gewebe entstehen und einen dumpfen Dauerschmerz bewirken. Es muß jedoch angemerkt werden, daß die gefäßpathogenetische Konzeption der WOLFFschen Schule nicht mit allen klinischen Beobachtungen vereinbar ist (HUNGER 1982).

Die neueren Arbeiten zur Psychophysiologie der Migräne sind vorwiegend aktivierungsdiagnostisch konzipiert (GANNON et al. 1981; HUBER et al. 1982; ANDRASIK et al. 1982; DRUMMOND 1982; FEUERSTEIN et al. 1982; COHEN et al. 1983). Die Ergebnisse dieser Untersuchungen lassen allerdings keine eindeutigen Schlußfolgerungen über die Beschaffenheit psychophysiologischer Reaktionsspezifitäten bei Migränikern oder Patienten anderer Kopfschmerzgruppen zu.

ANDRASIK et al. (1982) sowie FEUERSTEIN et al. (1982) konnten in einer vergleichenden Experimentalstudie an Migränikern, Patienten mit Verspannungskopfschmerzen, Mischfällen und gesunden Vergleichspersonen keinerlei Hinweise auf das Vorliegen symptomspezifischer Reaktionsstereotypien entdecken. Insbesondere dürfte die unter experimentell induzierter Schmerzeinwirkung auftretende Dilatation der extrakraniellen Gefäße keine migränespezifische Reaktion sein; nach den Befunden von FEUERSTEIN et al. (1982) scheint es sich hierbei vielmehr um eine generelle, auch bei Gesunden zu beobachtende Reaktion auf Schmerzreize zu handeln.

Andererseits konnte DRUMMOND (1982) unter mentaler Belastung (Kopfrechnen) bei Migränepatienten einen signifikant steileren und länger anhaltenden Anstieg der temporalen Pulsamplitude beobachten als bei kopfschmerzfreien Kontrollpersonen. Für die Hypothese einer erhöhten vasomotorischen Reaktionsbereitschaft bei Migränikern sprechen auch die Befunde von GANNON et al. (1981), HUBER et al. (1981, 1982) und HUBER (1984). GANNON und Mitarbeiter konnten nachweisen, daß Migränepatienten im Vergleich zu Patienten mit Verspannungskopfschmerzen und gesunden Kontrollpersonen in den auf die Streßphasen folgenden 10-minütigen Adaptationsperioden mit einer anhaltenden Vasokonstriktion der extrakraniellen Gefäße reagierten. Auf der gleichen Linie liegen die Ergebnisse von HUBER et al. (1981, 1982); sie zeigten, daß sich Migränepatientinnen von Gesunden in der terminalen Ruhephase (also nach Beseitigung der Stressoren) vor allem durch eine erheblich verzögerte Rückregulation des an der Fingerkuppe gemessenen Temperaturabfalls unterschieden. Deutliche Hinweise auf das Vorliegen symptomspezifischer Reaktionsmuster in Ruhe und unter psychischer Belastung fanden COHEN et al. (1983); den Autoren gelang es, vier verschiedene Kopfschmerzformen (Verspannungskopfschmerz, "gewöhnliche" und "klassische" Migräne sowie Mischfälle) diskriminanzanalytisch zu separieren. Als abhängige Variablen wurden das EMG, die Herzfrequenz, die Hautleitfähigkeit und die Hauttemperatur an den Fingerkuppen erfaßt; die Pulsschreibungen an der Temporalarterie waren offenbar aus meßtechnischen Gründen nicht auswertbar. Im Durchschnitt konnten 63 % aller untersuchten Personen aufgrund ihrer psychophysiologischen Reaktionsmuster richtig klassifiziert werden; bei der Subgruppe der kopfschmerzfreien Vergleichspersonen betrug die Trefferquote sogar 100 %. Leider wurden in dieser Arbeit keine Angaben über die Höhe der Koeffizienten der Diskriminanzfunktionen gemacht, so daß über den Trennschärfebeitrag der einzelnen psychophysiologischen Meßgrößen keine Aussagen möglich sind.

Auf die pathogenetische Bedeutung des Gefäßfaktors berufen sich zahlreiche Behandlungsformen der Migräne. Ähnlich wie bei der Pharmakotherapie mit Ergotaminderivaten besteht auch das Ziel einiger Biofeedbackansätze darin, der schmerzverursachenden Vasodilatation durch ein Vasokonstriktionstraining entgegen zu wirken (vgl. u.a. FRIAR & BEATTY 1976; FEUERSTEIN & ADAMS 1977; ALLAN & MILLS 1982; LICHSTEIN et al.

1983). Das Vasokonstriktionstraining kann als eine nicht-medikamentöse Alternative zur Behandlung des **Migräneanfalls** betrachtet werden.

Der praktisch bedeutsamen Frage, ob eine **aktive** (vom Patienten selbst initiierte) Steigerung der peripheren Vasodilatation in den Akren der oberen Extremitäten zu einer Vasokonstriktion in bestimmten Endästen der Arteria carotis externa et interna führen könne, gingen SOVAK et al. (1976) nach. Sie konnten feststellen, daß im Gefolge eines fingerplethysmographisch vorgenommenen Vasodilatationstrainings, das im Rahmen eines autogenen Biofeedbackansatzes durchgeführt wurde, die an der Temporal- und Supraorbitalarterie gemessene Pulsamplitude und Durchblutungsgeschwindigkeit abnahm. Analoge Effekte blieben aus, wenn die Erwärmung der Hand **passiv** (über eine externe Wärmequelle) erfolgte. Sollten sich diese Ergebnisse in Replikationsstudien bestätigen, dann könnte das Behandlungsrationale jener Biofeedbacktherapien und relaxationstherapeutischer Ansätze, in welchen eine Erhöhung der Hauttemperatur an den Händen angestrebt wird (vgl. u.a. SARGENT et al. 1973; TURIN & JOHNSON 1976; BLANCHARD et al. 1982; HENDERSON et al. 1982; DALY et al. 1983), im gefäßpathogenetischen Migränemodell der WOLFFschen Schule eine theoretische Verankerung finden. Die Komplexität dieses Unterfangens wurde in den Arbeiten von CLAGHORN et al. (1981) und MATHEW et al. (1980) deutlich. Die texanische Forschergruppe wies mit Hilfe der 133-Xenon-Inhalationsmethode nach, daß eine biofeedbackgestützte Erhöhung der Hauttemperatur am rechten Mittelfinger bei Migränikern eine signifikante Steigerung der Zerebraldurchblutung in der linken Hemisphäre bewirkt. Bei den gesunden Vergleichspersonen, die wie die Patienten ausschließlich Rechtshänder waren, konnten diese Effekte nicht beobachtet werden; sie tendierten eher zu gegenläufigen Reaktionen in der rechten Hemisphäre. Diese Befunde sind unter zweierlei Gesichtspunkten instruktiv: Sie mahnen einerseits zur Vorsicht, wenn aus Erkenntnissen, die an Gesunden gewonnen wurden, pathogenetische Schlüsse gezogen werden; andererseits legen sie nahe, daß autogene oder biofeedbackgestützte Wärmeübungen wegen ihrer intrazerebralen, vasodilatatorischen Effekte als Methode der Anfallsbehandlung kontraindiziert sind.

Folgt man den WOLFFschen Modellvorstellungen, dann scheint es therapeutisch sinnvoller zu sein, wenn Wärmeübungen in der Prodromalphase der Migräne eingesetzt werden, weil dann möglicherweise durch eine Blockade der intrazerebralen Vasokonstriktion eine postischämische reaktive Hyperämie verhindert wird. Gewöhnlich werden jedoch biofeedbackorientierte und relaxationstherapeutische Behandlungsmaßnahmen im kopfschmerzfreien **Intervall** durchgeführt. Dabei wird angenommen, daß es im Wege einer Senkung des Sympathikotonus zu einer allgemeinen vegetativen Stabilisierung kommt, die letztlich zu einer **Verminderung der Anfallsbereitschaft** beiträgt.

JANZEN (1973, 1974) hat wiederholt darauf hingewiesen, daß der Migränekopfschmerz eine Terminalreaktion auf vielfältige allgemeine Bedingungen darstellt. Gerade weil neben den hämodynamischen und thermoregulatorischen Mechanismen eine Vielfalt von Allgemeinfaktoren die Anfallsbereitschaft verändern können, dürfen die vielfältigen psychologischen Faktoren bei der Entstehung und Aufrechterhaltung der Migräne nicht vernachlässigt werden. MULLINIX et al. (1977) konnten beispielsweise zeigen, daß eine über ein Biofeedbacktraining erworbene Kontrolle der Hauttemperatur nicht zwangsläufig eine Verbesserung der klinischen Symptomatik zur Folge haben muß. Auch dürfte die **Richtung** der Temperaturrückmeldung (d. h. in Richtung Erwärmung) für das Erleben der Entspannung nicht jene Bedeutung besitzen, die ihr in der therapeutischen Praxis beigemessen wird (ONODA 1983). Ferner haben ADLER und ADLER (1976) deutlich gemacht, daß therapeutische Langzeiteffekte in der Migränebehandlung nur bei einer Integration der physiologischen und psychologischen Therapieansätze zu erwarten sind. Die von BAKAL (1975) und BAROLIN (1975) geforderte multifaktorielle Migränetherapie weist in die gleiche Richtung. HOLROYD & ANDRASIK (1982) machten in ihrem Plädoyer für den Einsatz kognitiv-behavioraler Ansätze darauf aufmerksam, daß bei biofeedback- und entspannungsorientierten Behandlungsmethoden häufig die für das Zustandekommen und die Aufrechterhaltung des Kopfschmerzes entscheidenden psychologischen Faktoren ignoriert werden. Zweifellos sollte eine umfassende nicht-medikamentöse Behandlung der Anfallsbereitschaft nicht auf die Modifikation psycho-physiologischer Reaktionsstereotypien beschränkt bleiben, sondern gegebenenfalls auch den Abbau von Ängsten, die Restrukturierung störungsspezifischer Einstellungen oder den Erwerb neuer Streßbewältigungsstrategien zum Ziel haben.

2. FRAGESTELLUNG

Die Arbeit, über die im folgenden berichtet werden soll, versteht sich als eine kontrollierte Therapiestudie mit Erkundungscharakter. Es sollten vor allem zwei Fragen untersucht werden:

- Es war unser Anliegen, aus der Menge der nicht-medikamentösen Methoden der Migränebehandlung drei typische Ansätze (nämlich eine biofeedbackorientierte, eine relaxationstherapeutische und eine kognitiv-behaviorale Vorgangsweise) auszuwählen und diese auf dem Hintergrund einer Wartekontrolle an langjährig erkrankten Patienten vergleichend zu studieren. Aufgrund des derzeitigen Forschungsstandes schien es nicht angezeigt, Vorhersagen über die relative Wirksamkeit der einzelnen Behandlungsansätze zu wagen. Wir erwarteten allerdings, daß alle Behandlungsmaßnahmen im Vergleich zur Wartekontrolle zu einer deutlichen Reduktion der Kopfschmerzsymptomatik führen würden. Im Falle von differentiellen Behandlungserfolgen hofften wir auf Hinweise, die sich im Sinne der oben erörterten pathogenetischen Modellvorstellungen interpretieren lassen.

- Die Untersuchung sollte ferner der Frage nachgehen, ob persönlichkeitspsychologische Testbefunde einerseits und Kenntnisse über das Regulationsverhalten der Hauttemperatur im Aktivierungsexperiment andererseits therapierelevante Informationen darstellen. Überlegungen in diese Richtung entbehren nicht einer empirischen Grundlage. Die Existenz migränespezifischer Persönlichkeitsmerkmale konnte mehrfach bestätigt werden (vgl. u.a. COHEN et al. 1978; KUDROW & SUTKUS 1979; GEISSLER 1980; HUBER et al. 1982); ihr Einfluß auf den Therapieverlauf wurde jedoch selten hinterfragt. Was die Hauttemperatur anbelangt, so kann angesichts der in der Einleitung genannten Arbeiten zur Aktivierungsdiagnostik und Therapie der Migräne kein Zweifel darüber bestehen, daß insbesondere die an den Händen gemessene Temperatur eine diagnostisch und therapeutisch gleichermaßen wichtige Variable darstellt. Es ist daher nicht unplausibel, wenn man zwischen dem thermoregulatorischen Verhalten der digitalen Hauttemperatur im Aktivierungsexperiment und der Wirksamkeit therapeutischer Entspannungsübungen Zusammenhänge vermutet.

3. METHODIK DER UNTERSUCHUNG

3.1. Versuchspersonen

Der Geschlechtsverteilung in unserem Patientengut entsprechend wurde die Untersuchung ausschließlich an Frauen durchgeführt. In das Behandlungsprogramm wurden insgesamt 40 Patientinnen aufgenommen. Während 29 Patientinnen direkt von der Neurologischen Klinik des Universitätskrankenhauses Hamburg-Eppendorf (UKE) überwiesen wurden, befanden sich 11 Frauen zuvor bei einem in Hamburg niedergelassenen Facharzt für Innere Medizin und Psychotherapie in Behandlung. Die differentialdiagnostische Abklärung wurde allerdings ausnahmslos an der Neurologischen Klinik des UKE durchgeführt. Das Alter der Patientinnen lag zwischen 23 und 56 Jahren; 34 der 40 Frauen waren berufstätig. Zur Behandlung wurden nur solche Kopfschmerzpatientinnen zugelassen, die nach den Kriterien des Ad Hoc Committee on Classification of Headache (1962) an "gewöhnlicher" oder "klassischer" Migräne litten. Die Erkrankungsdauer variierte um einen Durchschnittswert von 17 Jahren zwischen 5 und 35 Jahren. In 80 % der Fälle trat die Migräne familiär auf. Die durchschnittliche Attackenfrequenz betrug drei Anfälle pro Woche, die Attackendauer lag in der Regel zwischen 2 und 16 Stunden. Bei allen Frauen gingen die meist einseitig auftretenden Attacken mit starker Übelkeit einher, was bei 60 % der Patientinnen regelmäßig zum Erbrechen führte. Als häufigste Begleitsymptome wurden ferner Photo- und Sonophobien, Flimmerskotome sowie Schwindel und Schweißausbruch genannt. Die Medikation bestand vorwiegend in der Gabe von Ergotaminderivaten wie Dihydergot und Ergosanol spez. sowie Kombinationspräparaten wie Cafergot-PB und Spasmo-Cibalgin. Außer vasoaktiv und primär analgetisch wirkenden Mitteln wurden auch Hypnotika (z.B. Adumbran) und Psychopharmaka (z.B. Valium oder Nobrium) eingenommen.

3.2. Untersuchungsaufbau

Die Studie gliedert sich in drei Abschnitte: In (1) eine Vorbehandlungsphase, (2) eine Behandlungsphase und (3) eine Katamnesephase. Die Dauer der Vorbehandlungsphase variierte zwischen 3 und 14 Monaten; die letzten 3 Monate vor Behandlungsbeginn wurden als Bemessungsgrundlage für das prätherapeutische Ausgangsniveau herangezogen. Die Behandlungsphase dauerte für alle Patienten 10 Wochen. Die Länge der Katamnesephase schwankte zwischen 2 und 11 Monaten; wenn keine Verlaufsbetrachtungen angestellt wurden, dienten (mit Ausnahme von zwei Fällen) die letzten 3 Monate nach Abschluß der Behandlung als posttherapeutische Bemessungsgrundlage. Die testpsychologischen und aktivierungsdiagnostischen Untersuchungen wurden in der Vorbehandlungsphase durchgeführt; die begleitdiagnostischen Maßnahmen erstreckten sich über alle Untersuchungsphasen.

3.3. Diagnostische Maßnahmen

Psychodiagnostik
Alle Patientinnen wurden mit einer 383 Items umfassenden Kurzform des von HATHAWAY & McKINLEY (1963) entwickelten Minnesota Multiphasic Personality Inventory (MMPI) getestet. Es handelte sich dabei um eine Computerversion von LACHAR (1974), die von ENGEL & KUNZE (1979) für den Tischrechner HP 9830 adaptiert wurde.[1] In Ergänzung zur MMPI-Diagnostik wurde ein halbstandardisiertes Interview durchgeführt, das über verschiedene Aspekte des Kopfschmerzgeschehens und dessen psychosoziale Einbettung sowie über einige demographische Variablen Aufschluß geben sollte.

---

[1] Durch das freundliche Entgegenkommen von Herrn Dr. R. R. Engel war es möglich, die Computerversion des MMPI an der Abteilung für Experimentelle und Klinische Psychologie der Psychiatrischen Klinik der Universität München auszuwerten.

Aktivierungsdiagnostik
Die psychophysiologische Untersuchung dauerte 50 Minuten. Sie bestand aus fünf etwa gleich langen Abschnitten, in denen Ruhe- und Streßsituationen alternierten. Allerdings lag eine der beiden Streßsituationen, die in ausbalancierter Reihenfolge eingeführt wurden, stets zwischen einer initialen und mittleren oder einer mittleren und terminalen Ruhephase. Die Streßbelastung wurde entweder durch die Darbietung von besonders eindringlichen Unfallbildern (Streß I) oder durch einen Rechentest (Streß II) induziert. Im Rahmen der polygraphischen Registrierung erfaßten wir die Herzfrequenz, das frontal abgeleitete EMG und - als indirekte Maße für die vasomotorischen Reaktionen - das temporal abgenommene Plethysmogramm sowie die an den Fingerkuppen der beiden Zeigefinger und beidseitig an der Schläfe gemessene Hauttemperatur. Die Raumtemperatur, die durchgehend mitregistriert wurde, konnte intraindividuell konstant gehalten werden und lag zwischen 24 und 25 Grad C. Die Versuchssteuerung erfolgte über das Prozeßrechnersystem Eclipse S/130 von Data General. In der vorliegenden Arbeit wurde ausschließlich auf das migränespezifische Regulationsverhalten der Hauttemperatur Bezug genommen; eine ausführliche Darstellung der aktivierungsdiagnostischen Ergebnisse findet man bei HUBER et al. (1982).

Begleitdiagnostik
Die Patientinnen waren gehalten, nach einem von SARGENT et al. (1973) übernommenen Schema täglich über die Art, Dauer und Intensität sowie die Prodromal- und Begleitsymptomatik ihrer Migräneattacken Buch zu führen. In den Protokollblättern wurden auch die Art und der Umfang der Medikation vermerkt. Die Therapiebewertung stützte sich im wesentlichen auf jene Informationen, die aus den "Kopfschmerztagebüchern" gewonnen wurden. Als therapeutische Zielgrößen boten sich die Attackenfrequenz, die Attackendauer, die Kopfschmerzdauer pro Zeiteinheit und die Anfallsintensität an. Aufgrund unserer bisherigen Erfahrungen mit diesen Variablen entschieden wir uns als Maß für die Kopfschmerzaktivität die monatliche Kopfschmerzdauer (in Stunden) zu wählen; ein "Kopfschmerzmonat" wurde als ein Zeitraum von vier Wochen definiert.

3.4. Durchführung der Behandlung

Das Therapieangebot umfaßte vier Behandlungsmethoden:
Eine von KLEINSORGE (1974) entwickelte Variante des Autogenen Trainings (Gruppe 1), eine gestufte autogene Biofeedbackbehandlung (Gruppe 2), ein biofeedbackgestütztes Vasokonstriktionstraining der extrakraniellen Gefäße (Gruppe 3) und eine multimodal konzipierte kognitive Verhaltenstherapie (Gruppe 4). Parallel zu den Therapiegruppen wurde (5) eine Wartekontrollgruppe geführt. Allen Patientinnen war es gestattet, ihre bisherige Medikation beizubehalten.

Um die Therapieangebote hinsichtlich Dauer und Sitzungsfrequenz vergleichbar zu halten, war für alle Patientinnen ein Behandlungszeitraum von zehn Wochen vorgesehen, in dem pro Patientin und Therapie durchschnittlich 18 Therapie- und eine Kontrollsitzung stattfanden[2].

Die erste Sitzung war in allen vier Behandlungsgruppen der "Therapiedidaktik" gewidmet, d.h. wir stellten das Behandlungsrationale vor und versuchten das Zustandekommen einer Migräneattacke anhand der im Labor

---

[2] Alle Therapien wurden gemeinsam von Herrn Dipl.-Psych. Rüdiger Herper und Frau Dipl.-Psych. Dr. Dorothea Huber am Psychologischen Institut III der Universität Hamburg durchgeführt.

gewonnenen aktivierungsdiagnostischen Befunde zu erläutern. Im Gegensatz zur Gruppe 4 erfolgte die Behandlung in den Gruppen 1 bis 3 in Form von Einzelsitzungen. Zur ständigen Therapiekontrolle wurde während jeder Sitzung das EMG von der Stirn und die Hauttemperatur vom Zeigefinger der dominanten Hand aufgezeichnet. Zusätzlich fanden für diese Gruppen in 14-tägigem Abstand sogenannte flankierende Gruppensitzungen statt. Hier wurde den Patientinnen die Möglichkeit eines Erfahrungsaustausches gegeben; eventuell bestehende Fragen (wie z.B. Unklarheiten bezüglich des Heimtrainings) konnten besprochen werden. Außerdem wurde die Sensibilisierung hinsichtlich herannahender Migräneattacken angestrebt, damit die Patientinnen möglichst frühzeitig die neu erlernte Methode gegen einen Anfall einsetzen konnten. Eine schrittweise Reduktion des Medikamentenkonsums wurde erst gegen Ende der Behandlung erwogen. Insgesamt fanden fünf flankierende Gruppensitzungen statt. Wir erwarteten uns dadurch eine nachhaltige Förderung der Therapiemotivation.

3.4.1. Autogenes Training (AT)

Im Gegensatz zum klassischen Autogenen Training nach SCHULTZ (1970) wird bei der Methode der "Selbstentspannung" nach KLEINSORGE (1974) die Dichotomie zwischen Grundübungen und Organtraining stärker betont. Zu den "Grundübungen der Relaxation" zählt KLEINSORGE die "Ruheübung", die "Muskelentspannungsübung", die "Schwereübung" und die "Wärmeübung"; zum "gezielten Organtraining" werden die "Herzübung", die "Atemübung", die "Bauchübung", die "Kopfübung" und die "vertiefte Ruheübung" gerechnet. Das gezielte Organtraining soll der speziellen oder zusätzlichen Behandlung funktioneller Störungen dienen.

Die Behandlung wurde als Einzeltherapie durchgeführt und bestand aus einem **Vortraining** (4 Sitzungen) und einem **Haupttraining** (14 Sitzungen). Im Vortraining wurde eine allgemeine Einführung in die Prinzipien der autogenen Entspannung gegeben. Wenn die Patientinnen die Ruhe- und Muskelentspannungsübung beherrschten, wurde die Schwereübung eingeführt. In der dritten und vierten Sitzung wurde die Schwereübung vertieft und gezielt für den rechten und linken Arm und die Beine geübt. In der darauf folgenden ersten Haupttrainingssitzung erhielten die Patientinnen die Instruktion zur Wärmeübung. Wie bei der Schwereübung wurde mit dem dominanten Arm begonnen und nach Maßgabe des Übungsfortschritts auf beide Arme und die Beine übergegangen. Sobald eine Patientin ein generalisiertes Wärmegefühl erlangt hatte, wurde sie in das gezielte Organtraining unter besonderer Berücksichtigung der Stirnübung und in den Gebrauch von formelhaften Vorsatzbildungen eingeführt. Im Hinblick auf die der Vasodilatationsphase vorangehende Vasokonstriktion wurde bei der Stirnübung an Stelle der Formel "Stirn angenehm kühl" die Alternative "Der Kopf ist gelöst, entspannt und frei" gewählt. In der Regel konnte in der dreizehnten Haupttrainingssitzung mit der vertieften Ruheübung begonnen werden.

Die einzelnen Sitzungen dauerten gewöhnlich eine halbe Stunde und fanden zweimal wöchentlich statt. Die Trainingsanleitungen und die Vorgabe der Übungsformeln erfolgten über Tonband. Zur Unterstützung des Heimtrainings, das zweimal täglich in einem kopfschmerzfreien Intervall durchgeführt werden sollte, erhielten die Patientinnen ebenfalls eine Tonbandkassette mit entsprechenden Instruktionen. Dadurch war u.a. die Gewähr gegeben, daß die maximale Trainingszeit von zehn Minuten für einen vollständigen Übungsablauf nicht überschritten wurde. Über die Heimübungen mußte ein Protokoll angefertigt werden. Die Behandlung wurde mit einer Kontrollsitzung ohne Tonbandunterstützung abgeschlossen.

3.4.2. Gestufte autogene Biofeedbackbehandlung (aBF)

Der zeitliche Ablauf der in Einzelsitzungen durchgeführten autogenen Biofeedbackbehandlung entsprach jenem des Autogenen Trainings. Im Vortraining wurde nach einer Einführung in den Gebrauch von autogenen Übungsformeln die durch "passives Wollen" herbeigeführte Entspannung durch eine zweistufige EMG-Rückmeldung verstärkt. Die erste Stufe der EMG-Rückmeldung betraf die Dorsalseite des dominanten Unterarms, die zweite Stufe die Stirnregion. Die relativ einfach zu erlangende Muskelentspannung im Unterarm sollte die Patientinnen in den beiden ersten Sitzungen mit dem Prinzip der Rückmeldung vertraut machen und auf das in der dritten und vierten Sitzung vorgesehene Frontalis-Training vorbereiten. Der Übergang von einer Stufe zur nächsten hing vom Erreichen eines bestimmten Kriteriums ab. So wurde mit der Stirnentspannung erst dann begonnen, wenn das Ruhe-EMG des Unterarms unter 3 Mikrovolt lag; sobald das Stirn-EMG den Grenzwert von 4 Mikrovolt unterschritt, wurde zum Haupttraining übergewechselt. Dieses erstreckte sich über 14 Sitzungen, in welchen die Patientinnen durch ein Klicksignal kontinuierlich über die Änderungen der an der Fingerkuppe des Zeigefingers der dominanten Hand gemessenen Hauttemperatur informiert wurden. Die unterstützenden autogenen Übungsformeln wurden im Haupttraining durch Wärmeformeln ergänzt. Im Gegensatz zum Vortraining, bei dem die Trainingsdauer fünf Minuten betrug, belief sich die Übungszeit im Haupttraining auf zehn Minuten. Außerdem wurden die Patientinnen ab der dritten Haupttrainingssitzung in die Bedienung eines "Heimtrainers" (Temperaturmeßgerät mit Feedbackoption der Fa. ZAK) eingewiesen. Das Heimtrainingsgerät stand den Patientinnen einen Monat lang zur Verfügung; sie waren gehalten, zweimal täglich zu üben und die Übungsdaten in ein standardisiertes Protokollblatt einzutragen. Sie wurden ferner ermutigt, nicht nur im kopfschmerzfreien Intervall, sondern auch in der Prodromalphase zu trainieren. Auf die vierzehnte Haupttrainingssitzung folgte eine Kontrollsitzung, in der geprüft wurde, ob die Patientinnen auch ohne Feedbackhilfe eine Erhöhung der Hauttemperatur an den Händen herbeiführen konnten.

3.4.3. Biofeedbackgestütztes Vasokonstriktionstraining auf reflexionsplethysmographischer Basis (pBF)

Auch diese in Einzelsitzungen durchgeführte Biofeedbackbehandlung entsprach in ihrem zeitlichen Ablauf dem Vorgehen in der AT- und aBF-Gruppe. Da das Training speziell auf eine Veränderung des lokalen Gefäßfaktors abzielte, wurde schon in der ersten Sitzung mit den Vasokonstriktionsübungen an der Temporalarterie begonnen. Die Gefäßdurchblutung wurde nach der Methode der Infrarot-Reflexions-Plethysmographie erfaßt. Der Meßfühler befand sich in einem kleinen Gehäuse, das - von den Patientinnen kaum wahrgenommen - über der Temporalarterie stets an jener Schläfenseite angebracht wurde, an der die Kopfschmerzen in der Regel auftraten. Die Rückmeldung erfolgte über eine Leuchtleiste, die aus 30 senkrecht angeordneten Leuchtdioden bestand. Die Übungsdauer betrug zehn Minuten. Da sich jedoch innerhalb der ersten fünf bis sechs Sitzungen bei keiner der Patientinnen ein Übungserfolg einstellte, entschlossen wir uns, anstelle eines temporalen Vasokonstriktionstrainings ein fingerplethysmographisches Vasodilatationstraining durchzuführen. Ähnlich wie in der Haupttrainingsphase der autogenen Biofeedbackbehandlung sollten nun auch die Patientinnen der pBF-Gruppe lernen, ihre Hautdurchblutung am Zeigefinger der dominanten Hand zu steigern. Die Rückmeldungsprozedur selbst wurde jedoch nicht geändert. Ferner wurde in der pBF-Gruppe auf die Anwendung autogener Übungsformeln verzichtet. Um aber auch die pBF-Behandlung in einen Entspannungskontext einzubetten, arbeiteten die Patientinnen während des Rückmeldungstrainings mit einer sog. Ruheszene; darüber hinaus sollten sie sich mit Hilfe "ihrer" Ruheszene zweimal täglich zu Hause entspannen. In der letzten Sitzung wurde wiederum geprüft, ob die Patientinnen auch ohne Rückmeldung die Hautdurchblutung an den Fingerspitzen erhöhen konnten.

3.4.4. Verhaltenstherapeutische Breitbandtherapie (VT)

Hierbei handelt es sich um einen kombinationstherapeutischen Ansatz im Sinne der von LAZARUS (1978) vorgeschlagenen multimodalen Vorgangsweise. Das bedeutete im vorliegenden Fall, daß die relaxationstherapeutische Basis durch Hinzunahme assertiver Trainingskomponenten einerseits und rational-emotiver bzw. kognitiver Komponenten im Sinne von ELLIS (1962) und MEICHENBAUM (1977) andererseits erweitert wurde.

Der multimodale Ansatz wurde gruppentherapeutisch realisiert. Insgesamt wurden 18 Sitzungen durchgeführt, die durchschnittlich eine Stunde dauerten. Wiederum blieb die erste Sitzung therapiedidaktischen Fragen vorbehalten. In der zweiten Sitzung erfolgte die Einführung des "Blitzlichts", mit dem von nun an jede Sitzung begonnen und beendet wurde; damit war eine kurze, aber möglichst präzise Darstellung des augenblicklichen Befindens gemeint. Die Einweisung in die "progressive Muskelentspannung" - nach den von BERNSTEIN und BORKOVEC (1975) vorgeschlagenen Richtlinien - begann in der dritten Sitzung und bildete bis zur zehnten Sitzung einen Teil der Gruppenarbeit. Ab der vierten Sitzung waren die Patientinnen gehalten, einfache Kommunikationsregeln (z.B. der Gebrauch des Pronomens "ich" statt "man") zu befolgen. Zur Förderung des Gruppenkontakts wurden Interaktionsspiele durchgeführt. In der sechsten Sitzung wurde zum ersten Mal das MEICHENBAUMsche Konzept des "inneren Dialogs" anhand von praktischen Beispielen erläutert. Im Rahmen von "Hausaufgaben" wurden die Patientinnen gebeten, auf den in streßauslösenden Situationen ablaufenden inneren Dialog zu achten und diesen später schriftlich festzuhalten. Die nächsten Sitzungen befaßten sich vorwiegend mit der Analyse von Streßsituationen und der Identifikation "irrationaler" Einstellungen. Dabei erwies sich die Darstellung im Rollenspiel häufig als hilfreich. Die negativen Gedanken und irrationalen Einstellungen, die sich aus der Analyse des inneren Dialogs ergaben, sollten durch ein Selbstanweisungstraining modifiziert werden; besonderes Gewicht wurde dabei auf belohnende Selbstanweisungen gelegt. Mit der Veränderungsarbeit wurde in der zehnten Sitzung begonnen. Die Einübung neuer innerer Dialoge und alternativer Verhaltensweisen erfolgte wiederum im Rollenspiel. In den beiden letzten Therapiesitzungen setzten sich die Patientinnen mit der zeitlichen Gestaltung des Tagesablaufs auseinander. Die im jeweiligen Einzelfall streßprophylaktisch günstigste Zeiteinteilung wurde anhand von idealen und realen "Zeitverteilungskuchen" (in Form von Segmentdarstellungen) diskutiert. Auf die letzte Therapiesitzung folgte noch eine Kontrollsitzung, in der die wichtigsten Gruppenerfahrungen und die sich daraus ergebenden Konsequenzen für die künftige Lebensführung zusammengefaßt wurden.

3.4.5. Wartekontrollgruppe

Sie setzte sich aus Patientinnen zusammen, die auf der Warteliste standen und bereits 32 Wochen lang ein Kopfschmerztagebuch führten. Von diesen Aufzeichnungen wurden die ersten 12 Wochen als prätherapeutisches und die letzten 12 Wochen als posttherapeutisches Äquivalent ausgewertet.

3.5. Gruppenzuteilung und statistische Auswertung

Die Zuteilung der Patientinnen zu den einzelnen Behandlungsgruppen konnte nicht durchgehend nach dem Zufall vorgenommen werden, sondern war häufig vom Anmeldungs- bzw. Überweisungstermin abhängig. Die Gruppengrößen sollten mit je 8 Patientinnen für alle Gruppen gleich sein. Dieses Ziel konnte allerdings nicht realisiert werden. Vor allem wegen unvollständig ausgefüllter Protokollblätter mußten 11 Patientinnen von der statistischen Auswertung ausgeschlossen werden. Dadurch reduzierte sich der Stichprobenumfang in der pBF-Gruppe auf 3 und in der aBF-, VT- und Wartekontrollgruppe auf jeweils 6. Wir entschlossen uns daher, die aBF- und pBF-Gruppe zu einer gemeinsamen Biofeedbackgruppe (BF) zusammenzufassen.

Wegen verteilungstheoretischer Bedenken erfolgte die Auswertung der aus den Tagebüchern gewonnenen Kopfschmerzdaten über nonparametrische Verfahren (vgl. LIENERT 1973, 1978). Im Falle mehrfaktorieller Rangvarianzanalysen griffen wir auf die von HUBER (1982) vorgeschlagene RANOVA-Technik zurück. Angesichts der eher geringen Zellfrequenzen wurden alle Kontingenztafeln mit dem $2\hat{I}$-Test von KULLBACK ausgewertet (BLÖSCHL 1966). Bedingt durch Datenlücken, die in den Kopfschmerzprotokollen vorzugsweise in der Katamnesephase auftraten, mußte auf die geplanten zeitreihentheoretischen Analysen der individuellen Therapieverläufe verzichtet werden. Unproblematisch gestaltete sich dagegen die Auswertung der testdiagnostischen Befunde; der Vergleich der MMPI-Profile zwischen therapieresistenten und therapiesensiblen Patientinnen wurde auf dem Tischrechner Apple-II-plus mit Hilfe des von KLEITER (1981) entwickelten Statistik-Programmsystems "K-Micro-Stat 1" diskrimininanz- und varianzanalytisch durchgeführt. Keine der Patientinnen brach die Behandlung vorzeitig ab. Auswertungsbedingte Ausfälle ergaben sich lediglich bei einigen Patientinnen durch die oben erwähnten lückenhaften Kopfschmerztagebuch-Protokolle.

4. ERGEBNISSE

4.1. Vergleich der Gruppen

Drei Monate vor Behandlungsbeginn variierte die monatliche Kopfschmerzdauer in der Gesamtstichprobe zwischen 10 und 617 Stunden; der Mittelwert lag bei 89.9 Stunden. Eine rangvarianzanalytische Auswertung nach KRUSKAL-WALLIS ergab, daß sich die einzelnen Gruppen hinsichtlich ihrer prätherapeutischen Ausgangsniveaus nicht signifikant voneinander unterschieden ($H = 1.888$, $FG = 3$, n.s.).

Eine Analyse der Kopfschmerzaktivität in den ersten drei Monaten nach Beendigung der Behandlung zeigte, daß die mittlere monatliche Kopfschmerzdauer in den Behandlungsgruppen keine oder nur geringfügige Verbesserungen aufwies, während sich in der Wartekontrollgruppe eine Verschlechterung abzeichnete, die das 2.6-fache des Ausgangsniveaus erreichte. Die in den einzelnen Gruppen z.T. in gegenläufige Richtung weisenden Tendenzen führten allerdings nicht zu statistisch signifikanten Gruppenunterschieden ($H = 1.287$, $FG = 3$, n.s.). Über das prätherapeutische Ausgangsniveau der einzelnen Patientinnen sowie über die individuellen Änderungen der Kopfschmerzaktivität während der 10-wöchigen Therapiephase und im Zeitraum der ersten drei Katamnesemonate informiert die Tabelle 1. Dazu ist noch anzumerken, daß die referierten "Kopfschmerzquotienten", welche die posttherapeutischen Verlaufswerte als Prozente der Ausgangslage wiedergeben, dem rangvarianzanalytischen Gruppenvergleich zugrundelagen.

Tab. 1: Monatliche Kopfschmerzdauer (in Stunden) der Patientinnen aller Gruppen in der dreimonatigen Vorbehandlungsphase (I), während der ersten (II) und der letzten (III) vier Wochen der Therapie sowie in der dreimonatigen Katamnesephase (IV); die eingeklammerten Werte bezeichnen die Kopfschmerzquotienten, welche die Verlaufswerte als Prozente der Ausgangswerte wiedergeben.

AT (Autogenes Training)				BF (Biofeedback)				VT (Verhaltenstherapie)				WK (Wartekontrolle)			
I	II	III	IV	I	II	III	IV	I	II	III	IV	I	II	III	IV
64	112 (175)	49 (77)	57 (89)	111	148 (133)	129 (116)	50 (45)	64	72 (113)	70 (109)	29 (45)	355	--	--	148 (42)
17	29 (171)	37 (218)	25 (147)	85	328 (386)	122 (144)	129 (152)	44	50 (114)	146 (332)	24 (55)	31	--	--	35 (113)
26	53 (204)	46 (177)	46 (177)	52	78 (150)	98 (188)	49 (94)	59	78 (132)	52 (88)	97 (164)	86	--	--	247 (287)
10	30 (300)	18 (180)	8 (80)	40	48 (120)	48 (120)	48 (120)	34	49 (144)	121 (356)	117 (344)	29	--	--	31 (107)
44	23 (52)	0 (0)	6 (14)	24	41 (171)	33 (138)	38 (158)	47	24 (51)	49 (104)	29 (62)	43	--	--	402 (935)
22	15 (68)	28 (127)	11 (50)	184	118 (64)	126 (68)	68 (37)	617	638 (103)	575 (93)	481 (78)	58	--	--	33 (57)
169	108 (64)	198 (117)	210 (124)	57	77 (135)	49 (86)	31 (54)								
118	161 (136)	78 (66)	105 (89)	50	59 (118)	25 (50)	43 (86)								
				68	67 (99)	34 (50)	0 (0)								

Aus den Daten in Tabelle 1 geht außerdem hervor, daß im ersten Monat der Therapiephase bei allen Behandlungsgruppen (AT, BF und VT) eine vorübergehende Zunahme der Kopfschmerzaktivität festzustellen war. Dieses Phänomen, das möglicherweise Ausdruck einer "reaktiven Sensibilisierung" ist, konnte als ein biton verlaufender Haupteffekt statistisch gesichert werden (Chiquadrat)r = 8.167, FG = 1, $p < 0.005$). Weitet man die katamnestische Betrachtung auf einen Zeitraum von sechs Monaten aus, so zeichnet sich ein bescheidener therapeutischer Erfolg ab. Fast 77 % der Variation zwischen den katamnestischen Erhebungszeiten ging zu Lasten eines nach PAGE (1963) diagnostizierten monoton abfallenden Trends (Chiquadrat)r = 12.523, FG=1, $p < 0.0005$). Im sechsten Katamnesemonat nahm die monatliche Kopfschmerzdauer gegenüber dem prätherapeutischen Ausgangsniveau im Durchschnitt um 26.7 % ab. Ein Test auf Nonparallelität der Gruppenverläufe ergab keine Hinweise auf eine unterschiedliche Trendentwicklung in den Behandlungsgruppen (Chiquadrat)r = 5.082, FG=6, n.s.). Einschränkend muß aber gesagt werden, daß diese Befunde auf stark reduzierten Behandlungsstichproben beruhen. In der AT-Gruppe waren es 6 von 8 und in der BF-Gruppe 6 von 16 Patientinnen, deren Kopfschmerzaufzeichnungen eine Katamneseperiode von einem halben Jahr abdeckten. In der VT-Gruppe befand sich schließlich nur noch eine von acht Patientinnen, die sechs Monate nach Abschluß der Behandlung ein auswertbares Kopfschmerztagebuch vorlegen konnte. Der Test auf Nonparallelität der Gruppenverläufe erstreckte sich daher nur auf die AT- und die BF-Gruppe.

4.2. Posthoc-Klassifikation nach Maßgabe des Behandlungserfolges

In einem zweiten Auswertungsansatz wurde von der ursprünglichen Gruppenbildung Abstand genommen. Wir fragten einerseits nach dem therapeutischen Nutzen unserer Vorgehensweise und versuchten andererseits, auf dem Wege der Retrospektion aus den test- und aktivierungsdiagnostischen Befunden therapieprognostisch verwertbare Hinweise zu erhalten.

Die in Abbildung 1 bis 6 getrennt nach Therapiebedingung und Ansprechen auf Therapie dargestellten Einzelverläufe vermitteln einen sehr anschaulichen Eindruck von der Dynamik und Heterogenität des prä- und posttherapeutischen Kopfschmerzgeschehens. Sie lassen aber auch erkennen, daß die individuellen Reaktionen auf die eingeführten Behandlungsmaßnahmen in allen Therapiegruppen sehr unterschiedlich verliefen. Zweifellos sprachen einige Patientinnen auf die jeweilige Behandlung gut an; sie wurden im folgenden als "therapiesensibel" klassifiziert. Bei anderen waren keine Anzeichen einer Verbesserung festzustellen; diese Patientinnen wurden als "therapieresistent" eingestuft. Akzeptiert man diese Vorgangsweise, dann können 65 % der Patientinnen (15 von 23) als therapiesensibel bezeichnet werden. Die monatliche Kopfschmerzdauer der therapiesensiblen Patientinnen reduzierte sich in den ersten drei Katamnesemonaten um durchschnittlich 39,5%; sie unterschieden sich damit statistisch signifikant von den therapieresistenten Patientinnen, deren Kopfschmerzdauer im Vergleichszeitraum auf das 1.7-fache des prätherapeutischen Ausgangsniveaus anstieg (MANN-WHITNEY U = 2, u = 3.712, p < 0.001). Hinsichtlich der prätherapeutischen Ausgangslage bestanden jedoch keine statistisch bedeutsamen Unterschiede (MANN-WHITNEY U = 88, u = 1.775, n.s.). Wie der 2Î Test von KULLBACK zeigte, differierte das Verhältnis von therapiesensiblen zu therapieresistenten Patientinnen zwischen den Behandlungsgruppen nur unerheblich (2Î= 0.719, FG = 2, n.s.).

Die Frage, ob sich therapiesensible und therapieresistente Patientinnen aufgrund ihrer MMPI-Profile separieren lassen, muß für diese Studie verneint werden. Eine diskriminanzanalytische Auswertung der zehn klinischen Standardskalen erbrachte einen Lambdawert von 0.425, der mit Chiquadrat = 13.675 und FG = 10 keine substantiellen Profilunterschiede signalisierte. Analoge Befunde ergaben sich auch für das Subprofil der Validitätsskalen L, F und K (Lambda = 0.907, Chiquadrat = 1.895, FG = 3, n.s.).

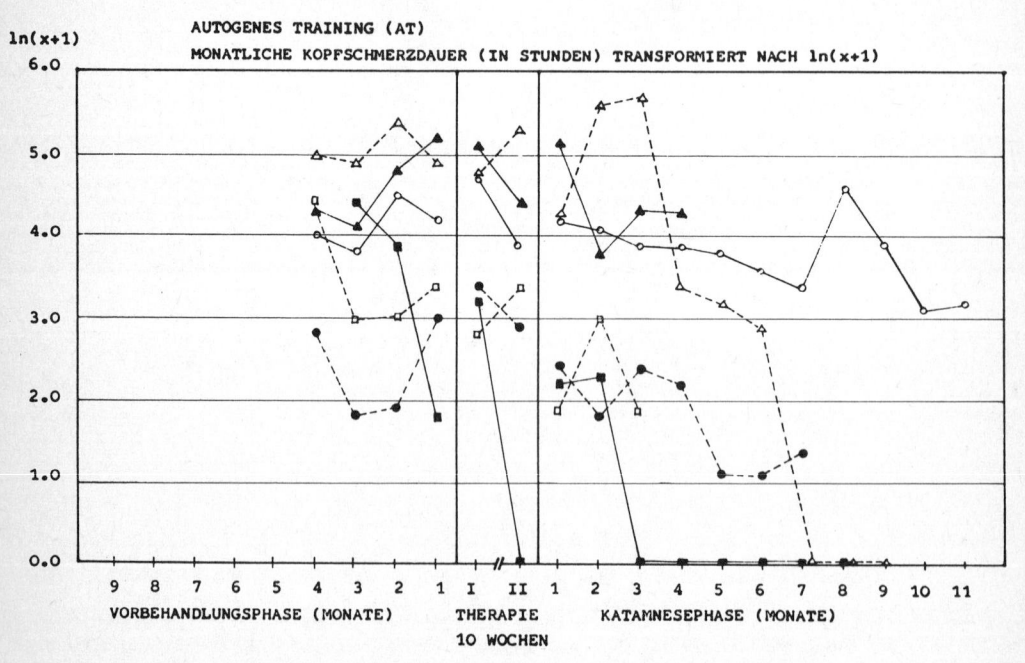

Abb. 1: Einzelverläufe der therapiesensiblen Patientinnen in der AT-Gruppe

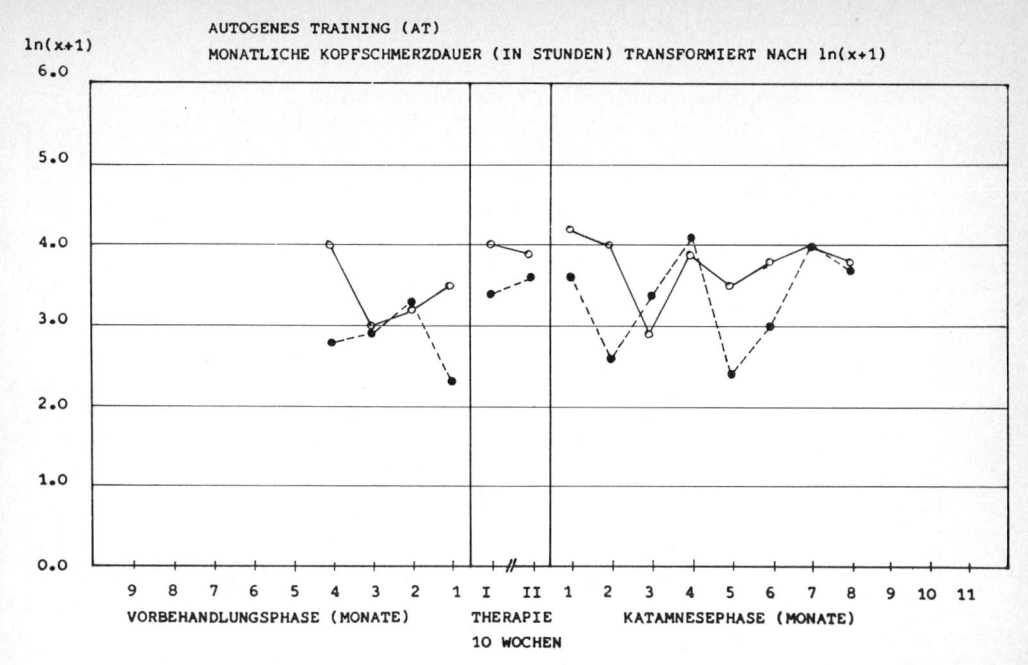

Abb. 2: Einzelverläufe der therapieresistenten Patientinnen in der AT-Gruppe

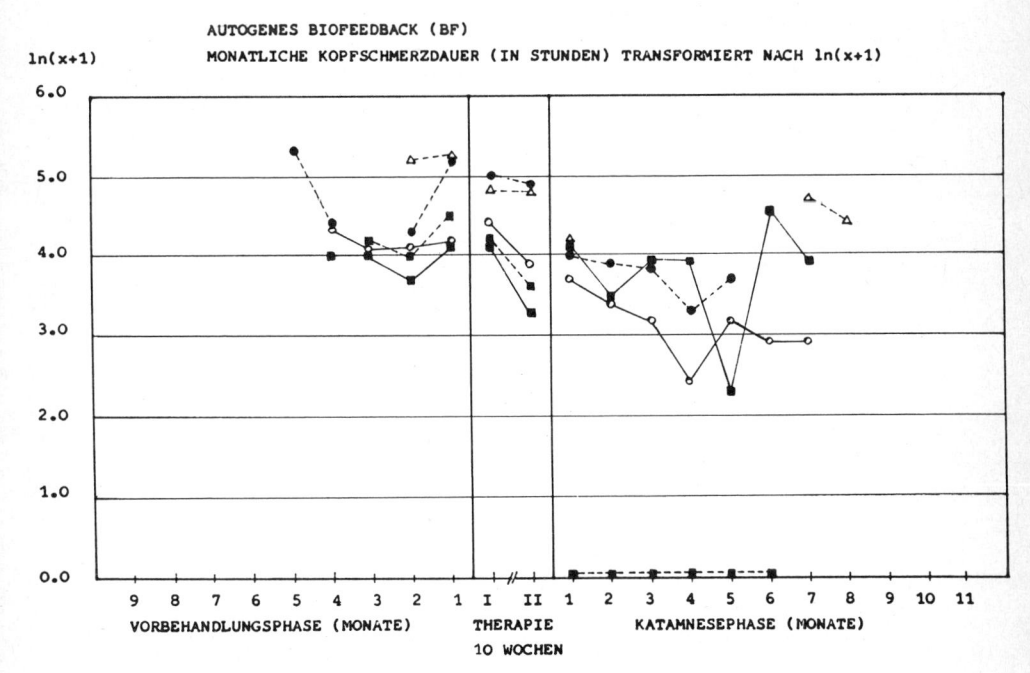

Abb. 3: Einzelverläufe der therapiesensiblen Patientinnen in der BF-Gruppe

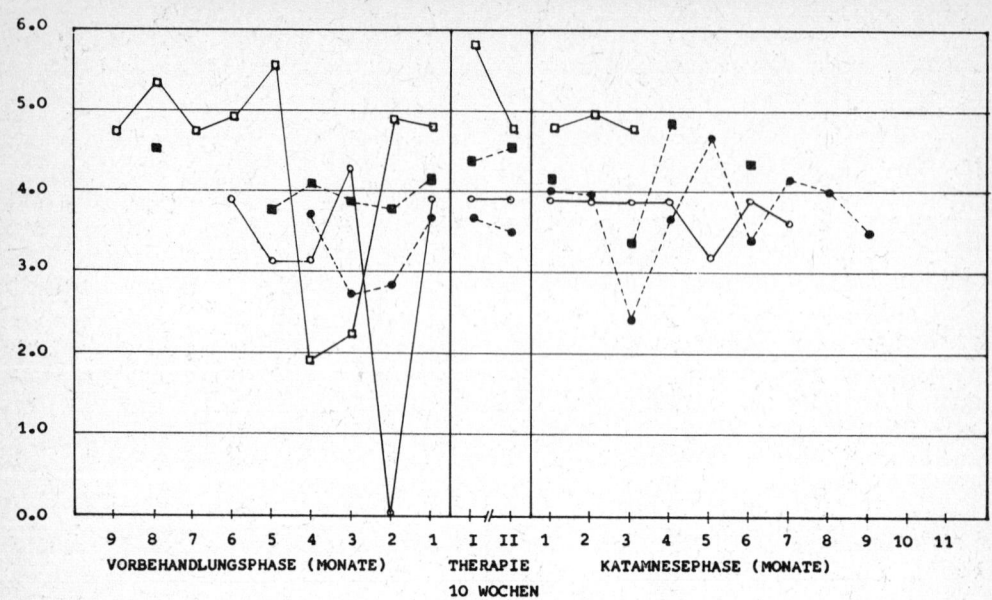

Abb. 4: Einzelverläufe der therapieresistenten Patientinnen in der BF-Gruppe

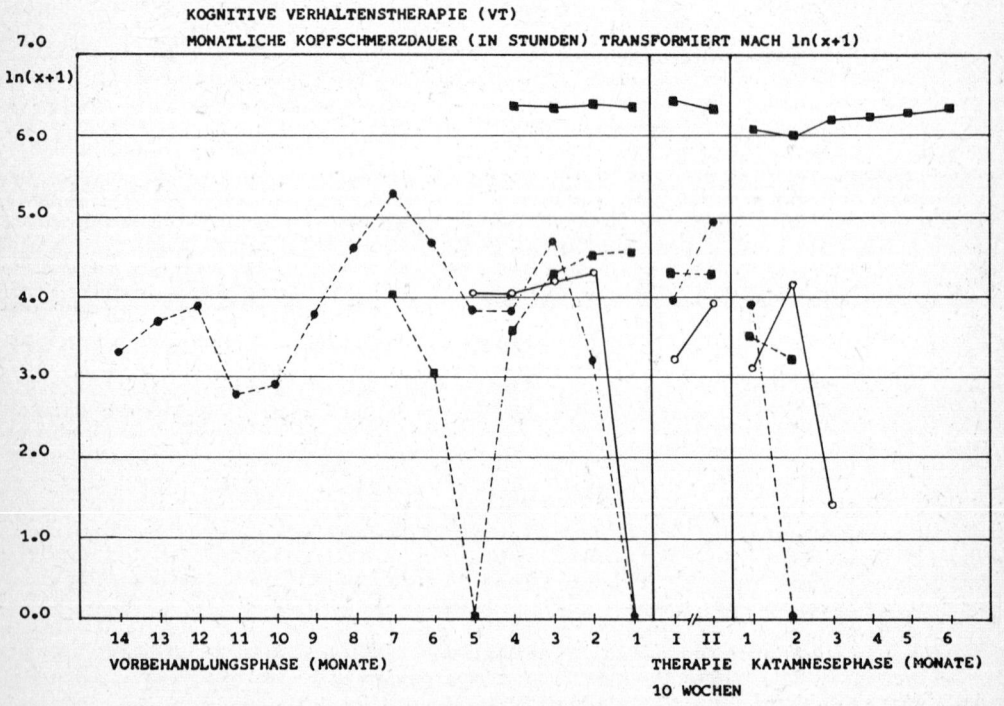

Abb. 5: Einzelverläufe der therapaiesensiblen Patientinnen in der VT-Gruppe

ln(x+1)
6.0

KOGNITIVE VERHALTENSTHERAPIE (VT)
MONATLICHE KOPFSCHMERZDAUER (IN STUNDEN) TRANSFORMIERT NACH ln(x+1)

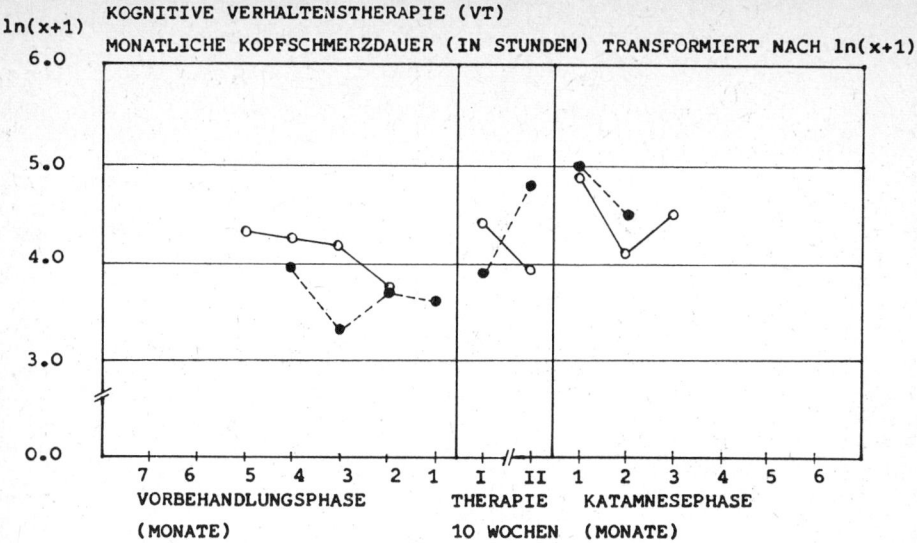

```
     7  6  5  4  3  2  1    I    II   1  2  3  4  5  6
     VORBEHANDLUNGSPHASE     THERAPIE   KATAMNESEPHASE
        (MONATE)           10 WOCHEN      (MONATE)
```

Abb. 6: Einzelverläufe der therapieresistenten Patientinnen in der VT-Gruppe

Ergiebiger verlief die Auswertung der aktivierungsdiagnostischen Befunde. Wie bereits an anderer Stelle berichtet wurde (HUBER et al. 1981), war es für Gesunde typisch, daß die Hauttemperatur am Zeigefinger der rechten und linken Hand in den Streßphasen abfiel, aber in der mittleren und terminalen Ruhephase wieder das Ausgangsniveau erreichte (Verlaufstyp N). Auch bei den Migränikern war häufig nach einer weitgehend stationären Ruhephase ein deutlicher Abfall der Hauttemperatur zu beobachten; im Vergleich zu den gesunden Kontrollpersonen benötigten aber die Patientinnen in der mittleren Ruhephase eine längere Latenzzeit zur Rückregulation, die nach Einführung der zweiten Streßphase innerhalb der terminalen Ruhephase überhaupt nicht mehr gelang (Verlaufstyp D1). Allerdings ließen sich nicht alle Patientinnen diesem Verlaufstyp zuordnen; es gab Frauen, bei welchen sich die an den Fingerkuppen gemessene Hauttemperatur unter dem Einfluß von psychischen Belastungen kaum änderte. Bei diesen Patientinnen schien die Elastizität der Gefäßmotorik weitgehend verloren gegangen zu sein (Verlaufstyp D2). Auf der Suche nach möglichen Zusammenhängen zwischen dem Regulationsverhalten der Hauttemperatur im Aktivierungsexperiment und der therapeutischen Reaktivität klassifizierten wir nun die in dieser Arbeit behandelten Migränepatientinnen nach Maßgabe der eben dargestellten aktivierungsdiagnostischen Kategorien; angesichts des geringen Stichprobenumfangs wurden jedoch die Verlaufstypen D1 und D2 zu einer Devianzkategorie D zusammengefaßt und dem Normaltyp N gegenübergestellt. Dabei stellte sich heraus, daß 6 von 7 therapieresistenten Patientinnen dem Verlaufstyp N angehörten; hingegen befanden sich unter den insgesamt 15 therapiesensiblen Patientinnen nur 3, die dem Verlaufstyp N, aber 12, die dem Verlaufstyp D zuzurechnen waren. Der aktivierungsdiagnostische Befund einer therapieresistenten Patientin war nicht auswertbar, weshalb sich der Stichprobenumfang auf N = 22 reduzierte. Der aus der KULLBACKschen Prüfgröße $2\hat{I}$ ermittelte Vierfelderkorrelationskoeffizient ergab einen Wert von Phi = $\sqrt{(2\hat{I}/N)}$ = $\sqrt{(9.013/22)}$ = 0.64 ($2\hat{I}$ = 9.013, FG = 1, $p < 0.01$). Offensichtlich besteht zwischen dem Regulationsverhalten der an den Fingerkuppen gemessenen Hauttemperatur und der Ansprechbarkeit auf nichtmedikamentös orientierte Migränebehandlungen vom AT-, BF- oder VT-Typ ein statistisch gesicherter Zusammenhang.

5. DISKUSSION

(1) Die Erwartung, daß die Behandlungsmaßnahmen im Vergleich zur Wartekontrolle zu einer substantiellen Verkürzung der Kopfschmerzdauer führen würde, ließ sich unter Zugrundelegung einer dreimonatigen Katamneseperiode nicht bestätigen. Offenbar wurde bei der Planung der Untersuchung die Latenz der nicht-medikamentösen Behandlungswirkung unterschätzt. Es zeigte sich nämlich, daß die Reduktion der monatlichen Kopfschmerzdauer nach dem Abklingen einer "reaktiven Sensibilisierung" sehr langsam einsetzte; erst sechs Monate nach Beendigung der Behandlung trat im Vergleich zum prätherapeutischen Ausgangsniveau eine Verbesserung um durchschnittlich 26.7 % ein. Dieser Trend konnte in vergleichbarer Ausprägung bei Patientinnen aller Behandlungsgruppen beobachtet werden. Seine Repräsentativität ist allerdings zweifelhaft, da infolge von Beobachtungsausfällen für die sechsmonatige Katamneseperiode nur mehr 13 Patientinnen zur Verfügung standen. Dennoch entbehrt dieser Befund nicht einer gewissen Plausibilität, wenn man davon ausgeht, daß die im Verlauf der Behandlung erworbenen und durch Heimübungen konsolidierten Selbstkontrollmaßnahmen erst zu einem festen Bestandteil des Verhaltensinventars werden müssen, bevor sie ihre therapeutische Wirksamkeit entfalten können.

(2) Es mag als ein Erfolg gewertet werden, daß aufgrund eines groben einzelfallstatistischen Vergleichs (Median-Test der Phasen) bei 65% der behandelten Patientinnen eine anhaltende Besserung zu verzeichnen war. Wie bereits im Ergebnisteil berichtet wurde, reduzierte sich die monatliche Kopfschmerzdauer bei den therapiesensiblen Patientinnen während der ersten drei Katamnesemonate im Durchschnitt um 39.5 %; wählt man den jeweils letzten Katamnesemonat als Evaluationsgrundlage, dann beläuft sich die Abnahme der Kopfschmerzdauer gegenüber der Ausgangslage im Mittel sogar auf 63%. Allerdings stand der Rückgang der Kopfschmerzaktivität innerhalb der therapeutischen Gruppen in keinem erkennbaren Zusammenhang mit der Art der Behandlung. Dies manifestierte sich nicht nur im Fehlen rangvarianzanalytischer Wechselwirkungen zwischen dem Gruppen- und dem Katamnesefaktor, sondern zeigte sich auch in den kontingenzanalytischen Prüfungsergebnissen, die deutlich machten, daß das Verhältnis von therapiesensiblen zu therapieresistenten Patientinnen über die Behandlugsgruppen hinweg nur geringfügig variierte.

Die Absenz therapiespezifischer Behandlungseffekte ist zweifellos ein schwer zu interpretierender Befund. Über die möglichen Ursachen können hier nur Vermutungen geäußert werden. Vielleicht waren die Behandlungsmethoden einander zu ähnlich. Dafür spräche der Umstand, daß alle Behandlungsmaßnahmen ähnliche Anfangsinstruktionen enthielten, in einen relaxationstherapeutischen Kontext eingebettet waren und durch flankierende Gruppensitzungen ergänzt wurden. Man kann ferner annehmen, daß durch das autogene Training, die Biofeedbackbehandlung und die rational-emotiv angereicherte Verhaltenstherapie vorzugsweise auf jene Allgemeinfaktoren Einfluß genommen wurde, die der Anfallsbereitschaft zugrundeliegen. Wenn man von dem mißglückten Versuch eines biofeedbackgestützten Vasokonstriktionstrainings absieht, so war in unserem Therapieangebot tatsächlich kein Behandlungsverfahren vertreten, das speziell auf eine Veränderung des lokalen Gefäßfaktors abzielte.

Um Mißverständnissen über zu weitreichende Ähnlichkeiten zwischen den einzelnen Behandlungsverfahren vorzubeugen, sollte aber auch auf die konzeptuellen Unterschiede hingewiesen werden, die insbesondere zwischen dem Autogenen Training und der Biofeedbackbehandlung einerseits und der verhaltenstherapeutischen Breitbandtherapie andererseits bestanden.

Die Einbeziehung des rational-emotiven Ansatzes von ELLIS (1962) in die verhaltenstherapeutische Behandlung erfolgte unter der Annahme, daß es vielfach bestimmte irrationale Einstellungen sind, durch die ein Migränepatient in anfallsbegünstigende Überforderungssituationen hineinmanövriert wird. Wer beispielsweise nach der bei Migränepatienten häufig anzutreffenden Vorstellung lebt, man könne nur dann als wertvoller Mensch gelten, wenn man in jeder Hinsicht tüchtig, leistungsfähig und perfekt ist, schafft sich ein kaum erreichbares Anspruchsniveau. Es schien uns daher eines Versuchs wert, solche Einstellungen im Sinne der rational-emotiven Therapie zu identifizieren und zu analysieren. Der Ansatz von ELLIS ließ sich übrigens sehr gut in das von MEICHENBAUM (1977) konzipierte dreistufige Therapiemodell einbauen. Die Grenzen des rational-emotiven Ansatzes wurden allerdings dort überschritten, wo Kognitionen nicht nur als Instanz irrationaler Glaubenssätze, sondern auch als Instanzen von Bewältigungsmechanismen und Problemlösungsstrategien in Erscheinung traten.

Die Aufnahme der kognitiven Verhaltenstherapie in unser Behandlungsangebot schien deshalb notwendig, weil wir der Auffassung waren, daß das Autogene Training und die Biofeedbackbehandlung verhältnismäßig wenig Handhaben für die Bewältigung anfallsauslösender Problemsituationen geben könnte. Überlegungen dieser Art fanden jedoch in den Ergebnissen der vorliegenden Arbeit keine Bestätigung.

(3) Auf die Frage, ob persönlichkeitspsychologische Testbefunde einerseits und Kenntnisse über das Regulationsverhalten der Hauttemperatur im Aktivierungsexperiment andererseits therapierelevante Informationen darstellen, erhielten wir eine überraschende Antwort. Nach den Ergebnissen der diskriminanzanalytischen Auswertung scheinen jene testdiagnostisch erfaßten Merkmale, die nach unserem gegenwärtigen Verständnis das Bild der migränespezifischen Persönlichkeit prägen, für die Vorhersage des Behandlungsverlaufs von untergeordneter Bedeutung zu sein; wie die kontingenzanalytischen Befunde nahelegten, dürfte dagegen den Parametern des Regulationsverhaltens der digitalen Hauttemperatur im Aktivierungsexperiment eine hohe prognostische Valenz zukommen. Sollte sich diese Hypothese in einer gezielten Replikationsstudie bestätigen lassen, dann könnte die viel diskutierte Frage einer differentiellen Therapieindikation insofern aktivierungsdiagnostisch mitentschieden werden, als nur jene Migränepatienten relaxations- und verhaltenstherapeutisch zu behandeln wären, die im Aktivierungsexperiment eine gestörte Rückregulation der digitalen Hauttemperatur aufweisen. Möglicherweise handelt es sich hierbei um "streßsensible" Formen der Migräne, die auf nicht-medikamentöse Behandlungsmaßnahmen gut ansprechen. Auf Untersuchungsergebnisse, die einen Zusammenhang zwischen Änderungen der Hautdurchblutung an den Akren der Extremitäten und der regionalen zerebralen Hämodynamik vermuten lassen, wurde bereits in der Einleitung hingewiesen.

(4) Abschließend soll noch ein Problem angesprochen werden, dessen Implikationen für die Befundinterpretation schwer abzuschätzen sind. Alle Patientinnen unserer Untersuchung standen unter einer bestimmten Medikation, die nicht nur vasoaktive Präparate, sondern auch eine Vielzahl von primär analgetisch und psychotrop wirkenden Substanzen einschloß. Da jedoch die pharmakologische Behandlung in der bisherigen Krankengeschichte unserer Patientinnen keine nach-

haltige Besserung bewirken konnte und darüber hinaus vergleichbare pharmakologische Bedingungen in der Wartekontrollgruppe vorlagen, erschien es uns unter vielerlei Gesichtspunkten sinnvoller, den Patientinnen die Fortsetzung ihrer gewohnten Medikation zu gestatten. Wir hätten andererseits auch nicht die Möglichkeit gehabt, das Absetzen der Medikation wirksam zu kontrollieren. So beschränkten wir uns darauf, die Art und Menge der eingenommenen Medikamente über die Kopfschmerztagebücher zu erfassen. Die Patientinnen wurden allerdings im Rahmen der Therapiedidaktik darauf aufmerksam gemacht, daß - wie es KLEINSORGE (1974, S. 10) formulierte - "die Aufgabe eines Medikamentes überfordert ist, wenn man von ihm ohne eigenes Zutun eine dauerhafte Änderung der persönlichen Verhaltensweisen erwartet". Gerade die Änderung persönlicher Verhaltensweisen in Streß- und Konfliktsituationen war ja ein vorrangiges Ziel des relaxations- und verhaltenstherapeutischen Behandlungsansatzes. Natürlich können all diese Überlegungen nicht darüber hinwegtäuschen, daß durch die Beibehaltung der Medikation in den Behandlungsgruppen die Interpretation der aktivierungsdiagnostischen und therapeutischen Ergebnisse erheblich erschwert wird.

Kapitel 3 Das Situationsbezogene Enstspannungsprogramm (SEP) für chronische Migränepatienten[*]

Stabilität und Spezifität der therapeutischen Veränderungen[**]

Hans-Ulrich Wittchen und Reinhold Lässle

1.   Einleitung..24
2.   Zielsetzung der Untersuchung...............................26
3.   Untersuchungsbeschreibung..................................26
3.1.   Versuchspersonen...26
3.2.   Design der Studie und Erfassungsinstrumente................28
3.3.   Therapiebedingungen..30
3.3.1. Warteliste...30
3.3.2. Akupunkturgruppe (AT)......................................30
3.3.3. Psychologische Behandlungsgruppe (PT)......................31
3.4.   Beschreibung des Situationsbezogenen Entspannungsprogramms (SEP)..31
3.4.1. Phase I..32
3.4.2. Phase II...34
3.4.3. Phase III..35

4.   Ergebnisse...36
4.1.   Veränderungen der Symptomatik..............................36
4.2.   Medikation...37
4.3.   Allgemeine psychosoziale Einschränkung.....................38
4.4.   Symptomverbesserung nach Kopfschmerzarten..................38
4.5.   Ergebnisse auf der Individualebene.........................39
4.6.   Erkennen propriozeptiver Reize und psychosozialer Auslöser..42
4.7.   Zusammenhangsanalyse der Ziel- und Outcomevariablen........43

5.   Diskussion und Zusammenfassung.............................45

---

[*] Prof. Dr. Johannes C. Brengelmann zum 65. Geburtstag gewidmet.

[**] Die im folgenden referierten Befunde basieren auf einem fünfjährigen Forschungsprojekt des Autors mit der Gesellschaft zur Erforschung akuter und chronischer Schmerzzustände in München. In dieser interdisziplinären Arbeitsgruppe mit drei niedergelassenen Ärzten und mehreren Forschungspsychologen wurden neben vielfältigen anderen Schmerzsyndromen über 300 Patienten mit Kopfschmerzsyndromen untersucht und zum Teil in klinischen Vergleichsstudien behandelt. Wir möchten Dr. med. Wolf Pongratz und Dr. med. Wolfgang Linke sowie Dipl.-Psych. Helge Doerr für ihre Unterstützung bei dieser Arbeit danken.

1. EINLEITUNG

Trotz zahlreicher neuer und älterer medizinischer und psychologischer Grundlagen- und Anwendungsstudien ist der Erkenntnisstand zur Diagnose und Therapie der Migräne und anderer vaskulärer Kopfschmerzformen nach wie vor unbefriedigend (GERBER & HAAG 1982; KNAPP 1984). Eine Erklärung hierfür ist nicht nur der mangelhafte Wissensstand über die Mechanismen der Entstehung, sondern vor allem die Unkenntnis über die sehr komplizierten Prozesse bei der Aufrechterhaltung derartiger Störungsbilder. Die aus ätiologisch orientierten Experimenten (z.B. WOLFF 1948; DIAMOND & DALESSIO 1978) abgeleiteten medizinischen (aber zum Teil auch psychologischen) Behandlungsstrategien beziehen sich fast ausschließlich auf den vermuteten pathophysiologischen Prozeß der **Entstehung**, nicht jedoch auf die Mechanismen, die für die Aufrechterhaltung der Erkrankung verantwortlich sind.

Die im medizinischen Versorgungssystem verfügbaren pharmakologischen Behandlungsansätze bewirken zwar eine experimentell gesicherte, kurzfristige Linderung des akuten Migräneanfalls und können offensichtlich - eine sorgfältige Einhaltung des Medikationsplans vorausgesetzt - auch bei Patienten mit niedriger Anfallsfrequenz als effektiv beurteilt werden; jedoch bringen sie bei der Mehrzahl der Patienten **langfristig** weder eine länger anhaltende noch eine durchgreifende Besserung. Darüber hinaus scheinen sowohl die Langzeitbehandlung mit den gebräuchlichen prophylaktischen und/oder symptomatischen Medikamenten (siehe hierzu u.a. PFAFFENRATH et al. 1982) als auch die im Anfall vom Patienten oft wahllos und überdosiert zusätzlich eingenommenen Analgetika, Barbiturate und Psychopharmaka den spontanen Krankheitsverlauf durch vielfältige Nebenwirkungen zu komplizieren und zu aggravieren (LANGOHR & SCHROTH 1982). Diese inadäquate und risikoreiche Versorgungssituation führt bei vielen Patienten zu einem als "chronisch" charakterisierbaren Beschwerdenbild, daß sich in einer Reihe von physiologischen, kognitiven und verhaltensmäßigen Aspekten vom ursprünglichen, zumeist zweiphasischen Symptombild einer Migräne unterscheidet und in vielerlei Hinsicht dem des **"chronischen Schmerzpatienten"** ähnelt (BONICA 1980).

Folgende Besonderheiten sind beim chronischen Migränepatienten zu beachten:

Nach einer bei vielen Patienten oft jahrelang andauernden ersten Krankheitsphase, in der die Anfälle phasenhaft auftreten, jedoch durch die Einnahme von Ergotaminpräparaten recht gut kontrolliert werden können, ist neben einer Steigerung der Frequenz und Intensität der Kopfschmerzanfälle eine oft dauerhafte Beeinträchtigung durch andauernde dumpfe, konstante, spannungsartige oder generalisierte Kopfschmerzen mittlerer Intensität zu beobachten. Diese bestimmen neben den eher pulsierenden, anfallsartigen, seltener auftretenden Migräneschmerzen das Krankheitsbild. In dieser Phase berichten die Patienten zumeist von vielfachen Kontakten mit Ärzten und Psychologen, Heilpraktikern oder Wunderheilern, deren Besuch jedesmal mit der Hoffnung verbunden ist, endlich von dem qualvollen Leiden befreit zu werden. Dankbar greifen die Betroffenen jedes neue Medikament oder jede neue, mehr oder weniger skurrile Behandlungsmethode auf, um dann jedoch wieder bitter enttäuscht zu werden (SOYKA 1979). Verbunden damit zeigt sich häufig eine verstärkte Tendenz zur Selbstmedikation, die Tendenz zur Überdosierung der ergotamin- und ergotaminhaltigen Kombinationspräparate bis hin zur Medikamentenabhängigkeit, eine erhöhte Behandlungsfrequenz in unterschiedlichen therapeutischen Institutionen sowie die Entwicklung verschiedener vegetativer und psychophysiologischer Symptome (z.B. leichte Erschöpfbarkeit, Störungen der Magen-Darmfunktion, andauernde Übelkeit etc.). Auf der psychologischen Ebene werden darüber hinaus auch häufig Angstanfälle, andauernde depressive Verstimmtheit sowie ein "allgemeines Krankheitsgefühl" berichtet (GERBER & HAAG 1982). Verbunden mit diesen vielfältigen Problemen sind Einschränkungen und Behinderungen fast aller Lebensroutinen im Arbeits-, Freizeit- und Partnerbereich festzustellen.

Neben einer allgemeinen Hilflosigkeit dem Krankheitsgeschehen gegenüber ist zu beobachten, daß das Krankheitsverhalten sich mehr und mehr vom eigentlichen Symptombild abkoppelt und z.B. bereits leichte Schmerzen bzw. Anzeichen eines möglicherweise nahenden Anfalls zu verstärktem Klageverhalten, Rückzug aus sozialen Situationen und erhöhter Medikamenteneinnahme führen.

Obwohl ausschnittsweise die Gesamtproblematik seit vielen Jahren in mehreren größeren Übersichtsarbeiten (vgl. z.B. HEYCK 1975; GERBER & HAAG 1982; KNAPP 1984) angesprochen wurde, fehlen bislang mit wenigen Ausnahmen (z.B. CINCIRIPINI 1980, siehe weiter unten sowie KNAPP 1984) überprüfbare Modelle, die dieses komplexe Verhaltensmuster detaillierter beschreiben und quantifizieren sowie zur Entwicklung therapeutischer Strategien dienen können.

Gegenüber rein medizinischen Behandlungsstrategien scheinen angesichts dieser Situation die bisher untersuchten **psychologischen und verhaltensmedizinischen** Therapieansätze u.a. durch ihre breite Indikation bis in den sozialen Bereich und den weitgehenden Verzicht auf medikamentöse Behandlungsstrategien eine bessere Grundlage für die Therapie chronischer Migränepatienten zu bieten. Dies wird durch eine Reihe von neueren Übersichtsarbeiten belegt, die ergaben, daß Relaxations-, Biofeedback- und kognitive Verfahren relativ einheitlich - ebenso wie psychologische und verhaltensmedizinische Breitbandprogramme - trotz ihrer unterschiedlichen Vorgehensweise recht positive, zum Teil medikamentösen Strategien sogar überlegene Behandlungsergebnisse aufzeigen (BEATTY & HAYNES 1979; TURNER & CHAPMAN 1982; KNAPP 1984). Jedoch bleiben auch bei diesen Arbeiten wichtige Fragenkomplexe ungelöst. Als Beispiele lassen sich hervorheben:

(1) Die **Generalisierbarkeit** der positiven Ergebnisse auf **chronische Migränepatienten.**
Wegen der grundsätzlichen Problematik der Diagnostik und der Beurteilung der Schwere der Erkrankung sind Arbeiten unterschiedlicher Forschungsgruppen kaum vergleichbar. Es kann vermutet werden, daß viele psychologische Studien eher an leichteren als an chronischen und schwerer beeinträchtigten Patienten durchgeführt wurden. Somit bleibt offen, ob auch das wesentlich komplexere Beschwerdenbild chronischer Patienten auf diese Methoden anspricht.

(2) Die **Spezifität** der erzielten therapeutischen Veränderungen.
Unbeantwortet bleibt bei den meisten psychologischen Therapiestudien die Frage, wie spezifisch die beobachteten therapeutischen Veränderungen sind, d.h. inwieweit die Therapieeffekte auf einzelne Komponenten des Behandlungsprogramms zurückgeführt werden können. Die Betrachtung differentieller Therapieeffekte ist vor allem bei den physiologisch orientierten Behandlungsansätzen von Bedeutung. Diese versuchen, das vermutete zweiphasige Schmerzgeschehen der Migräne (Vasokonstriktion und Vasodilatation) durch spezifische psychophysiologische, verhaltensmäßige und kognitive Übungen zu beeinflussen. Die Frage der Effektdetermination ist einerseits für eine Optimierung der Therapie, andererseits für die Überprüfung der ätiologischen Annahmen und die Erklärung der Wirkmechanismen unverzichtbar. Da die bisher untersuchten psychologischen Therapieansätze (Relaxationsverfahren, Biofeedback, Kognitive Therapie etc.) sich in ihrer Effektivität nur gering

unterscheiden; vermuten HOLROYD et al. (1977), daß weniger die direkte oder indirekte Beeinflussung der vermuteten pathophysiologischen Reaktion den entscheidenden Wirkfaktor darstellt, sondern eher die generelle Verbesserung von "coping-skills" der Patienten durch die jeweiligen Übungen. Der Patient lernt also dabei lediglich, besser mit der Symptomatik und ihren Konsequenzen umzugehen und die Anfallshäufigkeit durch neue Strategien zu begrenzen. Überzeugende Belege für diese Annahmen fehlen jedoch bislang.

(3) Das Fehlen von Befunden über die **längerfristige Stabilität** der beobachteten therapeutischen Veränderungen bei Migränepatienten. Die wenigen Arbeiten, die eine längere Follow-up-Periode abdecken (ADLER & ADLER 1976), berichten hier sehr uneinheitliche Ergebnisse, die aufgrund methodischer Schwächen keine klare Antwort ermöglichen.

2. ZIELSETZUNG DER UNTERSUCHUNG

In der vorliegenden Arbeit wird an chronischen Migränepatienten untersucht, inwieweit das kürzlich von WITTCHEN (1983) vorgestellte Situationsbezogene Entspannungsprogramm (SEP) spezifische therapeutische Veränderungen erzielt und wie stabil diese über einen längeren Zeitraum von 20 Monaten sind.
Da die kurzzeitige Wirksamkeit des Therapieprogramms, das speziell auf das Krankheitsbild der chronischen Migräne und das damit verbundene Krankheits- und Problemverhalten chronischer Schmerzpatienten zugeschnitten ist, bereits ausführlich an anderer Stelle diskutiert wurde (DOERR-PROSKE et al. 1985), wird hierauf nur kurz zusammenfassend eingegangen.

Im einzelnen soll folgenden Fragestellungen nachgegangen werden:
- Welche Therapiebausteine des überprüften psychologischen Behandlungsprogramms (SEP) erweisen sich als besonders effektiv und bewirken die angestrebte Steigerung der Fähigkeit der Patienten, migränespezifische Auslösesituationen häufiger und differenzierter zu erkennen?
- Ändert das psychologische Behandlungsprogramm SEP spezifisch die Häufigkeit und Intensität der Migräneanfälle?
- Bleiben diese Veränderungen auch 20 Monate nach Beendigung des Programms stabil?
- Lassen sich die im gruppenstatistischen Vergleich ermittelten Therapieeffekte auch bei einer Betrachtung auf der Individualebene bestätigen?

Darüber hinaus sollen in einem explorativen Auswertungsschritt die Interkorrelationen einiger Prädiktor- und Outcomevariablen vor und nach der Therapie analysiert werden, um u.a. Aufschlüsse über die prognostische Bedeutung symptombezogener Variablen aus der Eingangsdiagnostik zu gewinnen.

3. UNTERSUCHUNGSBESCHREIBUNG

3.1. Versuchspersonen

Als Teil einer größeren Therapiestudie wurden 30 chronische Migränepatienten untersucht, die von praktischen bzw. Fachärzten überwiesen wurden und in den letzten zwei Jahren ihrer Krankheitsgeschichte auf keine der bisherigen Behandlungsmaßnahmen mehr hinreichend angesprochen hatten. Das mittlere Alter der Patienten betrug 39 Jahre (24 - 53 Jahre); sieben waren männlichen Geschlechts, 23 weiblichen Geschlechts.

Die **Krankheitscharakteristika** der Patienten sind in Tabelle 1 dargestellt. Auf der Grundlage einer neurologischen Voruntersuchung hatten 18 der Patienten sog. klassische Migräne, 7 sog. vasomotorische Kopfschmerzen, 3 gewöhnliche Migräne; bei 2 der Patienten wurde neben der Migränediagnose auch die Diagnose Clusterkopfschmerz erwogen. Alle Patienten erfüllten die studienspezifischen, operationalisierten Diagnosekriterien für Migräne. Hierfür mußten vier der folgenden fünf Kriterien erfüllt sein:

- zeitweilige Einseitigkeit der Schmerzen
- zeitweiliger pulsierender, pochender Charakter
- zeitweilige Übelkeit und Erbrechen
- zeitweiliges Ansprechen auf ergotaminhaltige Präparate
- zeitweilige sensorische Prodrome.

Tab. 1: Krankheitscharakteristika der Patienten (N = 30)

Art der Migräne[1]	klassisch gewöhnlich "cluster" vasomotorisch	18 3 2 7
Dauer der Erkrankung in Jahren	2 - 5 5 - 10 > 10	4 9 17
Häufigkeit der Anfälle	bis 3 x/Woche 4 - 6 x/Woche täglich	11 15 4
regelmäßiger Medikamentengebrauch (Mehrfachnennungen)	Narkotika Analgetika ergotaminhaltige Präparate ergotaminhaltige Kombinationspräparate andere	15 % 86 % 71 % 56 % 34 %
Begleitsymptome	Übelkeit Erbrechen sensorische Prodrome andere	81 % 53 % 71 % 43 %

[1] aufgrund der neurologischen Eingangsuntersuchung

Die Mehrheit der Patienten litt unter Migräneattacken seit mehr als 10 Jahren. 23 der 30 Patienten gaben mehr als 10 verschiedene Vorbehandlungen - zumeist pharmakologische (N=4) - an; nur 6 Patienten waren psychologisch vorbehandelt (Autogenes Training, psychoanalytische Behandlung (N=2)). 28 der 30 Patienten nahmen zum Zeitpunkt der Erstuntersuchung täglich - zumeist verschiedene - Medikamente ein. Alle hatten bereits eine prophylaktische Behandlung mit migränespezifischen Medikamenten versucht. 86% nahmen regelmäßig Analgetika, 71 % nahmen ergotaminhaltige Monopräparate und 56 % Kombinationspräparate ein; 67 % der untersuchten Patienten nahmen zumindest einmal täglich Ergotaminpräparate ein (Tabelle 1).

Der Beginn der Migräneschmerzen war in den meisten Fällen einseitig, nur 3 Patienten berichteten über generalisierte Schmerzen. 11 Patienten gaben ferner an, daß sie in der Lage seien, ihre Migräneschmerzen aufgrund bestimmter Prodrome zumindest eine Stunde vor Ausbrechen des vollen Migränebildes vorherzusagen. 81% berichteten Übelkeit, 53% Erbrechen und 71% andere sensorische Beeinträchtigungen während der Attacke. Alle Patienten gaben neben ihren typischen Migräneschmerzen auch andere Kopfschmerzarten an. Diese waren zwar weniger schmerzintensiv, blieben jedoch in der Regel tageweise bestehen und führten zu einer andauernden Einschränkung des Wohlbefindens und der Leistungsfähigkeit. Diese Schmerzen wurden als dumpf, generalisiert, konstant und spannungsartig beschrieben und sprachen zumindest leicht auf Analgetika an. Nach der spezifischen Vorgeschichte konnten alle - mit Ausnahme eines Patienten in der Warteliste - als chronische Migränepatienten angesehen werden. Keiner der Patienten erfüllte auf der Grundlage eines psychiatrisch orientierten strukturierten Interviews (DIS, Version 2, SEMLER & WITTCHEN 1983) die operationalisierten Kriterien für eine Depression oder eine andere "große" psychiatrische Erkrankung. 12 Patienten jedoch wiesen einen deutlichen langjährigen Medikamentenmißbrauch auf, 8 davon eine Medikamentenabhängigkeit.

3.2. Design der Studie und Erfassungsinstrumente

Bei der Konzipierung der Untersuchung wurde versucht, eine klassische randomisierte klinische Vergleichsstudie mit einem quasi-experimentellen Zeitreihendesign (COOK & CAMPBELL 1979) zu kombinieren, um eine einzelfallorientierte Auswertung zu ermöglichen. Nach einer detaillierten medizinischen und psychologischen Erstuntersuchung und einem ausführlichen verhaltensanalytischen Interview wurden die Patienten randomisiert einer von drei "Studienbedingungen" zugeordnet,

- der **psychologischen Behandlungsgruppe** mit dem SEP (PT)
- einer **Akupunkturtherapie** (AT)
- und der **Warteliste** (WL).

Tabelle 2 gibt Aufschluß über den Versuchsplan und die Vergleichsgruppen.

Tab. 2: Versuchsplan und Vergleichsgruppen

Gruppe \ Zeitablauf	2 Monate	1 Monat	2 Monate	1 Monat	3 und 20 Monate nach Ende der Ther.
Psychol. Behandlung SEP	Diagnostik	Baseline I	Therapie (SEP 1-3)	Baseline II (Ausblendung)	Follow-up I u. II
Akupunktur (AT)	Diagnostik	Baseline I	Therapie Akupunktur	Baseline II (Ausblendung)	Follow-up I u. II
Warteliste (WL)	Diagnostik	Baseline I	Warteliste	Baseline II (Ausblendung)	

Abb. 1: Kopfschmerztagebuch

Name: ....

Datum:	Mo	Di	Mi	Do	Fr	Sa	So
Kopfschmerzen: 1=ja, 2=nein							
Lokalisation: 1=hinten, 2=vorne, 3=links, 4=rechts, 5=überall							
Art des Kopfschmerzes: 1=drückend, 2=stechend, 3=pulsierend, 4=dumpf							
Schmerzverlauf: 1=attackenartig, 2=in langsamen Wellen, 3=konstant							
Intensität: 1=leicht, 2=mäßig, 3=ziemlich schwer, 4=schwer, 5=unerträglich							
Verminderung der allgemeinen Leistungsfähigkeit: 1=keine, 2=merkliche, 3=starke Minderung, 4=Arbeitsunfähigkeit, 5=mußte zu Bett gehen, 6=mußte Arzt aufsuchen							
Dauer der kopfschmerzfreien Zeit							
Vorsymptome: 1=lichtempfindlich, 2=geräuschempfindlich, 3=Schwindel, 4=Augenflimmern, 5=Übelkeit, 6=sonstige Vorsympt.(erläutern)							
Begleiterscheinungen: 1=Übelkeit, 2=Erbrechen, 3=Schwitzen, 4=Tränenfluß, 5=Gesichtsröte, 6=lichtempfindlich, 7=geräuschempfindlich, 8=Schnupfen, 9=sonstige (erläutern)							
Auslösesituation: 1=berufl.Streß, 2=privater Streß, 3=Urlaub,Entspannung, 4=Wetter, 5=Alkohol, 6=Nikotin, 7=Menstruation, 8=sonstige (erläutern)							
Medikamenteneinnahme: (Anzahl pro 24 Stunden) Name: .... Name: .... Name: .... Name:							
Bemerkungen, Erläuterungen zu "Sonstige". (evtl. Rückseite benutzen)							

Alle Patienten wurden instruiert, täglich den "Kopfschmerzbogen" auszufüllen (Tagesprotokoll, siehe Abbildung 1), in dem u.a. Intensität, Dauer, Häufigkeit sowie soziale Einschränkungen durch die Symptomintensität einzustufen sind.

Der **Tagesprotokollbogen** wurde vom Erstkontakt bis zum 3-monatigen Follow-up sowie in den acht Wochen vor dem zweiten Follow-up (zwei Jahre nach Beendigung der Therapie) ausgefüllt. Die Kopfschmerzintensität und die symptombedingte Reduktion der Leistungsfähigkeit wurde auf einer 5- bzw. 6-Punkte-Skala beurteilt. Für die Gruppenvergleiche wurden diese Verlaufswerte in Monatsschritten zusammengefaßt und in einem klassischen Prä-Post-Follow-up-Vergleich auf Unterschiede geprüft.

Folgende **Outcomemaße** wurden tageweise während der gesamten Studiendauer erhoben und in die Auswertung einbezogen:
- die Intensität, Frequenz und Art der Kopfschmerzanfälle auf einer 5-Punkte-Skala
- die Reduktion der sozialen und allgemeinen Leistungsfähigkeit
- die gewichtete, nach Präparatgruppe differenzierte Anzahl der Medikamente
- die Fähigkeit, frühzeitig kritische physiologische und migränetypische, psychologische Verhaltensweisen wahrzunehmen
- die Häufigkeit sensorischer und anderer Prodrome
- die Art und Häufigkeit spezifischer Auslöser (Nahrungsmittel, Alkohol, Nikotin, Wetter, situative Faktoren, subjektive Stressituationen, überdauernde Faktoren etc.) für Kopfschmerzen.

In Ergänzung dieser symptombezogenen Maße wurde vor und nach der Behandlung sowie zum Follow-up das Ausmaß der Beeinträchtigung durch allgemeinkörperliche Beschwerden (Beschwerdenliste, von ZERSSEN 1976) und das Ausmaß der Depressivität (Depressivitätsskala, von ZERSSEN 1976) erhoben.

Ein strukturiertes Kopfschmerz-Interview wurde mit seinen diagnoserelevanten Informationen und der verhaltensanalytischen Kopfschmerzauslöser-Analyse sowohl vor als auch nach der Behandlungsphase und zum Follow-up durchgeführt. Darüber hinaus wurde die sozialpsychologische Integration der Patienten zum Follow-up mit Hilfe des Social Interview Schedule (SIS, FALTERMEIER 1982) beurteilt.

3.3. Therapiebedingungen

3.3.1. Warteliste (WL)

Den Patienten auf der Warteliste wurde mitgeteilt, daß ihre Behandlung erst in fünf Monaten beginnen könne. Medizinische Hilfe wurde bei einer Verschlechterung der Symptombedingungen (Medikation, Blockaden) angeboten. Darüber hinaus wurden alle Patienten einmal pro Monat vom Projektarzt und vom Projektpsychologen gesehen, um die Kopfschmerzbogen einzusammeln und die Patienten für ein Verbleiben auf der Warteliste zu motivieren. Während der vier Termine mit dem Psychologen wurden alle Patienten über die Medikamente und deren Nebenwirkungen informiert und ermutigt, die Medikation soweit wie möglich zu reduzieren.

Die gleichen Instruktionen wurden in der Akupunktur- und in der psychologischen Behandlungsgruppe gegeben; damit sollte eine Kontrollbedingung einfacher Medikamentenreduktionsberatung gegenüber einem strukturierten Reduktionsprogramm getestet werden. Während der gesamten Wartezeit wurden die Patienten angewiesen, in engem Kontakt mit ihrem überweisenden Hausarzt zu verbleiben.

3.3.2. Akupunkturgruppe (AT)

Die Akupunkturgruppe erhielt im gleichen Zeitraum wie die psychologische Behandlungsgruppe zehn Akupunkturbehandlungen durch speziell ausgebildete Anästhesisten. Der chinesischen Nomenklatur entsprechend wurden folgende Regionen genadelt:

Extra 2, Tempel Region; G2 versus Occipitalis Major und 3 E5 Nervus medianus (detaillierte Angaben: PONGRATZ 1985). Allen Patienten wurde ein pharmakologisches Notfallprogramm angeboten, das zwischen den fest vereinbarten Behandlungsterminen in Anspruch genommen werden konnte. Nur zwei der Akupunkturpatienten machten Gebrauch von dieser Möglichkeit.

3.3.3. Psychologische Behandlungsgruppe (PT)

Die ersten sechs Behandlungssitzungen wurden zweimal wöchentlich in 90-minütigen Sitzungen durchgeführt. Die verbleibenden vier Sitzungen wurden einmal pro Woche durchgeführt. Die allgemeinen Instruktionen bezüglich der Kopfschmerzbogen und der Notfallmedikation waren die gleichen wie in der Akupunktur- bzw. Wartelistegruppe. Darüber hinaus wurden nach Abschluß der Therapie zwei Auffrischungssitzungen angeboten.

Die psychologische Behandlung bestand aus einem strukturierten Lernprogramm (SEP) mit einem Manual für den Therapeuten und den Patienten. Die Behandlung wurde in Kleingruppen mit drei bis fünf Patienten durchgeführt. Dabei wurde darauf geachtet, daß alle Gruppen bezüglich der Symptomatik der einzelnen Patienten möglichst homogen waren.

3.4. Beschreibung des Situationsbezogenen Entspannungsprogramms (SEP)

Der Behandlung liegt die Annahme zugrunde, daß Migräne eine komplexe, überwiegend vaskuläre Störung darstellt, die durch die Interaktion bestimmter psychophysiologischer, neurochemischer, umweltbezogener, kognitiver und affektiver Faktoren ausgelöst werden kann. Der Migräneanfall selbst ist als zweiphasisches Phänomen charakterisierbar: eine "Vor-Kopfschmerzphase" und eine "Kopfschmerzphase" (vgl. HUBER 1982; GERBER & HAAG 1982). Das SEP nimmt an, daß die kritischen, zweiphasischen psychophysiologischen und neuroendokrinen Veränderungen eine direkte Funktion bestimmter Umwelt- und Verhaltensfaktoren darstellen, die nicht notwendigerweise als psychosoziale Stressoren im engeren Sinne (life-events) interpretiert werden müssen, sondern eher als Alltagsvorkommnisse oder -belastungen zu verstehen sind. Chronische Migräne wird als Überformung dieser charakteristischen Grundstörung angesehen, die das typische Erscheinungsbild, die Auslösesituation und die Begleiterscheinungen verwischt, so daß sie für den Patienten nicht mehr klar zu erkennen sind.

Der Patient wird einerseits darüber aufgeklärt, daß es notwendig ist, seine individuellen physiologischen und psychologischen Warnsignale wahrzunehmen, die der Vor-Kopfschmerzphase vorausgehen können. Gelingt ihm dieses, kann er das Ausbilden einer vollen Kopfschmerzattacke abfangen, indem er bestimmte psychophysiologische Übungen einsetzt. Hierzu wird der Patient in eine Reihe von physiologischen und körperlichen Übungen eingeführt (z.B. die klassischen Übungen von JACOBSON (1938) aus der progressiven Muskelentspannung, bioenergetische Übungen, Atemübungen etc.). Die meisten dieser Techniken haben zum Ziel, in der Prodromalphase des Anfalls der intrakraniellen Vasokonstriktion entgegenzuwirken, um so den vermuteten pathologischen Effekt der Migräne, die "Rebound"-Vasodilatation zu vermeiden bzw. ihr Ausmaß zu minimieren. Ferner wird eingeübt, frühzeitig Warnzeichen der Prodromalphase zu erkennen, um eine möglichst große Zeitspanne zum Einsatz von Gegenreaktionen zur Verfügung zu haben. Darüber hinaus sollten die komplexen Begleiterscheinungen sowie die dumpfen, konstanten, spannungsartigen Kopfschmerzen durch diese Übungen angegangen werden.

	A Diagnostik-Phase (ca. 4-6 Wochen)	
	Erstkontakt	Erstgespräch (ca. 2 - 3 Stunden)
Ziele:	Vorinformation über Beschwerden Aufklärung über die Notwendigkeit der Diagnostik (Arztberichte, Vorbehandlungen, Medikamente)	Medizinische, psychologische, soziale Anamnese, Verhaltensanalyse, Ausfüllen der Fragebögen Exploration über Kopfschmerzarten, Prüfung der Ausschlußkriterien, Motivationsprüfung, Information über das Programm aktive Mitarbeit, Medikamentenreduktion, <u>Notfallkontakt</u>
Übungen:		1 probeweises Ausfüllen des Tagesprotokollbogens (TPB)
Didaktik:		1. Aufklärung über Kopfschmerz-Modell 2. Aufklärung über Medikamente
Aufgaben	- Mitbringen der Arztberichte - Mitbringen der Medikamente	Tagesprotokollbogen (TPB)
Therapeutenhandlungen:		Austeilen der Bögen (TPB) Diagnostik (s.o.) Motivieren, Stützen Entscheidung über Aufnahme in Programm Zusammenstellung der Gruppen

<u>Abb. 2:</u> Situationsbezogenes Muskel- und Gefäß-Entspannungsprogramm (SEP) - Diagnostikphase (ca. 4 - 6 Wochen)

Die Hauptziele des SEP sind also, den Patienten in eine Vielzahl einzelner, z.T. individualspezifisch aufgebauter Übungen einzuführen, die ihn einerseits dazu befähigen, sorgfältiger bestimmte Körperreaktionen innerer und äußerer Art wahrzunehmen, andererseits diese systematisch durch Übungen zu verändern. Die Übungen sind stufenweise, je nach Schwere der Auffälligkeiten, einzusetzen (typische physiologische Kontrollstrategien sind z.B. Atemtiefe, Handerwärmung, Entspannung der Nacken- und Stirnmuskulatur etc.). Neben diesem migränespezifischen Ziel sollen die Begleiterscheinungen, oft medikamentös bedingte Komplikationen und individuelle psychosoziale Anpassungsstörungen und Stressoren, abgebaut werden.

Die Ziele werden im Anschluß an die Diagnostikphase (Abbildung 2) in drei Phasen angegangen, die im folgenden jeweils in Ergänzung zu den Abbildungen 3 bis 5 differenziert beschrieben werden.

3.4.1. Phase 1 (Abbildung 3)

(1) Nach der Darstellung des Therapieprogramms als solchem wird der Patient in das **biobehaviorale Modell** der Migräne von CINCIRIPINI et al. (1980) eingeführt.

(2) Die Grundlage der pharmakologischen Behandlung wird dem Patienten mit dem Ziel verdeutlicht, vor allen Dingen ergotaminhaltige und analgetische **Medikamente** zu **reduzieren.**

(3) Die sog. Arousal-Theorie, das Stresskonzept (SELYE) und ihre möglichen Implikationen für die Migräne werden erklärt.

(4) Verschiedene **Entspannungstechniken** werden vorgestellt und eingeübt sowie durch eine Reihe von sog. Sensory-awareness-Übungen ergänzt.

	B Edukative Phase (2 x wöchentlich)			
	1. Sitzung (90 Min.)	2. Sitzung	3. Sitzung	4. Sitzung
Ziele:	1. Vermittlung der Wissensbausteine: Migräne, Medikamente, 3-Ebenen-Modell 2. Medikamentenreduktion 3. Körperwahrnehmungsübg. 4. Ziele u. Information verdeutlichen	1. Besprechen der TPB--- 2. Probleme beim Üben--- 3. Hand-Arm-Kopf-Übung 4. Körperreaktionen beobachten 5. Medikamentenreduktion	------------------→ ------------------→ 3. Hals-Nacken-Schulternübungen 4. Körperreaktionen beobachten ------------------→	1. Besprechen der TPB 2. Probleme beim Üben 3. Rücken-Brust-Bauch-Atmung 4. Diskrimination 5. Medikamentenreduktion 6. Körperempfindungen
Übungen:	1. Sitzübung 2. Übungsart u. Zeit 3. Hand-Übung 4. Übungssystematik 5. Sensory Awareness	1. Wiederholung 1. Sitzg. 2. Hand-Arm-Kopf-Übung 3. Sensory Awareness 4. 3-Ebenenmodell verdeutlichen	1. Wiederholung 2. Hals-Nacken-Schulter-Übung 3. Aufmerksamkeitsablenkung 4. Wissensbaust. prüfen	1. Wiederholung 1-3 2. Rücken-Brust-Bauch-Übung 3. Aufmerksamkeitsablenkung 4. Wissensbausteine
Didaktik:	1. Schaubild---------- 2. Patientenmanual----- 3. Modelling-Rehearsal--- 4. Praktische Führung----	------------------ ------------------ ------------------ ------------------	------------------ ------------------ ------------------ ------------------→	------------------→ ------------------→ ------------------→ 4. Hilfsübungen
Aufgaben:	1. Tagesprotokollb. (TPB)- 2. Ort u. Zeit der Übung-- 3. 2xtäglich Hand-Übung--	------------------ ------------------ ------------------	------------------→ ------------------→ ------------------→	1. TPB 2. Regelmäßigkeit 3. Individuelle Hilfsübungen
Therapeutenhandlungen:	Teil 1 des Therapeutenmanuals TPB --------------	Teil 2 des Manuals	Teil 3 des Manuals	Teil 4 des Manuals ------------------→ Bei nicht erfolgreicher Medikamentenred., Einzelsitzg., ggf. Ausschl. aus dem Programm

Abb. 3: Edukative Phase (zweimal wöchentlich)

(5) **Paradoxe Instruktionen** werden immer dann gegeben, wenn der Patient zu frühzeitig bestimmte Übungen als extrem erfolgreich angibt, um eine übersteigerte Erwartungshaltung zu bremsen (STENMARK & BORKOVEC 1974).

Am Ende der ersten Phase (4. Stunde) sollte die Ergotaminmedikation aller Patienten weitgehend reduziert sein, zumindest an den Tagen, an denen in der zweiten Behandlungsphase Therapiestunden stattfanden. Hierzu werden überwiegend Selbstkontrollstrategien angewendet. Als Hilfen zur Reduktion werden angeboten: die Einführung von Substitutionspräparaten, Verlängerung der Zeitintervalle zwischen der Medikamenteneinnahme (insbesondere bei prophylaktischer Medikamenteneinnahme), Zeitkonditionierung (Einnahme nur zu bestimmten Tageszeiten) (siehe hierzu auch HÖLZL, Kap. 4). Bei den meisten Patienten in der vorliegenden Studie konnte ein fast abruptes Absetzen vereinbart werden, da die offensichtliche Wirkungslosigkeit der Präparate von den meisten erkannt wurde. Um dies zu erreichen, wurde mit den Patienten eine jeweils vorher erprobte Notfallmedikation vereinbart, die ihnen das Gefühl geben sollte, bei überwältigender Schmerzintensität eine wirksame Hilfe zur Verfügung zu haben. Die Notfallmedikation bestand einerseits in dem Medikament, daß sich vor dem Beginn der Therapie als effektiv erwiesen hatte (zumeist ergotaminhaltige Präparate). Es wurde in Form eines verschlossenen Briefumschlages dem Patienten jeweils von einer zur nächsten Stunde mitgegeben. Jeder Brief enthielt nur eine Tablette oder Kapsel. Der Patient wurde instruiert, diesen Umschlag immer mit sich mitzuführen. Darüber hinaus konnten die Patienten bei starken Anfällen in der Praxis eine sog. Sympathikus-Blockade durch den Projektarzt erhalten. Nach Gebrauch des Notfallmedikaments sollte der Patient umgehend den neuen Medikamentenbrief vom Arzt abholen. Voraussetzung hierfür ist natürlich eine sorgfältige Einarbeitung der

Ärzte in die Prinzipien eines verhaltenstherapeutischen Behandlungsprogramms und eine nahtlose Zusammenarbeit, die in der vorliegenden Studie durch die gute Kooperation in einer Schmerzambulanz gegeben war.

3.4.2. Phase 2 (Abbildung 4)

Die **zweite** Therapiephase betont besonders:

(1) Die Durchführung der Entspannungsübungen sowie anderer körperlicher **Übungssituationen** (Atemübungen, Gymnastik etc.), um dem Patienten zu verdeutlichen, in welcher Art und Weise diese Übungen in der Lage sind, intra- und extrakranieller Vasokonstriktion entgegenzuwirken bzw. Muskelverspannungen zu lösen und eine generalisierte sympathikotone Erregungslage herabzusetzen.

(2) Aufgrund des Kopfschmerzbogens werden eine Reihe relativ leichter, bevorzugt alltäglicher (also häufig vorkommender) Anspannungssituationen ausgesucht und physiologische, umweltbezogene und psychologische **Hinweisreize** herausgearbeitet, die möglicherweise einen Migräneanfall auslösen bzw. ihm vorausgehen.

(3) Ferner werden Alltagsstressoren und spezifische psychosoziale Stressoren herausgearbeitet und ein Schwerpunkt auf die individuelle **Problemanalyse** eines jeden Patienten und die Einführung in **Selbstkontrolltechniken** gelegt.

	C Übungsphase (2 x wöchentlich)		
	5. Sitzung	6. Sitzung	7. Sitzung
Ziele:	1. Besprechen der TPB--------- 2. Probleme beim Üben---------- 3. Becken, Beine, Füße 4. Gesamtübung 5. Körperempfindung 6. Diskrimination angenehmer u. unangenehmer Körperempfindung (Problemzonen)	------------------------------> 3. Gesamtübung 4. Aufmerksamkeitsanstieg 5. Reise durch den Körper------ 6. Diskrimination von Problemen 7. Vorsatzformeln	2. Auslöserliste erarbeiten 3. Kurzentspannung 4. Atemübungen 5. Hilfsübungen ------------------------------> 6. Reise vertiefen und mit Sensory Awareness verbinden 7. Diskrimination
Übungen:	1. Wiederholen aller Übungsteile 2. Suggestive Elemente einführen 3. Tiefenentspannung 4. Aufmerksamkeitsfocussierung	1. Reise durch den Körper 2. Gesamtübung (Kurzform) 3. Problemzonen 4. Tiefenentspannung 5. Focussierung 6. Vorsatzformeln--------------	1. Modelling 2. Reise 3. Kurzentspannung 4. Atemübungen 5. Focussierung 6. Ablenkung----------------->
Didaktik:	2. Patientenmanual----------- 3. Modelling-Rehearsal-------- 4. Hilfsübungen	1. Beispiele Problemzonen 4. Liste von Auslösersituat.---	------------------------------> ------------------------------> 5. Ebenen-Modell Graphik
Aufgaben:	1. TPB----------------------- 2. Gesamtübung/Tief 3. Hilfsübungen 4. Aufmerksamkeitsfocussierung	2. Gesamtübung 1 x----------- 3. Hilfsübungen 4. Reise 1 x------------------ 5. Auslöseranalyse	------------------------------> ------------------------------> 5. Arbeitsbögen Bedingungsanalyse
Therapeutenhandlungen:	Teil 5 des Manuals TPB -------------------------- Suggestive Elemente anführen	Teil 6 des Manuals Tiefenentspannung fördern	Teil 7 des Manuals ------------------------------>

<u>Abb. 4</u>: Situationsbezogenes Muskel- und Gefäß-Entspannungsprogramm (SEP) - Übungsphase

	D Anwendungsphase (1 x wöchentlich)			BOOSTER (2-monatlich)
	8. Sitzung	9. Sitzung	10. Sitzung	11.+12.Sitzg.
Ziele:	1. Besprechen des TPB 2. Probleme beim Üben 3. Information über praktische individuelle 3-Ebenen-Analyse 4. Cue-controlled relaxation 5. Reise durch den Körper--- 6. Diskrimination u. Auswahl der Cues	1. Anwendungsbogen u. Problembeispiel -------- 2. Abstimmung der Übungen--- 3. 3-Ebenenmodell vertiefen---- 4. Sensory Awareness als Grundlage für Prävention 6. Situationsanalyse auf	2. Diskussion der Grenzen ----------------→ ----------------→ ----------------→ ----------------→ ----------------→ 6. Ziele f. Anwendg. festl. ----------------→ 8. Feinabstimmung	
Übungen:	1. Hinweise für Übungsarten festlegen 2. Wiederholen der Übungen u. Cues 3. Focussierung	1. Kurz- u. langfristige Strategien 2. Effekte mißlungener Übungen------ 3. 10 Kurzübungen finden	1. Alternative u. ergänzende Strategien ----------------→ 3. Strategiehierarchie festlegen (individuell)	
Didaktik:	1. Arbeitsbögen ausfüllen 2. Patientenmanual---- 3. Am BSP vormachen 4. Übungen individuell abstimmen	1. Beispiele geben 3. Wissensbausteine wiederholen 4. Übungen auf mehrere Auslöser erweitern------	----------------→ ----------------→	
Aufgaben:	1. TPB--- 4. Einsatz der Methode--- 5. Auslöserdiskrimination--- 6. Bedingungsanalyse---	------------------- ------------------- ------------------- -------------------	------------------- ------------------- ------------------- -------------------	------→ ------→ ------→ ------→
Therapeutenhandlungen	Teil 8 des Manuals TPB--- Anwendung erstmalig ermutigen	Teil 9 des Manuals Verstärken der Selbstkontrollstrategien	Teil 10 des Manuals 1. Differentiell verstärken 2. Booster besprechen 3. Möglicherweise Zusatzübungen aus kognitivem Programm/Einzelsitzg.	------→ Abschlußmessungen Weiterführender TPB Motiviation Fortsetzg. i. Einzelsitzung

Abb. 5: Situationsbezogenes Muskel- und Gefäß-Entspannungsprogramm (SEP) - Anwendungsphase (einmal wöchentlich)

Hauptziel der zweiten Therapiephase ist die Entwicklung der Fähigkeit, frühzeitig bestimmte anfallspezifische, physiologische Veränderungen wahrzunehmen (Körperwahrnehmung) und sie adäquat in verschiedenen Stadien des Anfalls zu modifizieren. Dabei wird dem Erkennen von Alltagsstressoren Priorität vor der Herausarbeitung spezifischer Belastungssituationen eingeräumt. Besondere Beachtung findet in dieser Therapiephase auch die Reduktion der dumpfen, spannungsartigen Kopfschmerzen durch den Gebrauch der Relaxationsübungen.

3.4.3. Phase 3 (Abbildung 5)

Auf der Grundlage der in Phase 1 und Phase 2 erlernten Diskriminationsfähigkeit psychophysiologischer Prozesse wird ein hierarchisch aufgebautes **Trainingsprogramm** kritischer Auslösesituationen für jeden Patienten zusammengestellt, das möglichst häufig (zwei- bis dreimal täglich) vom Patienten geübt werden soll. Auch hier werden eher Alltagssituationen und weniger individualspezifische Problemsituationen ausgewählt. Diese individuell erstellten Hierarchien von Übungssituationen mit Alltagsstressoren und ihre Adaption an Veränderungen der Lebensbedingungen des Patienten werden auch in den Auffrischungssitzungen nach Ende des Programms weiter bearbeitet.

4. ERGEBNISSE

4.1. Veränderungen der Symptomatik

Abbildung 6 zeigt die mittlere Kopfschmerzhäufigkeit pro Monat in den drei Vergleichsgruppen zum Zeitpunkt der Erstuntersuchung vor Beginn der Therapie (Prä-Test), nach Abschluß der Therapie (Post-Test), zum Zeitpunkt der ersten Nachuntersuchung (Follow-up I) und zum Zeitpunkt der zweiten Nachuntersuchung (Follow-up II) 20 Monate nach Beendigung der Therapie. Da die Warteliste-Patienten lediglich zum Post-Test beurteilt wurden, fehlen bei dieser Gruppe Angaben über das erste und zweite Follow-up.

In beiden Experimentalgruppen (Akupunktur und psychologische Behandlung) zeigt sich eine hochsignifikante Reduktion (WILCOXON-Test p = .001)) der mittleren monatlichen Migränefrequenz, die in beiden Gruppen signifikant (p = .002) gegenüber den Prä-Testwerten bis zum ersten Follow-up aufrecht erhalten werden kann. Beim zweiten Follow-up zeigt sich in der Gruppe der psychologischen Therapie ein weitgehend unverändertes Bild, während bei der Akupunkturgruppe eine Zunahme der Kopfschmerzfrequenz (p = .053) abzulesen ist. Während sich die Veränderungen vom Vortest zur Follow-up-Phase I zwischen den beiden Experimentalgruppen nicht signifikant voneinander unterscheiden, ist der Unterschied zum Follow-up II zwischen der psychologischen Behandlung und der Akupunktur hochsignifikant (WILCOXON-Test p = .004). Ähnliche Ergebnisse zeigen sich bezüglich der Dauerkopfschmerz-Phasen und der Intensität der Kopfschmerzen (siehe hierzu WITTCHEN 1983). Keiner der Patienten der psychologischen Behandlungsgruppe war jedoch zum ersten oder zweiten Follow-up vollkommen kopfschmerzfrei.

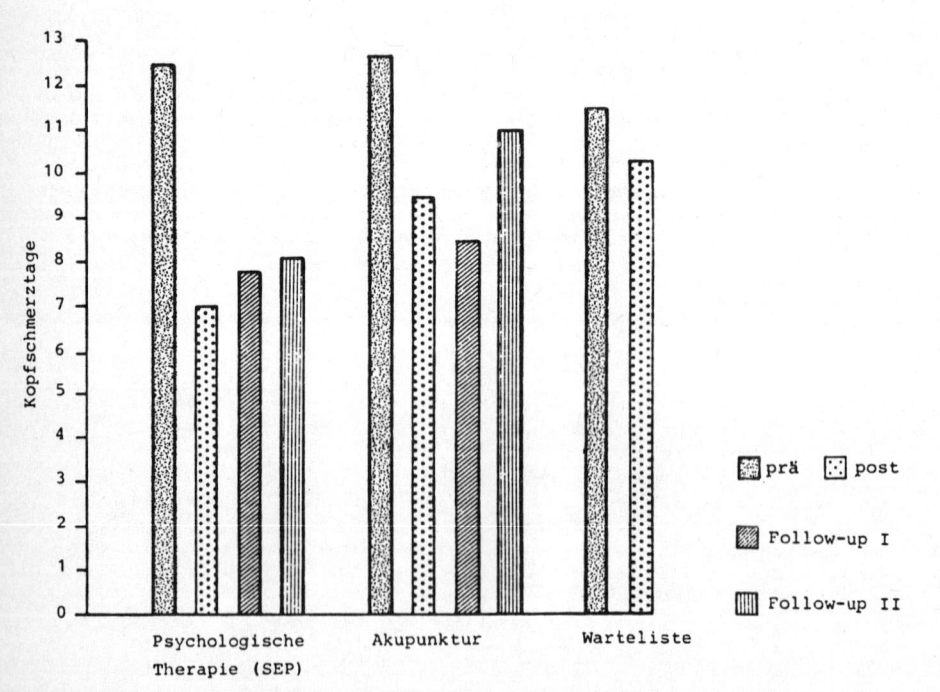

Abb. 6: Mittlere Anzahl der Tage pro Monat mit deutlichen bis extremen Kopfschmerzen in den drei Vergleichsgruppen

Demgegenüber waren drei Patienten aus der Akupunkturgruppe beim ersten Follow-up vollkommen kopfschmerzfrei und immerhin noch ein Patient zur zweiten Nachuntersuchung. Leichte Dauerkopfschmerzen dumpfer oder spannungsartiger Art, die fast alle Patienten vor der Therapie aufwiesen, gehen in diese Analyse nicht mit ein (siehe 4.4.).

4.2. Medikation

Die deutlichsten Unterschiede zwischen den verschiedenen Behandlungsgruppen ergeben sich in der Reduktion der Medikamenteneinnahme (Abbildung 7). Während in der psychologischen Behandlungsgruppe ein bis zwei Jahre nach Ende der Behandlung eine andauernde und hochsignifikante Reduktion der Medikamenteneinnahme beobachtet werden kann, zeigt sich bei der Akupunkturgruppe eine nur leichte und lediglich zum ersten Follow-up signifikante Verminderung der durchschnittlich eingenommenen Menge an ergotaminhaltigen und analgetischen Medikamenten. Zu berücksichtigen ist bei den Angaben zur Medikation, daß bereits bei der Baseline-Messung gegenüber den anamnestischen Angaben eine hochsignifikante Reduktion in allen Gruppen zu beobachten war (WITTCHEN 1983).

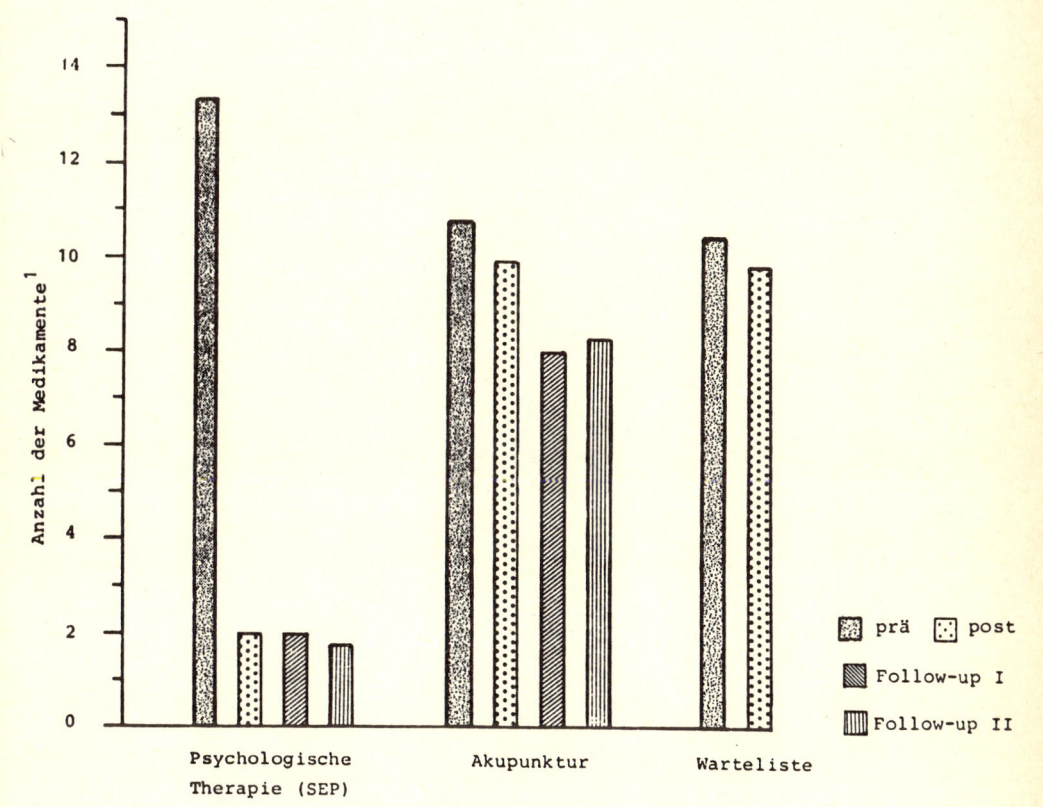

[1] Die eingenommenen Medikamente wurden nach Art und Menge gewichtet: 1 = Analgetika, Phenazitin; 2 = Ergotamin-haltige Präparate; 3 = Ergotamin-haltige Kombinationspräparate

Abb. 7: Gewichtete Anzahl der Medikamente pro Woche in den drei Vergleichsgruppen

Tab. 3: Anzahl der Wochentage mit schweren symptombedingten sozialen und leistungsmäßigen Einschränkungen (SIS)

	Psychologische Therapie		Akupunktur		Warteliste	
	Mittelwert	Streuung	Mittelwert	Streuung	Mittelwert	Streuung
Prä-Test	2.4	3.2	3.4	2.0	3.5	5.0
Post-Test	1.7	1.8	1.6	2.0	3.0	3.7
Follow-up 1	1.7	1.9	1.4	2.6	-	
Follow-up 2	1.4	2.0	2.6	2.6	-	

Trotz des Angebots zur Notfallbehandlung nahm auch über das Ende der Therapiephase hinaus nur ein kleiner Anteil der Patienten die Notfallmedikation in Anspruch.

4.3. Allgemeine psychosoziale Einschränkung

In Tabelle 3 ist die mittlere Anzahl der Wochentage angegeben, an denen vom Patienten deutliche bis schwere Einschränkungen im Sozial- und Leistungsbereich berichtet werden. Ebenso wie bei der Symptomatik zeigt sich in der psychologischen Behandlungsgruppe ein deutlicher Trend zur Besserung, während bei der Akupunktur-Behandlungsgruppe ein leichter, auf dem 5%-Niveau signifikanter Trend zur Verschlechterung gegenüber den Post-Therapiewerten nachweisbar ist. Nach wie vor liegt jedoch der Gruppenmittelwert des zweiten Follow-up auch in der Akupunkturgruppe noch signifikant gebessert unter dem Wert des Vortests ($p = 0.001$). Die stärkste Reduktion ergab sich dabei in der Einschränkung der beruflichen Leistungsfähigkeit. Zum zweiten Follow-up wurde in der psychologischen Behandlungsgruppe nur noch von drei Patienten über kopfschmerzbedingte Erwerbsunfähigkeitszeiten berichtet. Deutlich waren jedoch Reduktionen in sozialen Aktivitäten erkennbar (Absagen von Verabredungen, Verzicht auf Freizeitaktivitäten). Durchschnittlich 1.8 mal/Monat wurde in der psychologischen Behandlungsgruppe kopfschmerzbedingter sozialer Rückzug angegeben. Die Werte der Akupunkturgruppe lagen mit 4.8 hochsignifikant darüber (zweites Follow-up).

4.4. Symptomverbesserung nach Kopfschmerzarten

Wie eingangs ausgeführt, weisen die untersuchten Patienten durchwegs eine chronische Schmerzbeeinträchtigung vor Beginn der Therapie auf. Diese besteht einerseits in den relativ häufig auftretenden, anfallsartigen "migränoiden" Kopfschmerzen, die als "pulsierend", "pochend" und "wellenartig" beschrieben werden, andererseits berichten alle Patienten über zumeist tagelang andauernde "dumpfe", "spannungsartige", "konstante" Schmerzen mittlerer Intensität. Bei der Aufschlüsselung der Symptomatik in Abbildung 6 blieb diese Differenzierung unberücksichtigt. Tabelle 4 zeigt nun differenzierter für die drei Therapiebedingungen "Akupunktur", "psychologische Behandlung" und "Warteliste" die Veränderung der "migränoiden" und nicht-"migränoiden" Kopfschmerzarten an.

Es ist zu sehen, daß spannungsartige Schmerzen sich unter psychologischer Behandlung vom Prä-Test zum Post-Test signifikant von durchschnittlich 3.6 Schmerztagen auf 1.9 Tage reduzieren, während diese

Tab. 4: Häufigkeiten "migränoider" und nicht-"migränoider" Kopfschmerzen im 2-Wochen-Intervall vor, während und nach der Behandlung

	Kopfschmerzen					
	Spannungsschmerz[1]			"migränoide"Schmerzen[2]		
	Prä-Test	Therapie-phase	Post-Test	Prä-Test	Therapie-phase	Post-Test
Akupunktur	4.6	3.9	4.0	1.9	1.0	0.7*
Psycholog. Behandlung	3.6	3.7	1.9*	1.8	2.1	0.9
Warteliste	5.4	-	4.0	1.4	-	1.2

[1] konstant, dumpf, spannungsartig, diffus

[2] in Wellen, pulsierend, pochend, blitzartig

* t-Test → $p < .05$

Veränderung in der Akupunktur-Behandlungsgruppe und in der Warteliste nicht zu beobachten ist. Migränoide Schmerzen reduzieren sich von durchschnittlich 1.9 Schmerztagen auf 0.7 in der Akupunktur-Behandlungsgruppe ($p = .0041$) und von 1.8 Tagen auf 0.9 Tage zum Post-Test in der psychologischen Behandlungsgruppe. Allerdings verfehlt die Reduktion in der psychologischen Behandlungsgruppe die statistische Signifikanz. Die Warteliste bleibt vom Prä-Test zum Post-Test unverändert. Dies bedeutet, daß das psychologische Behandlungsprogramm (SEP) die migränoiden Schmerzen entgegen der Erwartung nur leicht, die spannungsartigen Schmerzen und die damit verbundene Beeinträchtigung jedoch wesentlich stärker verbessert. Im Gegensatz dazu verändert die Akupunkturbehandlung zumindest zum Post-Test hochsignifikant die Frequenz migränoider Schmerzen, nicht jedoch die Spannungsschmerzen.

Inhaltlich interessant ist ferner, daß während der Therapiephase lediglich in der psychologischen Behandlungsgruppe ein leichtes Ansteigen der Schmerzhäufigkeit sowohl bei Spannungsschmerzen als auch bei migränoiden Schmerzen zu beobachten ist. Dieses könnte durch eine therapiebedingte Sensibilisierung gegenüber Kopfschmerzsymptomen erklärt werden.

4.5. Ergebnisse auf der Individualebene

Da die beschriebene Studie als quasi-experimentelles Zeitreihen-Design (COOK & CAMPBELL 1979) angelegt war, bietet sich die Möglichkeit einer einzelfallanalytischen Verlaufsbetrachtung, die vor allem für die psychologische Behandlungsgruppe (SEP) angestrebt war, um eine differenzierte Beurteilung der verschiedenen Programmbausteine zu ermöglichen.

Abbildung 8 zeigt exemplarisch den Verlauf für die Variablen "Kopfschmerzintensität", "Kopfschmerzdauer" und "Medikamentenkonsum" über den gesamten Beurteilungszeitraum für drei Patienten der PT-Gruppe. Dabei sind die Baseline-Perioden, die Therapiephase und das Follow-up-Intervall differenziert.

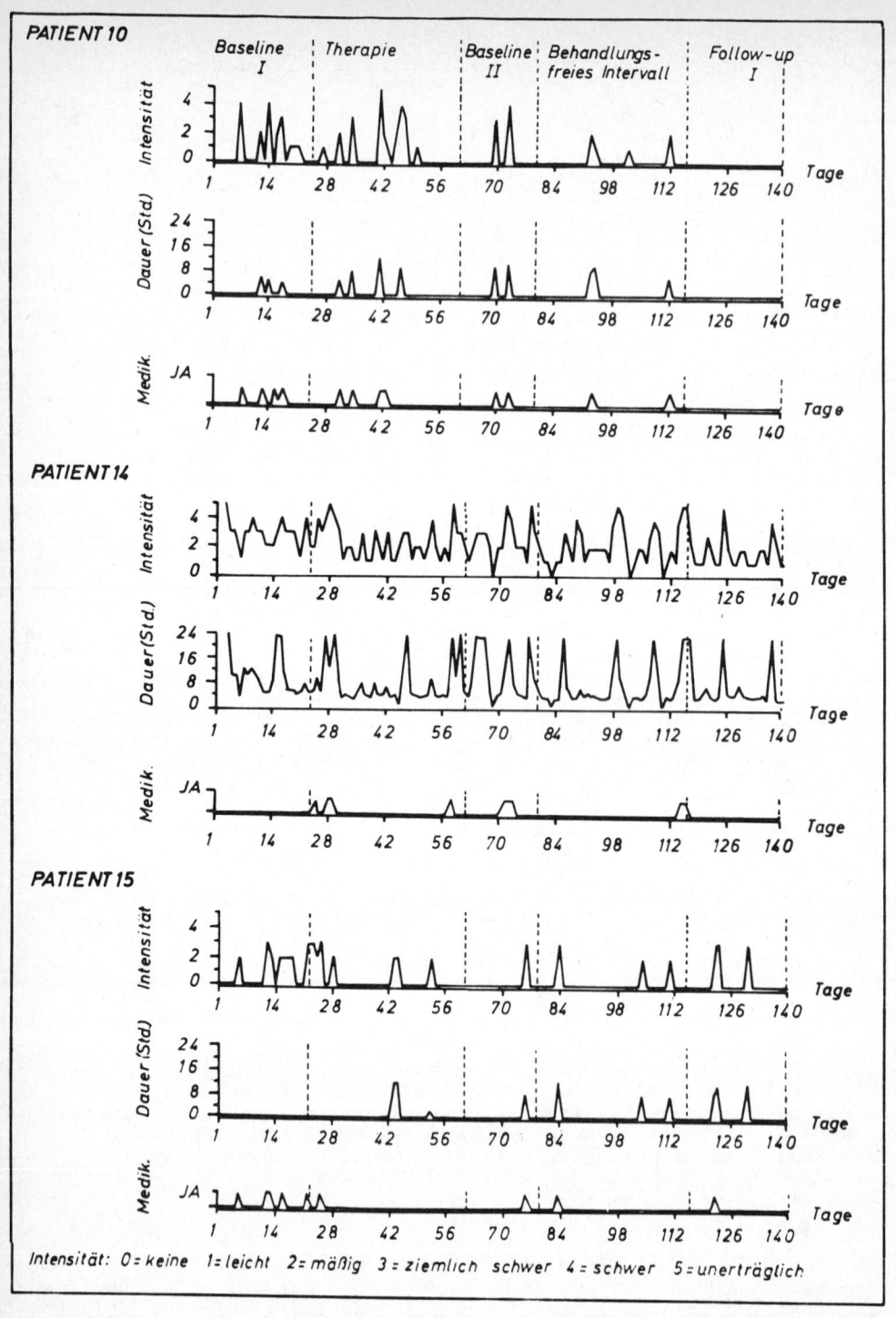

Abb. 8: Verlauf von Kopfschmerzintensität, Kopfschmerzdauer und Medikamentenkonsum im gesamten Beurteilungszeitraum (für drei Patienten)

Bei der Planung der Studie war beabsichtigt, Veränderungen der Zielvariablen in den einzelnen Phasen der Therapie und während des Follow-up für alle Patienten auch einzelfallstatistisch zu überprüfen. Wegen der zu erwartenden seriellen Abhängigkeit der Zeitreihendaten, die eine Signifikanzprüfung mit herkömmlichen statistischen Verfahren nicht zuläßt (GOTTMAN & GLASS 1978), wurde versucht, Interventionseffekte mit Hilfe von ARIMA-Modellen (KEESER 1979; GOTTMAN 1981) zu bestimmen. Die Anpassung eines ARIMA-Modells gelang jedoch nur in drei Fällen. Bei allen anderen Verläufen war es wegen zu geringer Varianzen der Daten, die teils mit den verwendeten Skalen, teils mit dem phasenhaften bzw. anfallsartigen Auftreten der Migräne zusammenhängen dürften, nicht möglich, adäquate ARIMA-Modelle zu identifizieren und Interventionseffekte für die Zielvariablen zu schätzen.

Da für eine zeitreihenanalytische Auswertung auf Einzelfallbasis bislang noch keine angemessenen Alternativmethoden zur Verfügung standen, wurde eine "klassische" Prä-Post-Follow-up-Prüfung mit dem exakten Test nach FISHER durchgeführt. Damit läßt sich prüfen, wieviele Patienten in den einzelnen Behandlungsgruppen als gebessert bzw. nicht-gebessert anzusehen sind. Als Signifikanzgrenze wurde das 10%-Niveau gewählt.

In Tabelle 5, die diese einzelfallorientierte Betrachtung zusammenfaßt, wird bei der psychologischen Behandlungsgruppe eine relativ große Stabilität der erreichten Veränderung in den meisten Zielvariablen erkennbar. Danach können nach der zweiten Follow-up-Untersuchung je nach Gewichtung der einzelnen Zielvariablen 7 bzw. 8 der 10 mit dem psychologischen Behandlungsprogramm SEP behandelten Patienten als signifikant gebessert beurteilt werden. Demgegenüber stehen lediglich 3 deutlich gebesserte Patienten in der Akupunkturgruppe. In der Aku-

Tab. 5: Darstellung der Einzelfallergebnisse in den drei Vergleichsgruppen Psychologische Behandlung (PT; N=10), Akupunktur (AT; N=10) und Warteliste (WL; N=10) vom Prä-Test bis zum zweiten Follow-up 18 Monate nach Abschluß der Behandlung. Ein "*" deutet eine signifikante ("exakter Test" von FISHER; 10%-Niveau) Verbesserung in der Zielvariable an.

Pat.-Nr.	Gruppe	PRÄ - POST (N = 30)			PRÄ - FUP I (N = 20)			PRÄ - FUP II (N = 17)			zusammenfassende unabhängige klinische Beurteilung + = gebessert
		Häufigkeit	Intensität	Medikamentenkonsum	Häufigkeit	Intensität	Medikamentenkonsum	Häufigkeit	Intensität	Medikamentenkonsum	
1	Psychologische Behandlung (SEP)	*	*	*	*	*	*	*	*	*	+
2		*	*	*							+
3		*		*	*		*			*	+
4			*	*		*	*		*	*	+
5		*	*	*							+
6					*			*			
7		*	*	*	*	*	*	*	*	*	
8											
9		*	*	*		*	*		*	*	+
10		*	*	*		*	*		*	*	+
11	Akupunktur	*		*	*		*	*		*	+
12			*			*					
13		*			*						
14		*		*	*		*			*	
15											
16		*	*		*				*		
17		*	*	*	*	*	*	*	*	*	+
18		*	*		*						
19					*	*					
20		*	*		*			*	*		+
21 . . 30	Warteliste	*	*								

punktur-Behandlungsgruppe ergab sich generell der "Trend" einer durchgängigen Verschlechterung vom ersten zum zweiten Follow-up, während sich eine solche Tendenz in der psychologischen Behandlungsgruppe nicht nachweisen ließ. Die letzte Spalte der Tabelle 5 zeigt die Ergebnisse einer zusammenfassenden klinischen Beurteilung durch den behandelnden Arzt, die er aufgrund eines Abschlußgesprächs mit den Patienten zum zweiten Follow-up zu treffen hatte. Diese Beurteilung deckt sich weitgehend mit der statistischen Analyse aufgrund der Verlaufsdaten.

4.6. Erkennen propriozeptiver Reize und psychosozialer Auslöser

Wegen der Schwierigkeit der Effektdetermination auf der Grundlage von Einzelfallanalysen haben wir versucht, zumindest einen zentralen Baustein des psychologischen Behandlungsprogramms differenziert zu untersuchen. Hauptziel des SEP ist neben dem Erkennen kritischer psychosozialer Belastungssituationen die Ausbildung einer gesteigerten Fähigkeit, migränespezifische psychophysiologische, d.h. vor allem propriozeptive Veränderungen frühzeitig wahrzunehmen. Die hierzu eingeführten Körperübungen sollen den Patienten gegenüber kritischen psychophysiologischen Veränderungen sensibilisieren, um frühzeitig Übungsaufgaben wie z.B. bestimmte Entspannungsstrategien, Verhaltensübungen etc. einzusetzen. Die auf dem Kopfschmerzbogen angegebene

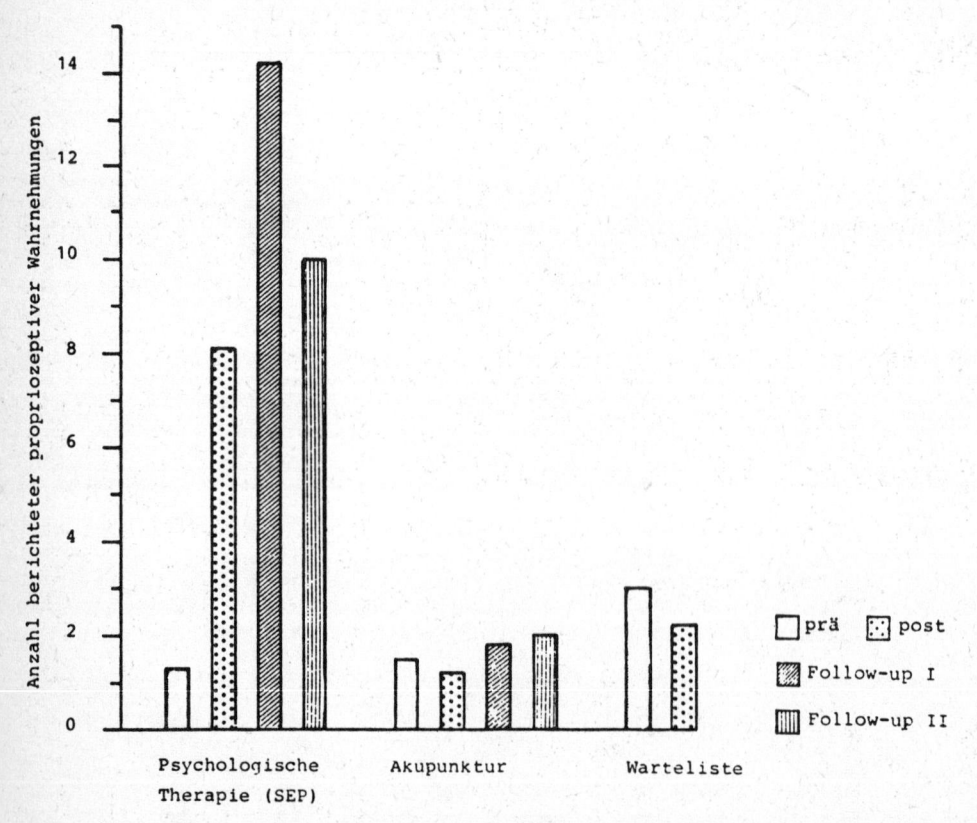

Abb. 9: Häufigkeiten von Berichten über vom Patienten wahrgenommene "kritische" körpereigene Funktionsveränderungen (Änderung der Atmung, erhöhte Muskelspannung etc.)

Häufigkeit solcher kritischer psychophysiologischer Veränderungen kann somit als ein Maß für den spezifischen Erfolg des Programms gewertet werden.

Abbildung 9 zeigt in der psychologischen Behandlungsgruppe auch zum Follow-up II gegenüber den beiden Vergleichsgruppen eine signifikant erhöhte Häufigkeit der berichteten propriozeptiven Selbstwahrnehmung, wobei jedoch gegenüber dem 3-Monate-Follow-up zwei Jahre nach der Behandlung (Post-Test) ein signifikanter Abfall auf einen ähnlich hohen Wert wie nach der Behandlung zu beobachten ist. Die häufigsten psychophysiologischen Krisensituationen waren Verspannungen im Hals- und Nackenbereich, Überanstrengung der Augenpartie unter Einschluß der Stirnmuskulatur sowie Veränderungen in der Atmungsfrequenz.

Teilen wir auf der Grundlage der einzelfallstatistischen Auswertungen die Patienten in solche mit günstigem Verlauf bis zum zweiten Follow-up und solche mit ungünstigem Verlauf und schlüsseln wir die relative Häufigkeit des Erkennens von Auslösereizen pro Tag jeweils getrennt für die Prä-Testphase, die Therapiephase, die Post-Testphase und das Follow-up auf, so bestätigt sich auch hier, daß Patienten mit einem günstigen Verlauf sehr viel häufiger und konsistenter spezifische Streßsituationen berichten, auf die sie kontingent ihre Übungsaufgaben einsetzen (Tabelle 6).

Tab. 6: Relative Häufigkeit des Erkennens von Auslösereizen pro Tag bei günstigen und ungünstigen Verläufen vor, während und nach der Therapie

| | | Akupunktur-Patienten | | | | | | | | SEP-Patienten | | | | | | | |
| | | günstiger Verlauf (N=3) | | | | ungünstiger Verlauf (N=7) | | | | günstiger Verlauf (N=6) | | | | ungünstiger Verlauf (N=4) | | | |
		Prä	Ther	Post	Fup	Prä	Ther	Post	Fup	Prä	Ther	Post	Fup	Prä	Ther	Post	Fup
Art der Auslösebedingungen	spezifische Streß-Situat.	.03	-	2.3	3.1	0.9	0.7	-	0.6	2.5	3.0	3.0	3.0	0.8	1.0	0.5	0.5
	Alkohol/Nikotin	1.0	-	-	-	0.1	0.3	0.3	0.3	-	-	0.2	-	-	0.5	-	-
	Wetter/Klima	-	0.3	-	-	2.0	1.3	1.3	1.6	0.2	0.2	0.2	-	0.3	0.5	1.0	1.0
	Menstruation	-	-	-	-	0.1	0.7	0.7	0.7	-	-	0.2	0.2	0.5	-	-	-
	andere	0.2	0.4	0.2	0.5	0.1	0.2	0.2	0.2	0.3	0.5	0.8	1.2	0.3	0.2	0.3	0.3

Erstaunlicherweise gilt dies nicht nur für die mit dem SEP behandelten Patienten, sondern auch für die drei erfolgreich behandelten Akupunkturpatienten, die in zunehmender Häufigkeit bis zum Follow-up Stressituationen als Auslöser berichten. Ein günstiger Symptomverlauf scheint also eng mit dem Erkennen bzw. mit der Attribution spezifischer Stressituationen i.S. von Auslösern zusammenzuhängen.
Demgegenüber gehen unspezifische Attributionen, wie das Zurückführen einer Verschlechterung der Symptomatik auf Wetter- und Klimaeinflüsse, eher mit ungünstigem Verlauf einher.

4.7. Zusammenhangsanalyse der Ziel- und Outcomevariablen

In einem explorativen Auswertungsschritt wurde untersucht, inwieweit bestimmte psychologische und symptombezogene Maße einen prädiktiven Wert für den Outcome besitzen. Diese Analyse wurde wegen der Unter-

Tab. 7: Korrelationen einiger Prädiktorvariablen mit dem Outcome in der Akupunktur- und psychologischen Behandlungsgruppe (SEP)

Prädiktorvariable	Psychologische Behandlung (SEP) Outcome	sign	Akupunktur Outcome	sign
Dauer der Erkrankung	-.22		-.36	
Häufigkeit der KS-Anfälle	-.01		.11	
Dauer der KS-Anfälle	-.22		-.36	
eher tagsüber KS-Anfallbeginn	.43		.22	
eher nachts KS-Anfallsbeginn	.22		.22	
Häufigkeit/Schmerzen pochende, pulsierende etc.	.66	$p < 5\%$	.41	
Häufigkeit/Schmerzen dumpfe, konstante etc.	.52		.22	
Häufigkeit vegetativer Begleiterscheinungen	.54		-	
Ausmaß körperlicher Beschwerden (BL)	.58		.42	
Ausmaß Depressivität (D)	.65	$p < 5\%$	.41	

schiedlichkeit der Behandlungsprogramme getrennt für die Entspannungstherapiegruppe und die Akupunkturgruppe durchgeführt.

Tabelle 7 zeigt die Korrelationen einiger Prädiktorvariablen mit dem Outcome (günstig vs. ungünstig) in der Akupunktur- und psychologisch behandelten Gruppe. Je häufiger in der psychologisch behandelten Gruppe pochende und pulsierende Schmerzen berichtet wurden und je höher das Ausmaß der Depressivität zu Beginn der Behandlung war, umso besser war der Behandlungserfolg. Neben diesen auf dem 5%-Niveau signifikanten Korrelationen zeigten sich ferner hohe positive, jedoch nicht signifikante Korrelationen mit dem Outcome für das Ausmaß körperlicher Beschwerden, die Häufigkeit vegetativer Begleiterscheinungen bei den Anfällen sowie für die Häufigkeit von dumpfen, konstanten, spannungsartigen Schmerzen. Demgegenüber ergaben sich in der Akupunkturgruppe keine signifikanten und durchgängig auch nicht so hohe Korrelationen wie in der psychologischen Behandlungsgruppe. Allgemeine soziodemographische Variablen wie Familienstand, Geschlecht und Ausbildungsstand waren für den Outcome ohne Bedeutung.

Tabelle 8 gibt die Interkorrelationen der gewählten Outcomevariablen vor und nach der Behandlung wieder. In beiden Gruppen ist mit Ausnahme der Interkorrelation der Kopfschmerzintensität mit dem Medikamentenkonsum eine höhere Korrelation zum Post-Test als zum Prä-Test zu beobachten. Dies ist interpretierbar als eine Zunahme adäquaten Schmerzinterpretationsverhaltens.

Für die PT-Gruppe zeigt sich beispielsweise, daß Leistungsminderung und Kopfschmerzdauer vor der Therapie nicht, nach der Behandlung

Tab. 8: Interkorrelationen einiger Outcomevariablen vor (Prä-Test) und nach der Behandlung (Post-Test)

	Akupunktur		Psychologische Behandlung	
	Prä-Test	Post-Test	Prä-Test	Post-Test
KS-Intensität/ Dauer der KS	.21	.54	.80**	.96**
KS-Intensität/ Leistungsminderung	.56	.90**	.36	.95**
Dauer KS/Leistungsminderung	.08	.59	.29	.95**
KS-Intensität / Medikamentengebrauch	.50	.52	.50	.03

** p < .01

jedoch hoch korrelieren. Bedeutsam ist, daß lediglich in der PT-Gruppe die Korrelation der Symptomatik mit dem Medikamentengebrauch absinkt, nicht aber in der Akupunkturgruppe, in der die Patienten nach wie vor in Abhängigkeit von der Schmerzintensität Medikamente einnehmen.

5. DISKUSSION UND ZUSAMMENFASSUNG

(1) Die beschriebenen Ergebnisse unterstreichen sowohl im Gruppenvergleich als auch bei der Einzelfallbetrachtung zunächst eindrucksvoll die Effektivität des psychologischen Behandlungsprogramms (SEP) sowie die **längerfristige Überlegenheit** gegenüber einer Wartelistenbedingung und einer Akupunkturbehandlung. Acht der zehn chronischen Migränepatienten zeigten bedeutsame Symptomverbesserungen in den meisten Outcomevariablen, die mit wenigen Ausnahmen noch zwei Jahre nach Beendigung der Therapie nachzuweisen waren.

Besonders hervorzuheben ist dabei neben der Reduktion der Intensität der Kopfschmerzanfälle auf ein für die Person subjektiv erträgliches Maß auch die bedeutsame Verminderung der Häufigkeit und der Menge der eingenommenen analgetischen und ergotaminhaltigen Medikamente. Allerdings wurde bei keinem der Patienten eine vollkommene Symptomfreiheit erzielt.

Die beobachtete Reduktion der Häufigkeit und Intensität der Kopfschmerzanfälle ist gegenüber der Akupunkturgruppe insofern sehr hoch zu gewichten, als sie auf der Grundlage einer fast vollständigen **Medikamentenreduktion** ergotaminhaltiger Präparate bei den meisten Patienten erfolgte.

Vom Ausmaß her ursprünglich nicht erwartet war die **hohe Stabilität** der erzielten Symptomreduktion. Während über die mittelfristige Effektivität psychologischer Breitbandprogramme bereits von einer Reihe von Autoren ähnlich positive Ergebnisse berichtet wurden (TURNER & CHAPMAN 1982; HOLROYD & ANDRASIK 1982), konnte unseres Wissens bisher noch keine andere Arbeit derart positive Ergebnisse zur Langzeitstabilität der beobachteten Veränderungen vorweisen. Demgegenüber weist die mit Akupunktur behandelte Gruppe einen signifikanten Trend zur Verschlechterung der Symptomatik zur zweiten Nachuntersuchung auf, obwohl zum ersten Follow-up noch positive Resultate vorlagen. Dies bestätigte sich auch bei der Analyse der Individualverläufe.

Die **unterschiedliche längerfristige Effektivität** könnte möglicherweise durch die drei Auffrischungssitzungen der psychologisch Behandelten im Katamneseintervall erklärt werden. Wahrscheinlicher ist jedoch aufgrund der Beurteilungen der Patienten beim Nachuntersuchungsgespräch, daß die stark auf die Zukunft ausgerichteten Bewältigungsübungen der psychologischen Behandlung gegenüber der eher symptombezogenen Akupunkturbehandlung sich günstig im Hinblick auf eine langfristig stabile Besserung ausgewirkt haben.

Die unterschiedliche Wirksamkeit der psychologischen Behandlung und der Akupunkturbehandlung kann kaum auf unterschiedliche Kriterien der Patientenauswahl zurückgeführt werden, da die Zuteilung zu den Behandlungsbedingungen randomisiert getroffen wurde. Darüber hinaus lag der vorliegenden Untersuchung kein spezifischer psychologischer Selektionseffekt bei der Auswahl der Patienten zugrunde, die mit zwei Ausnahmen einer psychologischen Therapie sowie psychologischen Erklärungsansätzen für ihre Erkrankung anfangs sehr skeptisch gegenüberstanden. Unwahrscheinlich ist auch, daß unspezifische Zuwendung, die zunächst in der psychologischen Behandlungsgruppe höher eingeschätzt werden könnte, allein für die Besserung verantwortlich war. Wir konnten keine Anhaltspunkte dafür finden, daß die Patienten der Akupunkturgruppe unzufriedener mit der Behandlung waren als die der psychologischen Behandlungsgruppe.

Für die hohe Akzeptanz aller drei Behandlungsbedingungen spricht ferner die Tatsache, daß keiner der in die Studie aufgenommenen 30 Patienten vorzeitig die Behandlung abbrach. Dieses Fehlen von drop-outs kann auf die guten Rahmenbedingungen (Zuwendung, Beratungsgespräche, Informationen) der Studie zurückgeführt werden, die allen Patienten unabhängig von ihrer spezifischen Therapie zukam.

Speziell für die psychologische Behandlungsgruppe ist bedeutsam, daß im Gegensatz zu den meisten bisher publizierten psychologischen Behandlungsstudien bei Migräne - trotz der anfangs skeptischen Einstellung der Patienten - keiner die Therapie abbrach und auch keine Datenausfälle in den Tagebuchprotokollen zu verzeichnen waren. Dies kann auf den stufenweisen Aufbau des Programms zurückgeführt werden, anfangs mehr biologisch orientierte Interventionen, Informationen und Erklärungsmodelle anzubieten, diese an den individuellen Aufzeichnungen in den Tagebuchprotokollen zu erläutern und erst zu einem späteren Zeitpunkt im Programm psychologische Interventionen (Selbstkontrollmaßnahmen, kognitive Elemente etc.) im engeren Sinne einzusetzen. Dieses schrittweise Vorgehen erlaubt dem Patienten, sich langsam von den medizinischen Attributionen seiner Erkrankung zu distanzieren und einen mehr bedingungsanalytisch geprägten Interpretationsrahmen zu entwickeln. Dies ist vor allen Dingen deswegen wichtig, weil es sowohl dem Patienten als auch dem Therapeuten zu Beginn der Behandlung kaum möglich ist, wegen der Chronifizierung des Leidens und der damit verbundenen Generalisierung der psychophysiologischen Reaktionen auf eine kaum noch durchschaubare Vielzahl von Situationen und Auslösern adäquate Erklärungsmodelle aufzustellen.

(2) Ein möglicher Einwand gegen die interpretierte Effektivität des psychologischen Behandlungsprogramms könnte sein, daß angesichts der Vielzahl von Beschwerden im vegetativen, physiologischen, subjektiv-verbalen und verhaltensmäßigen Bereich bei Anwendung eines Breitbandprogramms kopfschmerzunspezifische Verbesserungen wahrscheinlicher sind als bei Patienten mit einer relativ eng umgrenzten Kopfschmerzsymptomatik. Es könnte vermutet werden, daß Patienten in ihrem komplexen Erleben des Leidens bereits leichte periphere Verbesserungen, wie z.B. die Abnahme vegetativer Beschwerden im Zuge der Medikamentenreduktion, günstig und ermutigend erleben und deshalb die Gesamtbehandlung positiv beurteilen. Diese Gefahr könnte vor allen Dingen deswegen gegeben sein, weil die in dieser Studie erhobenen Zielvariablen ausschließlich auf Selbstaussagen der Patienten beruhen und eine objektive symptombezogene Schmerzmessung nicht vorliegt.

Für diese Vermutung könnte zumindest tendenziell sprechen, daß in der psychologischen Behandlungsgruppe im Gegensatz zur Akupunkturgruppe zwar eine klinische, nicht jedoch statistisch bedeutsame Reduktion der migränespezifischen Beschwerden beobachtet werden konnte. Lediglich die Reduktion der Kopfschmerzsymptome dumpfer, spannungsartiger Art sowie der verschiedenen vegetativen Begleitsymptome war statistisch zu sichern. Die vorliegenden Ergebnisse erlauben jedoch leider diesbezüglich keine abschließende Wertung. Dieser Nachteil gilt auch für die einzelfallstatistische Auswertung.

(3) Auf eine verlaufsorientierte einzelfallstatistische Signifikanzprüfung der Veränderungen in einzelnen Therapiephasen bei den Patienten der PT-Gruppe mußte mangels angemessener Verfahren bisher noch verzichtet werden.

So können weder differenzierte Aussagen über die Effekte der Medikamentenreduktion noch über die Effekte des allgemeinen Entspannungsbausteins oder der spezifischen situationsbezogenen Übungen getroffen werden, was angesichts der weiterer Optimierung des Programms wünschenswert wäre.

Es kann jedoch vermutet werden, daß der **Medikamentenreduktion** eine entscheidende Bedeutung zumindest für die Verbesserung der nicht-"migränoiden" Kopfschmerzen sowie der vegetativen Begleiterscheinungen der Erkrankung zukommt. Sowohl in der Akupunkturgruppe als auch in der psychologischen Behandlungsgruppe zeigte sich bereits in der Baseline-Phase eine bedeutsame Reduktion der Medikamenteneinnahme und eine damit verbundene Abnahme der Beschwerden. Dies steht in Übereinstimmung mit einer Reihe von Studien, die belegen, daß die längerdauernde Einnahme von ergotaminhaltigen Präparaten Migränesymptome wie Übelkeit, Erbrechen, pulsierende Schmerzen und Muskelkrämpfe ebenso wie auch die beschriebenen dumpfen, spannungsartigen Kopfschmerzen auslösen bzw. verschlimmern kann (LANGOHR & SCHROTH 1982). Bedeutsam sind auch Hinweise darauf, daß in der Akupunktur-Behandlungsgruppe von fast allen gebesserten Patienten - trotz einer zumeist nicht sehr eindrucksvollen Medikamentenreduktion - zumindest eine adäquate Medikamenteneinnahme berichtet wurde. Dies kann zumindest tendenziell für die Gruppe der mit Akupunktur behandelten Patienten sowie hochsignifikant für die psychologische Behandlungsgruppe durch die unterschiedlichen Interkorrelationen der Ziel- und Outcomevariablen vor und nach der Behandlung belegt werden.

Trotz der positiven Ergebnisse bezüglich der Medikamentenreduktion bleibt dennoch die Frage offen, ob es unter den gegebenen Bedingungen des Versorgungssystems und der Krankheitsdynamik als ein realistisches Ziel anzusehen ist, die Medikation so weitgehend zu reduzieren. Denkbar erscheint auch als Kompromiß, durch verhaltensmedizinische Interventionen einen Schwerpunkt der Behandlung auf adäquate Medikamenteneinnahme zu legen. Diese adäquate Medikation könnte auf der Grundlage des skizzierten Modells in einer Kombination hochaktiver ergotaminhaltiger Präparate für den akuten Anfall (im Sinne einer Notfallmedikation) und einer kopfschmerzunspezifischen Dauerbehandlung durch Minimaldosen acetylsalizylhaltiger Präparate (z.B. 0.6 - 0.8 mg Aspirin C), die in die Prostaglandinsynthese eingreifen, bestehen. Letztere konnte, wie neuere Studien zeigen, bei sorgfältiger ununterbrochener täglicher Einnahme offensichtlich bei vielen Patienten das Anfallsrisiko senken, ohne mit einem Nebenwirkungsrisiko behaftet zu sein. Eine Klärung dieser in die Indikationsproblematik eingreifende Frage bleibt allerdings neueren Langzeitstudien vorbehalten.

Trotz der Schwierigkeit einer spezifischen Effektdetermination auf der Grundlage von Einzelfallanalysen wurde versucht, zumindest einen zentralen Baustein des psychologischen Behandlungsprogramms differenzierter zu untersuchen. Hauptziel des SEP ist neben dem Erkennen kritischer psychosozialer Belastungssituationen die Verbesserung der **Wahrnehmungsfähigkeit körpereigener Vorgänge**, d.h. propriozeptive Veränderungen so frühzeitig wahrzunehmen, daß der Einsatz bestimmter Gegenregulationsübungen möglich wird.

Die statistische Analyse bestätigte, daß die psychologische Behandlungsgruppe häufiger als die Akupunkturgruppe kritische psychophysiologische Veränderungen wahrnahm und auf dem Tagesprotokollbogen angab. Die dabei berichteten häufigsten psychophysiologischen Krisenwahrnehmungen waren Verspannungen im Hals-Nackenbereich, Überanstrengung der Augen sowie Veränderungen der Atmungsfrequenz und Überanstrengung der Augenpartie unter Einschluß der Stirnmuskulatur. Der Vergleich von Patienten mit günstigem und ungünstigem Verlauf bestätigte, daß dieser um so günstiger war, je häufiger spezifische Belastungssituationen berichtet wurden, auf die kontingent die Übungsaufgaben einzusetzen waren und je weniger unspezifische Belastungsfaktoren wie Wetter, Klimaeinflüsse und Menstruation zur Attribution der Auslösebedingungen angegeben wurden. Auch diese Veränderung zeigte über das erste Follow-up hinaus eine recht hohe Stabilität und einen nur geringen Abfall zum zweiten Follow-up. Die Bedeutung der Therapiebausteine "Erkennen von Belastungssituationen" und "frühzeitiges Erkennen kritischer Körperreaktionen" wurde darüber hinaus auch im Nachuntersuchungsgespräch bestätigt, in dem fast alle Patienten auf die Frage, was ihnen am meisten geholfen habe, diese Interventionsschritte hervorhoben.

Überraschenderweise zeigten auch die drei langfristig gebesserten Akupunkturpatienten diesbezüglich Veränderungen, so daß zu vermuten ist, daß dem Erkennen von migränespezifischen Belastungssituationen eine generelle Bedeutung zukommt. Ähnliche Hinweise wurden kürzlich auch in einer Studie über das Ansprechen auf pharmakologische Therapieverfahren gegeben, bei der als stärkster Prädiktor für günstigen Krankheitsverlauf die Fähigkeit herausgestellt wurde, Stressoren wahrzunehmen.

(4) In der vorliegenden Studie ergab eine - wegen der geringen Fallzahlen nur explorativ vorgenommene - Prädiktoranalyse lediglich für die psychologische Behandlungsgruppe eindeutige Zusammenhänge. Diese deuten darauf hin, daß das Programm vor allen Dingen bei Patienten mit schweren Beeinträchtigungen durch pulsierende

Schmerzen sowie einer hohen Depressivität eine besondere Wirksamkeit aufweist. Wegen der hohen Korrelation auch anderer krankheitsspezifischer Beschwerden kann somit vermutet werden, daß das Situationsbezogene Entspannungsprogramm insbesondere bei schwerer gestörten Patienten einen guten Therapieerfolg erwarten läßt.

Abschließend bleibt zusammenzufassen, daß das untersuchte "Situationsspezifische Entspannungsbreitbandprogramm (SEP)" zu sehr stabilen Veränderungen insbesondere bei schwerer gestörten chronischen Migränepatienten führt. Zentrale Bedeutung scheint dabei den Therapiebausteinen "Medikamentenreduktion" und dem Training zum Erkennen von Auslösern zuzukommen. Bei letzterem ist weniger die Suche nach spezifischen Stressituationen als vielmehr die Orientierung an Alltagsstressoren und ihren psychophysiologischen Folgen entscheidend. Die Auffindung möglichst effektiver Therapiebausteine sowie die Ableitung individualspezifischer Indikationshinweise gelang auf der Grundlage des gewählten Designs nur unzureichend.

In weiteren Studien sollen das Zeitreihendesign und die Instrumente zur Verlaufsmessung so modifiziert werden, daß trotz des phasenhaften Krankheitsgeschehens spezifische Interventionseffekte evaluiert werden können. Dabei wird der Untersuchung der Körperwahrnehmung als einem zentralen Baustein der Therapie ebenso wie der Frage der Notfall- und Dauermedikation mit Acetylsalizylsäurederivaten besondere Bedeutung zuzumessen sein.

Kapitel 4   Mehrstufige Biofeedbacktherapie bei gemischten Kopfschmerzsyndromen*

RUPERT HÖLZL

1.   Einleitung..52

2.   Therapierational...53
2.1.   Ausgangspunkt..53
2.2.   Bestandteile des Kombinationsfeedback......................54
2.3.   Besonderheiten...54
2.4.   Indikationsstellung..55

3.   Diagnostik...55
3.1.   Eingangsdiagnostik...55
3.2.   Begleitmessungen...56
3.3.   Nachkontrollen...56

4.   Therapeutisches Vorgehen...................................56
4.1.   EMG-Feedback...57
4.1.1. Meß- und gerätetechnische Voraussetzungen..................57
4.1.2. EMG-Diagnostik...59
4.1.3. Feedbacktraining...61
4.2.   Temperaturfeedback...63
4.2.1. Meß- und gerätetechnische Voraussetzungen..................63
4.2.2. Feedbacktraining...64
4.3.   Überkreuzte Kontrolle......................................64
4.4.   Hilfsvorstellungen...65
4.5.   Medikamentenreduktion......................................66
4.6.   Generalisation...68
4.7.   Auffrischungssitzungen.....................................69

5.   Fallbeispiel: Chronischer "Migränoider Kopfschmerz"
       mit Ergotaminabusus..69
5.1.   Vorgeschichte..69
5.2.   Erstinterviews und Verhaltensanalyse.......................70
5.3.   Biofeedbackbehandlung......................................72
5.3.1. Information..72
5.3.2. EMG-Diagnostik...72
5.3.3. EMG-Feedbacktraining.......................................72
5.3.4. Temperaturfeedback...76
5.4.   Medikamentenreduktion......................................76
5.5.   Generalisation...78
5.6.   Nachkontrollen...79

6.   Schlußbetrachtung..79

Anhang..82

---

* Herrn Prof. Dr. Johannes C. Brengelmann zum 65. Geburtstag gewidmet

1. EINLEITUNG

Die beiden Hauptgruppen klinischer Kopfschmerzsyndrome, die wegen ihres funktionellen Charakters in der psychosomatischen Praxis am häufigsten vorkommen, die Migräne und verwandte "vaskuläre" Kopfschmerzen einerseits und die sog. "Spannungskopfschmerzen" andererseits, werden pathophysiologisch unterschiedlich erklärt. Dies ist in anderen Kapiteln dieses Bandes ausführlicher dargelegt, so daß hier einige einleitende Bemerkungen genügen.

Nach WOLFF (1963; vgl. HEYCK 1975) ist die Migräne ein biphasischer Prozeß, bei dem auf eine schmerzfreie Phase intrakranieller Minderdurchblutung ("Aura") die eigentliche Schmerzphase mit extrakranieller Mehrdurchblutung folgt (Anfall). Die Kopfschmerzen in dieser Phase gehen vermutlich auf die starke Dehnung der glatten Muskelfasern in den extrakraniellen Arterien zurück. Die reine Form des Spannungskopfschmerzes hingegen wird lokal von chronischen Muskelverspannungen im Kopf-Hals-Schulterbereich bedingt. In beiden Fällen können die Ursachen sehr vielfältig sein. Die Differentialdiagnose ist oft schwierig, und gerade in der psychosomatischen Praxis finden sich häufiger Mischformen, deren ätiologischer Ausgangspunkt nach einer langen Chronifizierung nicht mehr identifiziert werden kann (PHILIPS 1977). Bei Muskelverspannungen können sekundär Gefäßreaktionen auftreten, und umgekehrt führen migränoide Kopfschmerzen auch zu erhöhtem Tonus in der Kopf- und Halsmuskulatur. Psychologische Belastungsfaktoren spielen in beiden Fällen eine erhebliche Rolle und dienen kaum der Differentialdiagnose.

Spezifische Interventionen durch Biofeedback-Training der gestörten physiologischen Funktion würden entsprechend den genannten ätiologischen Hypothesen bei der Migräne am Kopfkreislauf, beim Spannungskopfschmerz an der Skelettmuskulatur ansetzen. Nach diesem Prinzip sind in der Vergangenheit EMG-Feedback bei Spannungskopfschmerz (BUDZYNSKI & STOYVA 1975 u. a.; vgl. HUME 1979) und Durchblutungstraining bei Migräne (SARGENT et al. 1972, 1973 a, b; HAAG et al. 1982) eingesetzt worden. Wegen der technisch schwierigen Messung der Kopfdurchblutung, jedenfalls in einer für die Rückmeldung geeigneten Form, verwendeten Sargent und seine Mitarbeiter differentielles Hand- und Stirntemperatur-Training in Anlehnung an die "Hand-warm"- und "Stirn-kühl"-Übungen des Autogenen Trainings. Später stellte sich heraus, daß für Trainingserfolg und Therapieeffekt allein die Handerwärmung entscheidend war, weshalb man sich wieder auf einfaches Handtemperatur-Training beschränkte. Das therapeutische Rational für das Handerwärmungs-Training basiert auf der schon vom Autogenen Training behaupteten "vegetativen Umschaltung" durch die periphere Vasodilatation in den Akren. Durch die dabei vermittelte parasympathische Reaktionslage soll unter anderem der Kopfkreislauf bei Migränikern beeinflußt werden, so daß die konstriktorische Phase, die der Anfallstätigkeit vorausgeht, vermieden oder zumindest reduziert wird.

Daß die Biofeedbackmaßnahmen in dieser spezifischen Weise auf die Migräne einwirken, ist nicht zweifelsfrei erwiesen. Einige Autoren diskutieren auch Wirkungen auf die dilatatorische Phase. Die empirische psychophysiologische Grundlage dieser klinischen Behauptungen ist schwach. Auch die behauptete Wechselwirkung zwischen Extremitäten- und Kopfdurchblutung ist fraglich. Die klinischen Effekte könnten auch durch allgemeine Entspannungswirkungen des Biofeedback vermittelt sein, solange ihre Abhängigkeit von den postulierten vegetativen Veränderungen nicht besser belegt wird. Neuere Untersuchungen von ENGEL & KING (1981) lassen dies eher bezweifeln.

Mehrere Vergleichsstudien (Übersichten in BASLER et al. 1979; KRÖNER & SACHSE 1981; HÖLZL 1981) haben mittlerweile gezeigt, daß diese aus der unterschiedlichen Ätiologie abgeleiteten differentiellen Indikationsstellungen auch von klinischen Effekten her empirisch nicht gut zu stützen sind. Sowohl Migräne- als auch Spannungsschmerzpatienten profitierten von EMG- **und** Handtemperatur-Training. Wenn die Feedbackverfahren konventionellen Techniken überhaupt überlegen waren, stellte sich meist das EMG-Feedback als das bessere Verfahren heraus. Am besten schnitten Kombinationsbehandlungen ab, die im Anschluß an ein Stirn-EMG-Feedback Handerwärmung oder andere Verfahren einsetzten. Dies wurde besonders eindrucksvoll in der Studie von ADLER & ADLER (1976) belegt, die gemischte Patientengruppen (Migräne, Spannungskopfschmerzen, gemischte Ursachen, Cluster-Kopfschmerzen) mit einer Zwei-Phasen-Behandlung aus EMG-Biofeedback und anschließendem Fingertemperatur-Training therapierten. Die dabei erzielten Erfolgsziffern (70 % stark gebessert) blieben auch nach 3 1/2 - 5 Jahren zu 90 % erhalten. Aus dem Ergebnis lassen sich außer der prinzipiellen Effizienz der Biofeedbacktherapie bei gemischten Kopfschmerzsyndromen vor allem zwei weitere Hauptfolgerungen ziehen: Erstens ist der Therapieerfolg von Biofeedbackverfahren bei funktionellen Kopfschmerzen nicht so einfach wie angenommen mit der primären Ätiologie zu verknüpfen. Dies könnte an der generell gemischten Verursachung bzw. den fragwürdigen Differentialdiagnosen liegen. Zweitens scheint das Temperaturtraining oder eine andere wirksame Entspannungsbehandlung durch ein vorausgegangenes EMG-Training erheblich erleichtert zu werden, wodurch sich der Effekt des Temperaturfeedbacks erhöht. Darauf wurde die Überlegenheit des Zweistufentrainings (erst EMG-, dann Temperaturfeedback) zurückgeführt (vgl. HÖLZL 1981, S. 388). Die Isolation der therapeutischen Beiträge der Einzelkomponenten ist in diesen Studien vor allem deshalb schwierig, weil nur selten der Versuch gemacht wurde, diese Beiträge nicht nur global mit den klinischen Erfolgsmaßen zu belegen, sondern sie spezifisch auf die tatsächlichen physiologischen Änderungen in den trainierten Zielgrößen zu beziehen.

2. THERAPIERATIONAL

2.1. Ausgangspunkt

Auf der Grundlage der o. g. Ergebnisse und aufgrund der Erfahrungen an therapeutischen Einzelfällen mit ausgeprägter Mischsymptomatik wurde eine mehrstufige Biofeedbackbehandlung für chronische Kopfschmerzzustände entwickelt, die im folgenden dargestellt und an einem Fallbeispiel illustriert wird.[1]

Ausgangspunkt des Therapieentwurfs war die Tatsache, daß die differentielle Wirksamkeit von EMG- und Temperaturfeedback bei Spannungskopfschmerz gegenüber der bei Migräne bis heute unbewiesen ist und zudem die reinen Störungsformen in der Praxis kaum vorkommen. Das zu entwickelnde Verfahren sollte daher auch in unklaren Fällen und bei mangelhafter Identifikation von Auslösern einsetzbar sein. Auf keinen Fall sollte das therapeutische Vorgehen auf der vorschnellen Annahme einer einzigen der genannten ätiologischen Hypothesen aufgebaut sein, die sich unabhängig von ihrer Richtigkeit auch nicht ausschließen müssen.

---

[1] Ich danke besonders den Herren Dr. med. W. Pongratz von der Gesellschaft zur Erforschung akuter und chronischer Schmerzzustände (GEACS) in München und Dr. phil. H.-U. Wittchen, Max-Planck-Institut für Psychiatrie in München für die gute Zusammenarbeit.

Wegen der häufigen Rückfälle nach relativ kurzen Biofeedbacktherapien sollte besonderer Wert auf die Übertragbarkeit in die nichtapparative Phase gelegt und an klassische Entspannungstechniken angeschlossen werden. Vor allem war an eine Fortsetzung der Behandlung (falls indiziert) mit dem gleichzeitig entwickelten Situationsbezogenen Entspannungsprogramm (SEP) für Migränepatienten nach WITTCHEN (1985) gedacht.

2.2. Bestandteile des Kombinationsfeedback

Von einer sukzessiven Kombination aus Stirn-EMG- und Handtemperatur-Feedback in Verbindung mit anderen verhaltensmedizinischen Interventionstechniken wurde die Erfüllung der o.g. Forderungen am ehesten erwartet. Die EMG-Kontrolle ist leichter zu lernen und daher als Einleitungsmaßnahme auch bei rein vaskulärer Ätiologie bestens geeignet. Die Intervention setzt sofort mit für den Patienten leicht sichtbarem Trainings-, wenn schon nicht symptomatischem Erfolg ein. Die Motivation für die schwierigeren späteren Schritte wird erhöht. In einigen Fällen verbessert Temperaturfeedback in einer zweiten Phase die Entspannung weiter. Es wird in jedem Fall durch das vorausgegangene EMG-Training erleichtert (vgl. die Reihenfolge von "Schwere"- und "Wärme"-Übung im Autogenen Training).

Der Rahmen des therapeutischen Vorgehens ist eine **integrierte verhaltensmedizinische Interventionsstrategie**. Diese ist durch folgende Elemente gekennzeichnet:

(1) Psychophysiologische Erstinterventionen
(2) gleichzeitige Medikamentenreduktion im Zuge der symptomatischen Besserung durch die Feedbackmaßnahmen
(3) Behandlung von Verhaltensproblemen (soweit identifizierbar)
(4) verhaltenstherapeutische Nachbehandlungen, allein und in der Gruppe, zum Zweck der Übertragung auf die Nach-Feedbackphase.

2.3. Besonderheiten

Im Prinzip handelt es sich also um eine Variante des beschriebenen Kombinationstrainings (siehe 1., ADLER & ADLER 1976), integriert in einen verhaltenstherapeutischen Gesamtplan.

Die Effizienz dieses Kombinationstrainings ist in Gruppenstudien empirisch geprüft. Ähnliches gilt für den Kern der beiden anderen Hauptkomponenten, das Selbstkontrollprogramm zur Tablettenreduktion und das verhaltenstherapeutische Gruppentraining für Kopfschmerzpatienten, SEP. Die vorliegende Variante wurde bisher nur an Einzelfällen erprobt. Sie ist durch einige Besonderheiten von den Ausgangsbausteinen abgehoben:

(1) Handtemperatur und Stirn-EMG werden beide sowohl beim EMG wie beim Temperaturtraining mitgemessen, so daß ihre Wechselwirkungen bzw. die spezifischen Beiträge der beiden Feedbackübungen geprüft werden können.
(2) Das Feedback wird, wenn möglich, von einer Hilfsvorstellung unterstützt (s. u.).
(3) Die wöchentlichen Biofeedbacksitzungen beim Therapeuten werden von Anfang an durch ein geeignetes Heimtraining mit tragbaren Geräten unterstützt. Dabei wird der Partner des Patienten systematisch miteinbezogen.
(4) Sind störungsrelevante Belastungssituationen identifizierbar, wird ihre Bewältigung mit Feedbackhilfe geübt.
(5) Zur Generalisierung werden klassische verhaltenstherapeutische Techniken mit herangezogen.
(6) Ein explizites Selbstkontrollprogramm der Medikamenteneinnahme wird parallel durchgeführt.

2.4. Indikationsstellung

Abgesehen von der üblichen Indikationsstellung für Biofeedback-Trainings bei funktionellen Kopfschmerzen muskulären oder vaskulären Ursprungs entspricht die besondere Indikation der vorliegenden Mehrstufenbehandlung den Krankheitsbildern der Einzelfälle, anhand deren Therapieerfordernissen diese Variante entwickelt wurde. Dazu gehört insbesondere länger bestehende schwere Kopfschmerzsymptomatik gemischter oder unklarer Ätiologie, jedoch wahrscheinlicher Beteiligung von migräneartigen Gefäßreaktionen. Die Behandlungsform ist besonders dann noch einsetzbar, wenn wegen langjähriger Chronifizierung und häufigen und maximalen Schmerzanfällen eine Situationsabhängigkeit kaum mehr festzustellen ist, d. h., wenn bei der Verhaltensanalyse für konventionelle Verhaltenstherapien die psychologischen Auslösebedingungen nicht hinreichend genau definiert werden konnten. Das gleichzeitige Bestehen eines starken und relativ therapieresistenten Medikamentenmißbrauchs einschließlich dem von Ergotaminpräparaten ist ein weiterer positiver Indikationsgrund.[2] Negative Indikationen sind neben rein organischen Schmerzursachen auch deutliche Hinweise für gute Behandlungschancen mit konventionellen verhaltenstherapeutischen Schmerzprogrammen. Dies gilt nicht zuletzt wegen des technischen Aufwands, der mit einem gut kontrollierten Biofeedback-Training verbunden ist. Solche Hinweise wären z. B. deutlich identifizierbare psychologische Auslösesituationen und in diesen wirksame Verhaltensdefizite, aber auch beträchtliche instrumentelle Komponenten in Schmerzverhalten und Medikamentenmißbrauch sowie mittlere Schweregrade und geringe Chronifizierung der Symptomatik. Eine weitere negative Indikation wäre ein verifizierter reiner Spannungskopfschmerz, bei dem ein einfaches EMG-Feedback voll ausreichen würde. Solchen Überweisungsdiagnosen gegenüber ist jedoch meist ein gewisses Mißtrauen angebracht, und laufende Kontrollen durch EMG-Messungen, evtl. auch eine nochmalige medizinische Abklärung, sind ratsam. Im Zweifelsfall ist die Kombinationstherapie zu wählen.

3. DIAGNOSTIK

3.1. Eingangsdiagnostik

Vorausgesetzt wird eine erschöpfende **medizinische Diagnostik**, die eine rein organische Ätiologie und reine Formen des Spannungskopfschmerzes ausschließt (siehe 2.4.). In der Praxis wird dies bei der Überweisung erfüllt sein, da die Patienten häufig erst nach mehrjährigen erfolglosen somatischen bzw. pharmakologischen Behandlungsversuchen in die psychologische Therapie gelangen. Eine Überprüfung der Überweisungsdiagnosen anhand der Checkliste nach SOYKA (1979) und durch den kooperierenden Arzt wird routinemäßig durchgeführt. Gemeinsam mit dem Arzt wird auch die **Schmerzanamnese** erhoben. In diesem halbstandardisierten Interview werden die vorliegenden Angaben zu Art und Umfang der Schmerzen, der vergangenen und gegenwärtigen Medikamenteneinnahme sowie über die bisherigen Therapieversuche vervollständigt.

Danach folgen ein bis zwei ausführliche **verhaltensanalytische Gespräche**, in denen Auslöser und Konsequenzen der Schmerzanfälle bestimmt werden. Behinderungen durch die Krankheit im beruflichen und

---

[2] Die genannten Charakteristika entsprechen dem Anteil an der Klientel der GEACS (Dr. Pongratz und Kollegen), der in die hier beschriebene Therapie aufgenommen wurde und für das SEP nach Wittchen (1985) weniger geeignet erschien.

privaten Bereich werden erfaßt und ihre funktionelle Rolle im Tagesablauf des Patienten mit ihm gemeinsam ermittelt. In diesem Zusammenhang beginnt auch die Problematisierung der häufig stark somatisch orientierten Ursachenattribution mit dem Ziel, die Wahrnehmung des Patienten für mögliche psychologische Auslösebedingungen zu sensibilisieren. Von ihnen soll im weiteren Verlauf der Behandlung im Anschluß an die Biofeedbackübungen Gebrauch gemacht werden.

Beim verhaltensanalytischen Interview wird über die Grundzüge der Therapie informiert und das **Schmerztagebuch** eingeführt (DÖRR-PROSKE & WITTCHEN 1982). Darin notiert der Patient täglich Schwere, Art und Lokalisation der Schmerzen und trägt zusätzlich seinen Medikamentenverbrauch ein. Je nach Aufnahmetermin und akuter Situation werden diese Aufzeichnungen dann zunächst als Grundlinie ohne weitere Behandlung für zwei oder mehr Wochen geführt.
Beim zweiten Verhaltensanalyse-Termin wird auch mit der **EMG-Diagnostik** begonnen, die eine Abklärung eventueller Muskelverspannungen im Kopf- und Schulterbereich und ihrer Körperseitenverteilung zum Ziel hat (siehe 4.1.1.).

3.2. Begleitmessungen

Von Beginn der eigentlichen Behandlung an werden außer den subjektiven Angaben im Schmerztagebuch die täglichen Messungen von Stirn-EMG und Handtemperatur zur Verlaufskontrolle erhoben. Als quantitative Kontrollvariablen wurden das integrierte Stirn-EMG und die Handtemperatur zu Beginn und Ende der morgendlichen und abendlichen Übungen und die in ihnen erzielten Änderungen (in Prozent vom Ausgangswert) definiert. Die wöchentlichen Therapiesitzungen beginnen außerdem stets mit einem Kurzinterview, das die Verhaltensanalyse fortsetzt. Diese Angaben ergänzen und erläutern die Daten aus dem Schmerztagebuch. Dabei wird auf Änderungen der Auslöser, die Wirksamkeit der Hilfsvorstellung (s. u.), den Fortgang von Heimtraining und Medikamentenreduktion (s. u.) und praktisch-technische Gesichtspunkte geachtet.

3.3. Nachkontrollen

Der Nachkontrolle dienen wie in der ersten Grundlinie wieder die Schmerz-Ratings und die Angaben zum Medikamentenverbrauch. Im Abstand von mehreren Wochen folgen Auffrischungssitzungen bzw. die schon erwähnten Generalisierungsbausteine. Der Patient ist aufgefordert, in dieser Zeit auch während der Behandlungspausen die täglichen Aufzeichnungen fortzuführen und regelmäßig an den Therapeuten zu senden. Sporadische Telefonkontakte unterstützen dies. Die subjektiven Angaben werden durch die EMG- und Temperatur-Kontrollmessungen bei den Auffrischungssitzungen ergänzt.

4. THERAPEUTISCHES VORGEHEN

Der prinzipielle therapeutische Ablauf gliedert sich in die Abschnitte Information, Kontrollerfahrung, EMG-Training mit Temperaturmessung, Temperaturtraining mit EMG-Messung, Generalisation I (individuelles Entspannungstraining ohne Feedback), Generalisation II (Gruppentraining) und Auffrischung. Das Heimtraining setzt nach der zweiten Feedbacksitzung ein. Damit beginnt auch die Medikamentenreduktion. Das Schema in Abbildung 1 illustriert diesen Behandlungsplan.

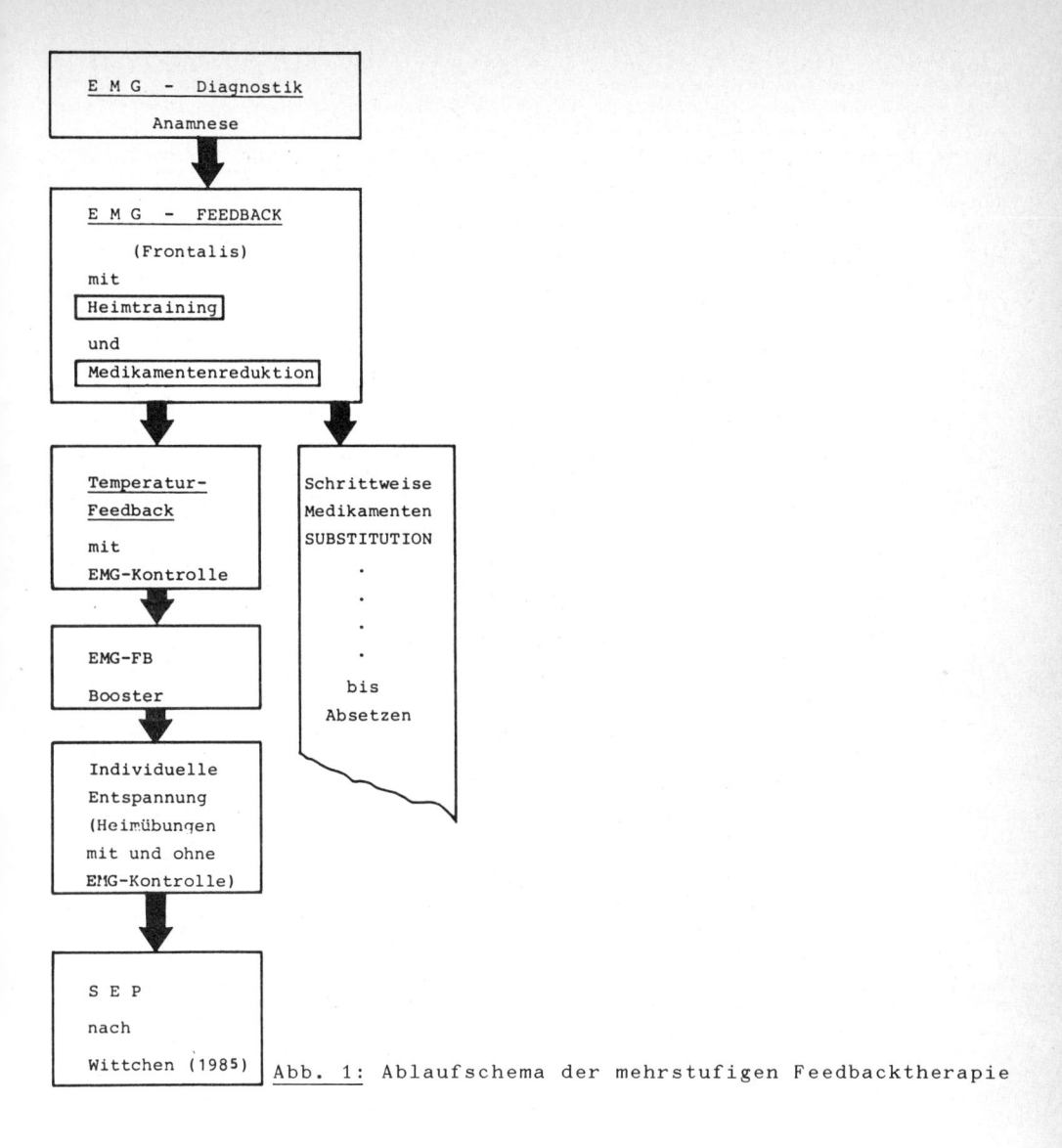

```
┌─────────────────────┐
│ E M G  -  Diagnostik│
│     Anamnese        │
└──────────┬──────────┘
           ▼
┌─────────────────────┐
│ E M G  -  FEEDBACK  │
│     (Frontalis)     │
│ mit                 │
│ ┌─────────────┐     │
│ │ Heimtraining│     │
│ └─────────────┘     │
│ und                 │
│ ┌──────────────────┐│
│ │Medikamentenredukt.││
│ └──────────────────┘│
└────┬──────────┬─────┘
     ▼          ▼
┌──────────┐  ┌──────────────┐
│Temperatur│  │ Schrittweise │
│ Feedback │  │ Medikamenten │
│          │  │ SUBSTITUTION │
│ mit      │  │      .       │
│EMG-Kontr.│  │      .       │
└────┬─────┘  │      .       │
     ▼        │     bis      │
┌──────────┐  │   Absetzen   │
│ EMG-FB   │  └──────────────┘
│ Booster  │
└────┬─────┘
     ▼
┌──────────────┐
│ Individuelle │
│ Entspannung  │
│ (Heimübungen │
│ mit und ohne │
│ EMG-Kontrolle)│
└────┬─────────┘
     ▼
┌──────────────┐
│   S E P      │
│   nach       │
│Wittchen (1985)│
└──────────────┘
```

Abb. 1: Ablaufschema der mehrstufigen Feedbacktherapie

4.1. EMG-Feedback

4.1.1. Meß- und gerätetechnische Voraussetzungen

Für ein erfolgreiches EMG-Training sind einige technische Voraussetzungen zu erfüllen. Die betreffende Variable muß für die spezielle Anwendung ausreichend empfindlich und ungestört zu messen sein. Für den Stirnmuskel mit zum Teil niedrigen Pegeln sind Empfindlichkeiten bis mindestens 3 Mikrovolt/Vollausschlag erforderlich. Die größeren Muskeln im Schulterbereich erfordern entsprechend größere Meßbereiche (bis 300 Mikrovolt/Vollausschlag). Wegen der gewöhnlich hohen elektrischen Störpegel in unabgeschirmten Räumen von Praxen, Kliniken und beim Heimtraining ist ein erstklassiger Differenzverstärker mit hoher sog. "Gleichtaktunterdrückung" erforderlich (80 - 100 dB). Diese gibt seine Fähigkeit an, die Störungen zu unterdrücken, soweit sie auf beide Meßelektroden symmetrisch einwirken. Eine weitere Erhöhung der Störsicherheit bewirkt eine patientennahe Vorverstärkung und Impedanzwandlung, z.B. in einer am Patienten angebrachten "Elektrodenbox", zu der nur kurze unabgeschirmte Kabel von den Elektroden führen. Die Verbindung zwischen Elektrodenbox und Hauptverstärker (dem eigentlichen Feedbackgerät) ist abgeschirmt und niederohmig, so daß keine weiteren Einstreuungen über die Zuleitung möglich sind. Eine Erläuterung dieser Problematik geben LANC (1977), HÖLZL (1983 a, b) und gängige Einführungen in die psychophysiologische Methodik.

Damit die Gleichtaktunterdrückung des Differenzverstärkers wirksam werden kann, sind bestimmte Voraussetzungen bei der Applikation der Meßelektroden für das EMG zu erfüllen. Erstens müssen die Übergangswiderstände zwischen Elektrode und Muskel niedrig sein (mindestens 10 kOhm, besser unter 5 kOhm, je nach Verstärker). Dem dienen die heute üblichen großflächigen, nichtpolarisierbaren Silber-Silberchlorid-Elektroden zur Anbringung auf der Hautoberfläche (z.B. von In Vivo Metrics oder Beckman Instruments u. a.). Da die unbehandelte Haut erheblich höhere Übergangswiderstände besitzt, muß sie für einwandfreie EMG-Ableitungen vorbehandelt werden. Man entfettet zunächst mit Wundbenzin. Vom üblicherweise empfohlenen Alkohol wird abgeraten, da Fett kaum alkohollöslich ist und höherprozentiger Alkohol außerdem entwässernd wirkt. Das erhöht den Hautwiderstand. In hartnäckigen Fällen kann die oberflächliche Hornhaut mit feinstem Sandpapier vorsichtig angerauht werden. Dann werden die Elektrodenpositionen mit wasserunlöslichem Stift markiert und anschließend reichlich von der gleichen Leitfähigkeitspaste (Beckman, Hellige, Synapse u. a.), wie sie auch zur Elektrodenfüllung benutzt wird, eingerieben, bis die Haut sich leicht rötet. Man läßt einige Sekunden (10 - 30) einziehen. Danach soll noch Paste überstehen. Der Überstand wird vorsichtig mit Watte entfernt, bis die Haut nicht mehr glänzt und sich bei Prüfung mit dem Fingerrücken nur noch leicht feucht anfühlt. Danach werden die vorbereiteten und gefüllten Elektroden mit üblichen Kleberingen aufgebracht. Eine zweite Voraussetzung für das ordnungsgemäße Funktionieren des Differenzverstärkers ist die geeignete Elektrodenkonfiguration aus zwei "differenten" Elektroden, die auf dem Bauch des untersuchten Muskels in der Kontraktionsachse liegen (siehe Standardableitungen der Abbildungen 3 bis 5) und einer symmetrisch dazu angebrachten dritten "Erdelektrode". Gewöhnlich bringt man diese an einem "neutralen", möglichst muskelfreien Knochenpunkt an. Je entfernter die Erdelektrode von den differenten Elektroden angebracht wurde, desto unkritischer wird die Symmetriebeziehung. Es ist aber auch möglich, die Erdelektrode genau in die Mitte zwischen die differenten Elektroden oder als dritten Eckpunkt eines gleichseitigen (-schenkeligen) Dreiecks anzubringen. (Weitere Details zu diesen Abschnitten finden sich in HÖLZL (1983 b) und verschiedenen Herstelleranleitungen.)

Das gemessene Roh-EMG muß in geeigneter Weise vorverarbeitet werden, um einerseits als valider Indikator des Muskeltonus und andererseits als sinnvolle Rückmeldung für den Lernenden dienen zu können. Bereits bei LIPPOLD (1967) sind diese Fragen erschöpfend diskutiert worden. Aufgrund dieser und späterer Ergebnisse aus der EMG-Forschung wird heute das integrierte Roh-EMG von Oberflächenableitungen in der Messung des Muskeltonus und beim Biofeedback verwendet. Bei geeigneter Elektrodenposition und Integrationstechnik (siehe HÖLZL 1983 a, b) ist unter gleichen Randbedingungen der Pegel des integrierten EMGs der muskulären Kraftentwicklung proportional. Dieser Pegel ist daher auch dem Patienten im Feedbacktraining zurückzumelden. Damit schnelle Änderungen für den Patienten noch erkennbar und bei der Kontrolle verwertbar bleiben, dürfen die Integrationsintervalle nicht zu groß sein. Aus diesem Grund summiert man bei den meisten Geräten zur Gewinnung des Feedbacksignals über kurze Intervalle oder glättet das Roh-EMG überhaupt nur mit einem Tiefpaß-Filter ("leaky integrator", vgl. LIPPOLD 1967). Das geglättete EMG besitzt eine relativ große Variabilität und ist daher für die quantitative Bewertung der durchschnittlichen Muskelanspannung weniger geeignet. Summenwerte über größere Abschnitte, z. B. 10 - 30 sec, sind stabiler und inhaltlich aussagekräftiger. Deshalb muß das Feedbackgerät zur eigentlichen Signalbewertung zusätzlich einen echten Integrator besitzen, bei dem eine Reihe verschiedener Summationsintervalle für unterschiedliche Trainingsprogramme vorzuwählen sind. Für die hier beschriebene Therapie sind 30-sec-Intervalle am günstigsten. Sofern der Integrator keine eigene Ausgabe der Summenwerte auf einem Drucker besitzt, sind zusätzlich Pausenabschnitte (5 - 10 sec) erforderlich, in denen die Werte in Tabellenvordrucke eingetragen werden können (siehe Fallbeschreibung).

Eine akustische Rückmeldung ist für die meisten Zwecke vorteilhaft, weil dabei die Augen des Patienten geschlossen bleiben können und keine störenden Beobachtungsreaktionen (Augenbewegungen, Kopforientierungen usw.) mit der zu kontrollierenden Muskelaktivität und dem allgemeinen Entspannungsgrad interferieren. Gewöhnlich werden proportional zum EMG-Niveau frequenzmodulierte Tonsignale wie auf- und abschwellende Sinustöne oder in der Frequenz variierende Clickserien verwendet. In unserer Praxis waren gedämpfte Clicks allen anderen Rückmeldesignalen überlegen.

Es sind eine Reihe von deutschen und amerikanischen Geräten für das EMG-Feedback im Handel. Nicht alle erfüllen die hier und weiter unten geschilderten Anforderungen. In unserer Arbeitsgruppe wird ein Gerät der Firma B. Zak (Simbach a. Inn) verwendet, das für die meisten Zwecke ausreicht. Abbildung 2 erläutert seinen prinzipiellen Aufbau.

4.1.2. EMG-Diagnostik

Dem Feedbacktraining voraus geht neben der klinischen Beurteilung von Tonus und Härte der in Frage kommenden Muskeln deren genauere Untersuchung mit dem EMG-Gerät in Ruhe und bei einfachen Funktionsprüfungen.

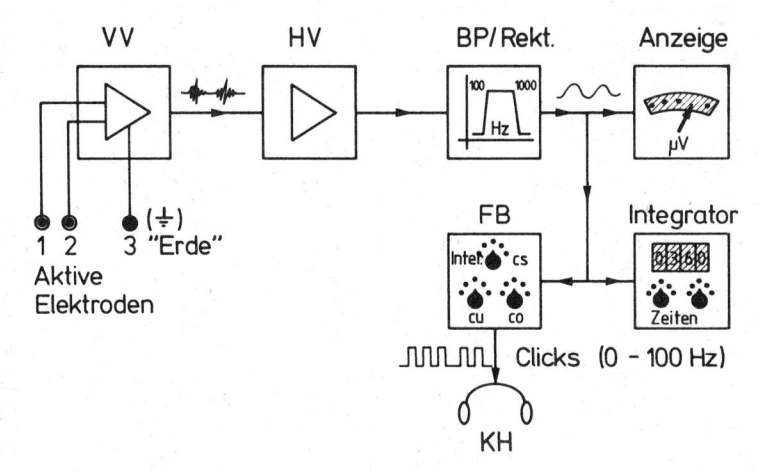

Abb. 2: Biofeedbackgerät für EMG-Training und -Diagnostik, prinzipieller Aufbau (VV-Vorverstärker; HV-Hauptverstärker; BP/Rekt.=Bandpaßfilter und Gleichrichter (Betragsbildung); FB=Feedbackteil; KH-Kopfhörer)

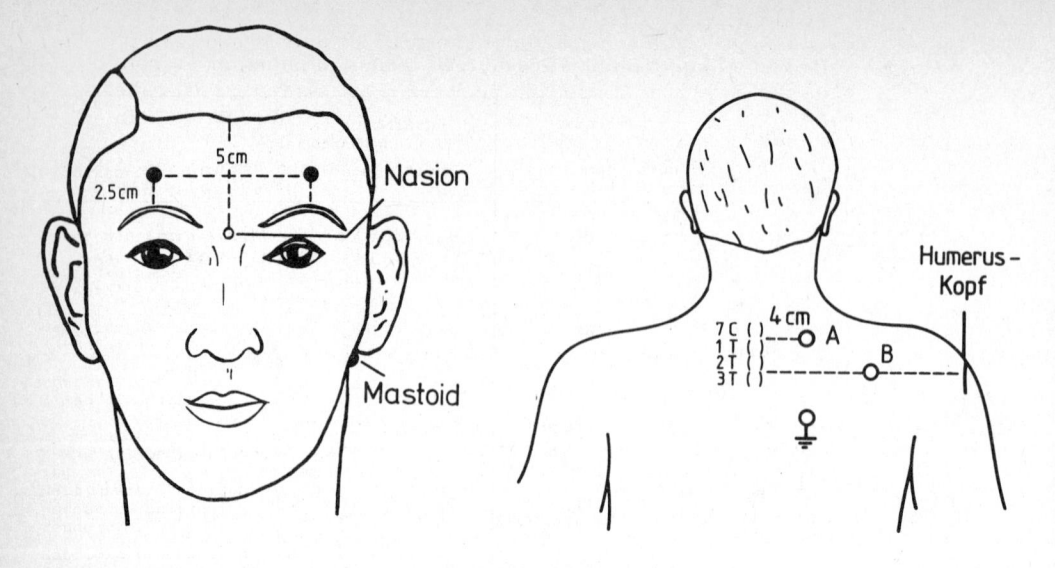

Abb. 3: Frontalis-Ableitung nach LIPPOLD (1967)

Abb. 4: Trapezius-Ableitung nach LIPPOLD (1967)
(7C = 7.Cervical-Wirbel; 1T; 2T; 3T = erster, zweiter und dritter Thoracalwirbel; B = Halbierungspunkt der Strecke 3T-Humeruskopf)

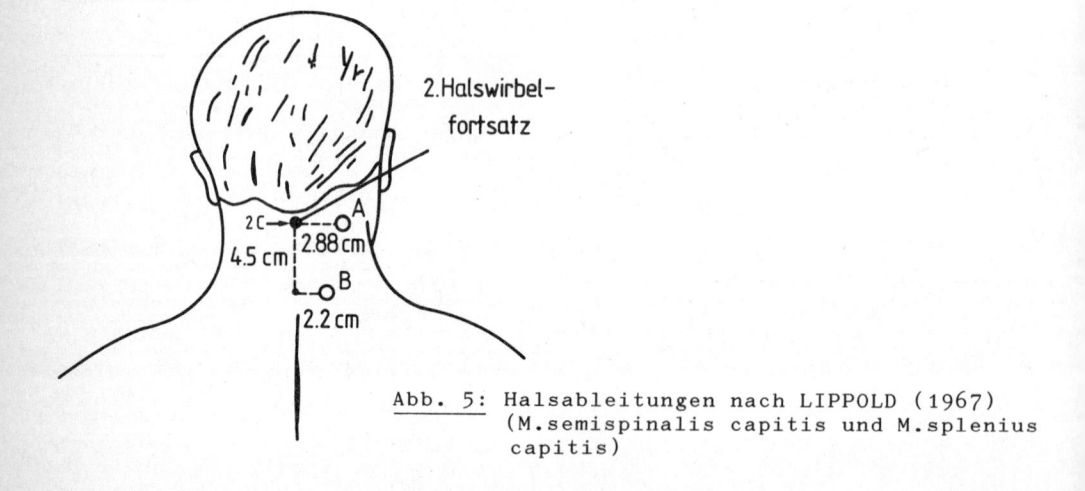

Abb. 5: Halsableitungen nach LIPPOLD (1967)
(M.semispinalis capitis und M.splenius capitis)

Die wichtigsten Muskeln für die Behandlung von Kopfschmerzsyndromen sind M. frontalis, M. semispinalis capitis, M. splenius capitis und M. trapezius. Für Feedback geeignet sind insbesondere der Frontalis und der Trapezius. Ihre Ableitung ist unproblematisch und ihre Beteiligung bei muskulär bedingten Kopfschmerzen gesichert. Die Standardableitungen dieser Muskelgruppen nach LIPPOLD (1967) zeigen die Abbildungen 3 bis 5.

Wegen der z. T. beträchtlichen interindividuellen anatomischen Unterschiede muß auch bei standardisierten Ableitungsorten jeweils geprüft werden, ob Betätigung der betreffenden Muskeln auch tatsächlich in den EMG-Ausschlägen sichtbar wird. Einfache Testbewegungen durch den

Patienten reichen hierfür meist aus. Beim Frontalis genügt leichtes Anheben der Augenbrauen (ohne "Zornesfalte"), beim Trapezius Zurückziehen der Schulter bei leichter Außenrotation des Oberarms. Kopfanheben und Drehen betätigt Splenius und Semispinalis. Hier kann die funktionell relevante Ableitung nach LIPPOLD manchmal schwer zu finden sein. Details zu diesem Abschnitt finden sich in den zitierten Anleitungen zum Oberflächen-EMG (HÖLZL 1983 a, b). Zur genaueren Beurteilung des Muskelstatus sind vor allem Links-Rechts-Vergleiche und Grundtonusmessungen heranzuziehen. Die Ergebnisse dieser EMG-Messungen dienen der rationalen Auswahl des zu trainierenden Muskels. Symptomatischer Bezug und gute Ableitbarkeit sind dabei die wichtigsten Kriterien.

4.1.3. Feedbacktraining

Information

Am Beginn der Behandlung steht eine umfassende Information des Patienten über die wesentlichen Therapiebausteine und ihre wissenschaftliche Grundlage. Dazu gehört die auch bei anderen Schmerztherapien übliche Aufklärung über physiologische und psychologische Schmerzmechanismen (vgl. TURK 1982). Im Vordergrund steht jedoch die Information über Mechanismus und Zweck der Biofeedbackübungen. Diese werden als "Selbstkontroll"-Methoden und "Lernaufgaben" bzw. apparativ gestützte Entspannungstechniken analog zu den beim Laien besser bekannten Techniken wie Autogenem Training usw. eingeführt. Häufig haben die Patienten im Zuge früherer Therapieversuche bereits Vorerfahrungen mit konventionellen Entspannungstechniken gesammelt. Auf diesen wird aufgebaut, wobei die dabei aufgetretenen Schwierigkeiten wie mangelnde Körperwahrnehmung und Kontrollerfahrung zur Erläuterung des Kerns der Biofeedbackübungen, nämlich der genaueren und valideren Rückmeldung über die eigene Körpertätigkeit und ihre Änderungen bei den Übungen, besonders geeignet sind. Nicht selten sind aber auch erst falsche Überzeugungen und hinderliches "Vorwissen" aus diesen früheren Erfahrungen abzubauen, bevor mit einem effektiven Feedbacktraining begonnen werden kann. Einer gerade bei diesen Patienten häufig bestehenden Tendenz, die Feedbacksituation als eine weitere Leistungsanforderung aufzufassen, muß ebenfalls schon in den ersten Instruktionen begegnet werden (s. u.). Technische Information über die auch im Heimtraining verwendeten Geräte und physiologische Erklärungen zum EMG ergänzen diesen Abschnitt.

Die Effizienz dieser "edukativen Phase" (BROOKS & RICHARDSON 1980) hängt davon ab, wie weit die Instruktionen dem jeweiligen Bildungsstand des Patienten angepaßt wurden. Dieser Zusammenhang spielt aber bei der hier beschriebenen Therapie eine wesentlich geringere Rolle als bei den klassischen Verfahren, weil die Behandlung mit einer quasi-somatischen Intervention beginnt, ihre Grundidee einfach ist und zunächst unter dem Etikett "Training" direktiv vorgegangen wird.

Kontrollerfahrung

Im nächsten Abschnitt lernt der Patient unter Zuhilfenahme des Feedbackgeräts mit einfachen An- und Entspannungsübungen, wie sie aus dem Jacobson-Training bekannt sind, die propriozeptiv erfahrenen Variationen seiner Muskelspannung mit den exterozeptiv wahrgenommenen Änderungen im Clickfeedback zu verknüpfen (vgl. BREUER 1977). Die bei der willkürlichen Entspannung des Zielmuskels auftretenden Senkungen der Clickfrequenz vermitteln dem Patienten, wie sich erfolgreiche Kontrolle des Muskeltonus im Feedbacksignal ausdrückt.

Feedback

Das eigentliche Feedbacktraining beginnt mit zwei 50-minütigen Sitzungen in der ersten Woche und wird über vier weitere Wochen mit je einer Sitzung fortgesetzt. Die Sitzung enthält außer dem anfänglichen Kurzinterview, Instruktionspausen usw. mindestens zwei Übungsabschnitte zu je 14 min. Diese Länge ergibt sich aus den beim verwendeten Gerätetyp günstigsten Integrationsintervallen (30 sec Integration und 10 sec Pause, s.o.) bei 20 Intervallen pro Übungsschnitt. Diese Übungsgliederung hat sich vor allem bei Trainingsbeginn als vorteilhaft erwiesen. Die Übungen sind lang genug, um erste Kontrollerfolge schnell erkennen zu lassen und kurz genug, um den Patienten nicht zu überfordern und dem Therapeuten in kürzeren Abständen Eingriffsmöglichkeiten durch Hilfsinstruktionen etc. zu erlauben.

Am Anfang tendieren viele Patienten dazu, sich bei dem Versuch, das Feedbacksignal unter Kontrolle zu bringen, zu verkrampfen. Werden solche am Ansteigen der EMG-Niveaus erkennbaren Fehlentwicklungen nicht rechtzeitig durch eine Pause, Abbruch oder eine unterbrechende Kurzanspannung unterbunden, kann der weitere Lernerfolg in Frage gestellt werden. Nichtbeachten dieser Regel ist an manchen Mißerfolgen beteiligt. Aus diesem Grund ist auch sog. "kontrollierten" Vergleichsstudien nicht immer zu trauen, bei denen über die geeignete Strukturierung der primären Lernaufgabe keine oder nur vage Angaben gemacht werden. Es muß hier besonders betont werden, daß eine Voraussetzung der **klinischen** Wirksamkeit des Trainings zunächst einmal erfolgreiche Muskelkontrolle darstellt, sofern man an spezifischen Wirkungen überhaupt interessiert ist. Aus diesem Grund wird in der vorliegenden Behandlungsvorschrift auch größter Wert auf objektive Dokumentation der physiologischen Änderungen gelegt, ohne die der Trainingserfolg nicht präzise kontrolliert werden kann.

Der Kontrolle der Spezifität der erzielten therapeutischen Änderungen dient auch die mit der ersten EMG-Sitzung beginnende Handtemperaturmessung mithilfe des später zum Temperaturtraining verwendeten Temperaturfeedback-Apparats. Die Temperaturwerte werden im Rhythmus der Integrationsintervalle zusammen mit den EMG-Summen abgelesen und in die Vordrucke eingetragen (Anhang 2).

Eine weitere Voraussetzung für ein erfolgreiches EMG-Training stellen die eigentlichen Feedbackbedingungen wie Art und Menge der Rückmeldungen und besonders die Wahl der Feedbackkriterien dar. Wie im Zusammenhang mit den technischen Voraussetzungen schon beschrieben, soll das verwendete Feedbackgerät Einsatzschwelle und Änderungsempfindlichkeit unabhängig voneinander einzustellen gestatten. Darüber hinaus muß sich die Intensität des Rückmeldesignals mit einem Potentiometer individuell auf den einzelnen Patienten abstimmen lassen.

Bei geeigneter Einstellung der Feedbackkriterien erhält der Patient nur noch Einzelclicks und vereinzelte kurze Clicksalven mit dazwischenliegenden längeren Pausen. Die Feedbackkriterien werden bei fortschreitendem Training schließlich so eingestellt, daß der Patient in der einmal erreichten maximalen Entspannung nicht mehr durch Clicks gestört wird. Diese setzen nur kurz wieder ein, wenn er dieses Entspannungsniveau wieder verläßt. Die Instruktion lautet daher auch, die Clicks zum Verschwinden zu bringen und sie schließlich fernzuhalten. Durch geeignete Spreizung des Frequenzbereichs der Clickserie kann in diesem fortgeschrittenen Stadium eine beträchtliche Steigerung der Diskriminationsfähigkeit für sehr schwache Muskelkontraktionen erreicht werden, ohne daß der Patient durch ständig schwankende Feedbacksignale irritiert wird (Details in HÖLZL 1983 b).

Heimtraining

Nach der dritten Feedbacksitzung wird dem Patienten das EMG-Feedbackgerät mitgegeben. Eine schriftliche Anleitung (HÖLZL 1983 b), mündliche Erläuterungen in dieser Therapiestunde und kurze Übungen in Elektrodenanlegen und Gerätebedienung reichen meist aus, um einwandfreie Feedbackübungen zu Hause zu gewährleisten. Je nach den familiären Umständen wird der Partner in das Training insofern einbezogen, als dieser dem Patienten die Elektroden anlegt, das Gerät bedient und die halbminütigen Integratorwerte in die Tabellenvordrucke einträgt. Dies sichert auch für das Heimtraining die objektive Überwachung des Übungsfortschritts und fördert eine Umorientierung der sozialen Funktion der Störung. Innerfamiliäre instrumentelle Komponenten der Beschwerden werden uminterpretiert und zur Minderung herangezogen. Dieser Teil der Therapie kann noch erheblich ausgebaut werden.

Der Patient übt täglich zweimal je 14 min (= 20 Integrationsintervalle), und zwar morgens und abends vor dem Aufstehen bzw. nach dem Zubettgehen. Dies begünstigt eine entspannte Ausgangslage. Die Verstärker- und Kriterieneinstellungen werden vom Therapeuten vorgegeben und von Woche zu Woche neu kontrolliert. Im späteren Stadium, wenn der Patient mit dem Feedbackapparat vertrauter ist, kann der Patient sie auch selbst verändern, wenn stärkere Tonusschwankungen dazu zwingen. Gerade bei Kopfschmerzpatienten tritt dies zuweilen in Zusammenhang mit intermittierend auftretenden Schmerzepisoden auf. Es empfiehlt sich daher in jedem Fall eine gründliche Einweisung von Patient und Partner in Grundlage und Handhabung des EMG-Feedback. Anhang 1 gibt die Anleitung, wie sie sich in unserer Praxis im Lauf der Zeit entwickelte, in Auszügen wieder. Von Anfang an ist der Patient auch angehalten, die täglichen Registrierungen zusammen mit den Schmerztagebuchdaten in Tageskurven einzutragen und von Woche zu Woche mitzubringen. Diese Darstellungen des Trainingsverlaufs und die vom Therapeuten ausgewerteten Therapieprotokolle sind Gegenstand der Eingangsgespräche beim wöchentlichen Termin. Sie erfüllen eine wichtige Verstärkungsfunktion im Rahmen der "Selbstkontrolltherapie" und dienen nicht nur der Therapieüberwachung. Zu diesem Punkt wird im Abschnitt 4.5. noch näher Stellung genommen.

4.2. Temperaturfeedback

4.2.1. Meß- und gerätetechnische Voraussetzungen

Für das Handerwärmungstraining mit Temperaturfeedback benötigt man ein hinreichend genaues elektronisches Temperaturmeßgerät (Auflösung 0.01 Grad Celsius, mindestens aber besser als 0.1 Grad Celsius). Der absolute Meßbereich sollte von 20 - 37 Grad Celsius gehen. Da dies bei der verlangten Auflösung ca. 1000 - 2000 Stufen bedeutet, besitzen gute Geräte einen Nullpunktabgleich, der es gestattet, die Temperaturabweichungen von einem Ausgangsniveau mit der verlangten Auflösung zu messen, ohne einen Gesamtmeßbereich von mehr als drei Dekaden zu benötigen. Die verwendeten Temperaturfühler bestehen meist in geeignet gekapselten Thermistoren, deren Widerstand sich mit der Temperatur ändert. Die präziseren Thermoelemente oder Strahlungsmesser kommen aus Kostengründen kaum zum Einsatz. Die temperaturabhängige Widerstandsänderung des Thermofühlers wird mit üblichen Brückenschaltungen in Spannung gewandelt, in Grad Celsius geeicht, auf einem Meßinstrument angezeigt, in ein proportionales Feedbacksignal gewandelt und evtl. zur Weiterverarbeitung oder Speicherung an einem Analogausgang ausgegeben. Die gängigen Thermofühler und die zugehörigen Meßbrücken sind meist nur in einem Bereich um den Nullabgleich herum linear. Geräten ohne Eichinformation ist zu mißtrauen. Wie beim EMG-Feedbacktraining sind unbedingt die gleichen Forderungen zu erfüllen, wie sie an eine gewöhnliche pschophysiologische Messung zu stellen sind. Leider sind die im Handel befindlichen Geräte für den genannten Zweck nur unvollkommen geeignet. Das in unserer Arbeitsgruppe eingesetzte ältere Gerät der Firma B. Zak und einige amerikanische Fabrikate genügen immerhin den Mindestanforderungen.[3]

Zu Beginn der Messung wird der Thermofühler mit Klebeband (Omnisilk o. ä.) am Mittelfinger (2. Phalanx) befestigt. Der Finger darf nicht abgeschnürt werden, der Fühler soll aber auch nicht wackeln, da sonst Haltungs- und Bewegungsartefakte die Messung stören und evtl. zur unbemerkten Konditionierung abergläubischer Handstellungen und -bewegungen führen können. Aus dem gleichen Grund achtet man auf sichere Befestigung des Zuleitungskabels und freie, bequeme Handlagerung. Raumtemperaturschwankungen und Zugluft sind zu vermeiden. Bei sorgfältigem Vorgehen erzielt man ausreichende Genauigkeiten. Starke Variationen bringen klimatische Faktoren, denen der Patient auf dem Weg zur Therapie ausgesetzt ist. Ausreichende Adaptationszeit zu Beginn der Therapie ist daher notwendig. Danach wird bei dem von uns verwendeten Gerätetyp zunächst im Absolutmodus die tatsächliche Hauttemperatur in Grad Celsius gemessen und notiert. Dann wird im Differenzmodus bei höherer Auflösung die Abweichung von dieser Ausgangstemperatur gemessen und auch zur Generierung des Feedbacksignals herangezogen. Wie im Fall des EMG-Feedbacks wird die Frequenz einer gedämpften Clickserie proportional zur Temperaturabweichung moduliert, wobei hohe positive Abweichung (= Handerwärmung) niedriger Clickfrequenz entspricht.

4.2.2. Feedbacktraining

Das Temperaturfeedback-Training folgt dem gleichen Schema wie die EMG-Übungen. Gleichzeitig wird das Stirn-EMG gemessen. Die durch den Integrator bestimmten Intervalle dienen auch der zeitlichen Strukturierung des Temperaturtrainings. Jeweils zu den Ablesezeitpunkten für das EMG werden auch die Temperaturwerte (als Abweichungen von der Ausgangstemperatur, s. o.) registriert. Die Aufgabe für den Patienten ist auch hier, die Clickfrequenz zu senken bzw. die Clicks auszuschalten und damit periphere Vasodilatation zu realisieren. Die Einstellung der Feedbackkriterien entspricht der Vorschrift beim EMG-Feedback, d. h. bei der gegebenen Handtemperatur des Patienten sollen die Clicks deutlich getrennt, nicht zu häufig und von stillen Pausen unterbrochen zu hören sein. Nach erfolgreicher Handerwärmung können die Clicks auch ganz verschwinden (Details in HÖLZL 1983 c).

Das Heimtraining setzt sofort mit der ersten Therapiesitzung ein. Soweit möglich, sollte auch hier gleichzeitig die EMG-Kontrolle durchgeführt werden. Dies ist nicht immer realisierbar. Der zeitliche Aufwand kann je nach den häuslichen Gegebenheiten zu groß werden. Dann wird die gleichzeitige EMG-Messung nur in den wöchentlichen Therapiesitzungen durchgeführt. Diese Kontrolle genügt im allgemeinen. Das Temperaturtraining dauert vier Wochen.

4.3. Überkreuzte Kontrolle

Im Anschluß an das Temperaturtraining folgt eine "überkreuzte Kontrolle", in der während einer weiteren Therapiesitzung eine Auffrischung des EMG-Feedbacks mit Temperaturmessung durchgeführt wird. Für die

---

[3] Bessere Geräte sind bei verschiedenen Arbeitsgruppen bzw. Firmen in Entwicklung. Informationen beim Verfasser.

daran anschließende Woche fährt man mit dem EMG-Heimtraining fort und schließt mit einer Kontrollsitzung ohne jedes Feedback ab. Durch diese Maßnahme sind die spezifischen Beiträge der bisherigen Therapiebausteine einigermaßen isolierbar. Dies ist sowohl diagnostisch wie für den weiteren Therapieplan wichtig: Ist das erste Therapieziel, d. h. prompte und ausreichend muskuläre und vaskuläre Entspannung, zu diesem Zeitpunkt nicht voll erreicht, wird mit dem Feedbackbaustein fortgesetzt, bei dem die beste Kontrolle erreicht worden war. Ansonsten beginnen die eigentlichen Generalisierungsmaßnahmen. Unter diagnostischen Gesichtspunkten kann die differentielle Wirksamkeit der beiden Feedbackbausteine auf die klinische Symptomatik und/oder die Medikamenteneinnahme wertvolle Hinweise auf die relative Bedeutung muskulärer gegenüber vaskulären Faktoren in der Störungsätiologie liefern (Diagnose "ex juvantibus"). Wegen der im Einzelfall nicht zu bestimmenden Wechselwirkungen sind der Interpretation solcher Unterschiede in der klinischen Wirksamkeit natürlich Grenzen gesetzt.

4.4. Hilfsvorstellungen

In der praktischen Anwendung sind im Gegensatz zu Grundlagenstudien über die spezifische Wirksamkeit einzelner Biofeedbackmaßnahmen andere Einflüsse, die die Selbstkontrolle muskulärer oder vaskulärer Reaktionen unter Feedbackbedingungen unterstützen oder verbessern, nicht als konfundierende Variablen auszuschließen. Solche nicht spezifisch dem Biofeedback angehörenden Faktoren, die aber ebenfalls die trainierten physiologischen Größen beeinflussen, wie Atemtätigkeit, allgemeine Entspannung, kognitive Aktivitäten u. a., sind in der Biofeedbackliteratur unter dem Begriff der "Mediation" diskutiert worden, weil sie physiologische Veränderungen vermitteln, die Feedbackeffekte vortäuschen können, ohne daß die Rückmeldesignale tatsächlich zur Kontrolle herangezogen wurden (vgl. HÖLZL 1981).

Bei der Optimierung einer Therapieprozedur können diese mediierenden Reaktionen aber gerade zur Erhöhung der Feedbackeffekte im Training und als Generalisierungshilfen für die Nicht-Feedbackphase der Behandlung herangezogen werden. Unterstützende Instruktionen zur allgemeinen Ruhigstellung und zu betonter Bauchatmung sind oft hilfreich, werden aber nicht von allen Patienten realisiert. Leichter fällt die Auswahl eines für den einzelnen Patienten hilfreichen **"Ruhebildes"** bzw. einer die Feedbackabläufe unterstützenden **"Hilfsvorstellung"**.

Ein die notwendige Anfangsberuhigung beschleunigendes Ruhebild kann in der Vorstellung einer bisher mit ruhiger Entspannung einhergegangenen Situation aus dem Erfahrungsschatz des Patienten bestehen: "Auf der Veranda, im Liegestuhl, in der Sonne sitzen", "faul am Strand liegen" usf.

Unter einer Hilfsvorstellung i. e. S. verstehen wir hingegen die Imagination einer eng mit der eigentlichen Feedbackaufgabe und den dabei auftretenden Rückmeldungen verknüpften Situation bzw. Aktivität. Dazu muß das Feedbacksignal und seine Veränderungen im Zuge zunehmender Entspannung in die Vorstellung eingebaut werden. Diese Brücke ist später ein wirksamer Ansatz für die Generalisationsübungen. Ein im allgemeinen akzeptiertes Beispiel wäre die Vorstellung, auf dem Rücken liegend auf einer Luftmatratze einen träge dahinfließenden Strom hinunterzutreiben, während die Sonne wärmend auf die Hände und den Bauch scheint. Das Feedbacksignal wird dadurch einbezogen, daß man sich vorstellt, "Hinuntertreiben" und "Absinken der Clickfrequenz" gingen miteinander einher.

Die Bestimmung einer solchen "aktiven" Hilfsvorstellung ist erheblich schwieriger und manchmal nicht möglich. Je besser aber deren Einführung gelingt, desto geringer sind später die Probleme in der Generalisation, in der es darauf ankommt, Proprio- und Interozeptionen an die Stelle der exterozeptiven Rückmeldung zu setzen. Zum Verständnis dieser Problematik ist Breners Modell der Willkürkontrolle von Körpervorgängen von Nutzen. Darauf kann hier nur hingewiesen werden (BRENER 1977). Die Grundprinzipien sind in dem erwähnten Übersichtsartikel diskutiert (HÖLZL 1981).

Die Einführung der Hilfsvorstellung oder zumindest eines Ruhebildes beginnt so früh wie möglich. Der Patient wird angehalten, damit auch konsequent bei den Hausübungen zu arbeiten. Auftretende Schwierigkeiten oder neue Vorschläge werden ebenfalls bei den Eingangsgesprächen zu den wöchentlichen Terminen erörtert. Formale Vorschriften für diesen Baustein zu entwerfen, ist schwierig, wenn nicht sinnlos. Brauchbare Anregungen hierzu liefern die Arbeiten von Lazarus über Imagery-Techniken (LAZARUS 1982) und für bestimmte Zwecke Langs "emotional response scripts" (LANG et al. 1980). Besonders die letzteren enthalten in der Form von recht realistischen und suggestiven Beschreibungen vegetativer oder muskulärer Reaktionen bei emotionalen Zuständen eine Reihe von Elementen, die bei der Konstruktion von "feedback-aktiven" Hilfsvorstellungen hilfreich sein können.

Man kann auch ein ganzes "Imagery-Training" in die Therapie einbauen, z.B. nach der zitierten Monographie von Lazarus oder nach Manualen zum "Klinischen Biofeedback", wie das von GAARDER & MONTGOMERY (1977). Meistens handelt es sich jedoch eher um "kunsthandwerkliche" Anregungen als um effizienzgeprüfte Verfahren. Eine systematische Untersuchung und Ausarbeitung dieses Bereichs für Feedbackzwecke im besonderen steht aus, so daß es der Findigkeit des Einzelnen überlassen bleibt, sich für seinen Anwendungsbereich eine praktikable Lösung von Fall zu Fall zu erarbeiten (vgl. die Fallbeschreibung).

4.5. Medikamentenreduktion

Die hier verwendete Technik der Medikamentenreduktion folgt im wesentlichen den auch in anderen verhaltenstherapeutischen Schmerzbehandlungen üblichen Verfahrensweisen, allerdings mit einigen Abweichungen, die sich bei den bisherigen Anwendungsfällen als praktisch erwiesen:

(1) Ausgangspunkt ist eine Technik der Selbstkontrolle mit täglichem **Tablettenprotokoll** in Verbindung mit dem Schmerztagebuch (s. o.).

(2) Das Selbstkontrollziel wird der Topographie des Medikationsverhaltens angepaßt. Bei regelmäßiger prophylaktischer Einnahme relativ konstanter Dosen, wie das bei schwerer chronifizierter Migränesymptomatik häufig ist, besteht die Aufgabe des Patienten in der **Verlängerung der Intervalle** zwischen den Einnahmen. Dies wird zunächst durch stufenweises Hinausschieben des Einnahmezeitpunkts erreicht. Gleichzeitig wird der Patient auf diejenigen Anzeichen in der frühen Aura sensibilisiert, an denen er die gerade noch rechtzeitige Tabletteneinnahme erkennen kann. Zu Beginn der Behandlung ist dies nach einer langen Geschichte frühprophylaktischer Einnahme noch schwierig. Die Intervalle müssen daher zunächst mechanisch nach der Uhr ausgedehnt werden. Mit beginnender symptomatischer Besserung differenziert sich die Wahrnehmung des Patienten meist von selbst, sobald die "Beschwerdendecke" verlassen wird. Wiederholtes Thematisieren dieses Punktes in den Eingangsgesprächen unterstützt diese Entwicklung. Von da ab beschleunigt sich der Prozeß der Medikamentenreduktion. Dabei muß natürlich darauf geachtet werden, daß nicht gleichzeitig die Schmerzhäufigkeit und Intensität erheblich ansteigen und nur vorübergehendes Toleranzverhalten induziert wird.

Bei reiner Bedarfseinnahme (häufiger bei Spannungskopfschmerz und Mischsyndromen) empfiehlt sich eher die von FORDYCE (1974) empfohlene Technik der **Zeitkonditionierung.** Die Medikamenteneinnahme wird auf feste Tageszeiten und eine vom Patienten gerade noch tolerierte Mindestmenge eingestellt. Statt die Abstände zwischen den Einnahmen zu erhöhen, erniedrigt man nun allmählich die pro Einnahme verabreichte wirksame Dosis. Das Medikament wird in einer konstanten Flüssigkeitsmenge aufgelöst, so daß die Dosisverringerung für den Patienten nicht diskriminierbar ist. Er ist zwar über das allgemeine Vorgehen informiert, nicht aber über den genauen zeitlichen Ablauf.

Eine dritte Möglichkeit, die z.B. von WITTCHEN (1985) angewendet wurde, besteht im **totalen Absetzen** jeder Medikation zu Beginn der Therapie. Dies wird durch Therapiekontrakt durchgesetzt. Voraussetzung ist natürlich, daß dieses Vorgehen medizinisch gerechtfertigt werden kann. Eine ärztliche Überwachung ist auch erforderlich, weil mit dem Patienten eine "Notfallmedikation" vereinbart werden muß. Das bedeutet, daß er sich an den kooperierenden Arzt wenden kann, wenn er den Kontrakt nicht einhalten kann. Dies verlangt eine Einweisung des Arztes in die Grundlagen des verhaltenstherapeutischen Vorgehens und die nahtlose Zusammenarbeit mit dem behandelnden Therapeuten, um das Aufbrechen des Kontrakts zu verhindern. Wegen der praktischen Schwierigkeiten, die mit diesem Vorgehen oft verbunden sind, kann sich im Lauf der Behandlung daraus leicht eine mehr oder weniger unstrukturierte Version der Intervallverlängerung ergeben, weshalb zu Beginn genau erwogen werden muß, welche Reduktionstechnik für den betreffenden Patienten optimal ist. Leider existieren auch hierfür keine systematischen Daten aus größeren Gruppenstudien über differentielle Indikationen, so daß Plausibilitätsüberlegungen und therapeutisches "Kunsthandwerk" das gesicherte Wissen ersetzen müssen.

(3) Besonders bei langjähriger Einnahme hoher Dosen von Ergotaminpräparaten kann nach anfänglichen Erfolgen eine weitere Reduktion auf erheblichen Widerstand stoßen. Ist ein nicht ergotaminhaltiges Schmerzpräparat mittlerer bis schwacher Wirksamkeit zu finden, das dem Patienten in dieser Therapiephase erlaubt, die Ergotamin-Termine hinauszuschieben oder gelegentlich zu überspringen, ohne daß die Schmerzhäufigkeit wieder zunimmt, kann dieses **Substitutionspräparat** zur weiteren Verminderung der Ergotaminmedikation bis zum totalen Absetzen herangezogen werden. Besonders nützlich sind hierfür Medikamente, die bei diesem Patienten in der frühen Krankheitsgeschichte zunächst noch hilfreich waren, bevor dann zu Mutterkornpräparaten übergegangen werden mußte. Ist durch dieses Vorgehen schließlich der Ergotaminverbrauch auf Null gesenkt, folgt die Reduktion des Substitutionspräparates dem gleichen Schema. Aus der Beschreibung ist ersichtlich, daß sich die Methode des Substitutionspräparates besonders in Verbindung mit der Intervallverlängerung anbietet, während die Kombination dieses sehr wirksamen Verfahrens mit den anderen beiden Reduktionstechniken etwas schwieriger ist. Deshalb wird hier auch die erstgenannte Technik vorgezogen. Empirische Effizienzvergleiche sind allerdings nicht bekannt.

Ein wichtiger Punkt, der bei der Verminderung des Rückfallrisikos von Bedeutung ist, muß an dieser Stelle noch ergänzt werden. Bei der Medikamentenreduktion ist man oft gezwungen, sich mit einer wenigstens teilweisen Reduktion des Verbrauchs zufrieden zu geben, um die Therapiedauer nicht über Gebühr auszudehnen. Auch die verbleibende Schmerzsymptomatik ist oft nicht unerheblich. Diese beiden Kompromisse, die Therapeut und Patient, nicht zuletzt aber die Kostenträger zu schließen geneigt sein mögen, bergen ein Risiko, das unter Umständen die erzielte Aufwandsersparnis letztlich konterkariert: Unvollständig gelöschtes Schmerz- und Medikationsverhalten kann je nach verbliebenem Symptomniveau und den sonstigen Randbedingungen leicht rekonditioniert werden. Halb behandelte Störungen sind doppelt rückfallgefährdet. Zweitbehandlungen, die dann erforderlich werden, erhöhen letztlich den Gesamtaufwand. Aus diesem Grund wird hier auch Wert auf weitestgehende Reduktion der Medikamenteneinnahme gelegt und im Laufe der mehrstufigen Behandlung stark "überlernt". Ohne Substitutionspräparat kann das Ziel der Nulleinnahme unerreichbar bleiben. Dieser Baustein ist daher von besonderer Bedeutung. Seine Wirksamkeit kann noch erhöht werden, wenn nicht nur auf ein schwächeres, aber noch analgetisch wirksames Medikament, sondern in einem dritten Schritt schließlich auf Placebomedikation übergegangen wird. Hohe Verdünnungsstufen homöopathischer Mittel bieten sich hierzu an.

Die hier besprochenen Verfahren machen systematischen Gebrauch von gesicherten Ergebnissen über die Konditionierbarkeit pharmakologischer Wirkungen (SIEGEL 1979, vgl. HOLLIS 1982). Die Wirkungen werden durch die in der Lernpsychologie gut bekannten Phänomene der Zeitkonditionierung, des Ausblendens (bei der Intervallverlängerung), der Löschung (bei der Absetzungstechnik) und des Überblendens (bei der Einführung des Substituts) vermittelt. In ähnlicher Weise wären auch andere verhaltenspharmakologische Prozesse nutzbar, wenn sich dies im Einzelfall als notwendig erweisen sollte. Einen Überblick über die wesentlichen Verfahren und die beteiligten Konditionierungsprozesse findet man in der zitierten Literatur.

4.6. Generalisation

Die Übertragung der im Feedbacktraining gelernten Fertigkeiten auf die nichtapparative Phase geschieht in zwei Schritten: In der Generalisationsstufe I lernt der Patient in Einzelsitzungen und fortgesetzten Hausübungen analog dem Heimtraining, die Muskel- und Gefäßkontrolle ohne exterozeptive Rückmeldung, allein unter Benutzung seiner propriobzw. interozeptiven Wahrnehmung, aufrechtzuerhalten und schließlich auf Problemsituationen (soweit bis dahin identifiziert) und die Phase vor dem drohenden Anfall anzuwenden. Generalisation I enthält also bereits erste Elemente eines **Bewältigungstrainings.** Diese werden in Generalisation II, dem "Situationsbezogenen Entspannungsprogramm (SEP)" nach WITTCHEN (1985), systematisch ausgebaut. Dieser Therapiebaustein wird hier nicht mehr gesondert beschrieben.

Nicht immer sind beide Generalisationsstufen erforderlich. Bei schwerer, chronifizierter und vordem therapieresistenter Symptomatik empfiehlt sich aber die konsequente Durchführung der hier beschriebenen Sequenz zur Verminderung des Rückfallrisikos durch Rekonditionierung, auch wenn die Medikamenteneinnahme nach der ersten Generalisationsstufe schon auf Null zurückgegangen sein sollte (s. o. zum Aspekt "Überlernen").

Die Generalisation I wird in der ersten Sitzung dieses Abschnitts durch exterozeptive Rückmeldung während einer abgekürzten Jacobson-Übung (Vorgehen wie im Abschnitt "Kontrollerfahrung") eingeführt. Danach wird das Feedback abgeschaltet und durch verbale Verstärkung durch den Therapeuten ersetzt, welche schließlich ebenfalls ausgeblendet wird. Die Übungen werden zu Hause wie bisher fortgesetzt. Dabei nimmt der Partner (wenn möglich) weiterhin die EMG-Messung vor, dem Patienten bleibt dabei aber das Feedback entzogen. Bestehen Zweifel, ob dabei korrekt vorgegangen wird, kann der Kopfhörer einbehalten werden. Diese Maßnahme hat selbstverständlich nur Sinn, wenn kein eingebauter Lautsprecher am Gerät vorhanden ist. Sie ist auch sonst nicht unbedingt zu empfehlen, da das dadurch ausgedrückte Mißtrauen die im Lauf des Trainings entwickelte Kooperationsbeziehung zwischen Patient und Therapeut beeinträchtigen kann. Schmerztagebuch und Medikamentenprotokoll werden weitergeführt.

4.7. Auffrischungssitzungen

In der vorliegenden Therapieform wird die im Feedback gelernte Selbstkontrolle der Muskel- und Gefäßaktivität in größeren (mehrere Wochen bis Monate), eventuell auch zunehmenden Abständen durch "Booster-Sitzungen" wieder aufgefrischt, obwohl nur die positive Wirkung, nicht aber ihre absolute Notwendigkeit empirisch belegt ist. Dafür eignen sich wegen ihrer Einfachheit besonders EMG-Übungen unter Handtemperaturkontrolle. Man kann aber auch Abschnitte von EMG-Feedback mit Temperaturmessung mit Temperaturfeedback bei EMG-Messung in der gleichen Sitzung abwechseln und so abermalige "überkreuzte Kontrolle" in einer einzigen Sitzung realisieren.

Neben der Wiederauffrischung des Gelernten haben die "Booster-Sitzungen" auch eine wichtige Kontrollfunktion. Dadurch ist es möglich, weitere klinische Fortschritte bzw. beginnende Verschlechterungen auf die pathophysiologisch relevanten Variablen zu beziehen und die Spezifität des therapeutischen Effekts weiter zu prüfen. Dies ist nicht nur unter Forschungsgesichtspunkten wichtig. Notwendig werdende Maßnahmen gegen drohende und Nachbehandlungen bereits eingetretener Rückfälle sind aufgrund dieser Informationen zu planen. Dabei kann sich auch ergeben, daß der Therapieansatz gewechselt werden muß und Verhaltensdefizite, die die Wiedererkrankung herbeigeführt haben, behandelt werden müssen oder ähnliches.

5. FALLBEISPIEL: CHRONISCHER "MIGRÄNOIDER KOPFSCHMERZ" MIT ERGOTAMIN-ABUSUS

Die in den vorangegangenen Abschnitten skizzierte Mehrstufenbehandlung von gemischten Kopfschmerzsyndromen soll im folgenden anhand eines relativ gut dokumentierten Falles illustriert werden. Er ist unter den bisher nach diesem Therapieplan behandelten Fallgeschichten ausgewählt worden, weil er nach Art, Schwere und Dauer der Symptomatik der idealen Indikation des Verfahrens am nächsten kommen dürfte, langjährige Aufzeichnungen des Patienten über den Medikamentenverbrauch auch aus der Zeit vor der Therapie vorliegen und im konkreten Behandlungsplan die meisten der beschriebenen Bausteine in der Originalsequenz angewendet wurden. Die Technik der Verwendung eines Substitutionspräparats ist im Rahmen der Behandlung dieses Falles ausgearbeitet worden.

5.1. Vorgeschichte

Art und Dauer der Symptomatik

Pt. T. (56 Jahre, männl.) war seit 10 - 15 Jahren anfällig für Kopfschmerzen. Auch seine Mutter und Großmutter litten darunter. Erst vor sieben Jahren wurden die Schmerzen zum Problem. Seitdem nahmen sie ständig zu. Vor fünf Jahren traten die Schmerzepisoden alle zwei bis drei Tage auf, während zu Behandlungsbeginn ohne Medikation alle 20 Stunden ein Anfall stattfand. Der Schmerz geht von der Nasenwurzel aus, ist spitz und stechend und dehnt sich in letzter Zeit manchmal bis in den Hinterkopf aus. Er war nie pulsierend, trat früher abwechselnd links oder rechts auf und ist jetzt beidseitig. Seit langem besteht keinerlei Variation mehr in der Stärke der Schmerzattacken. Sie erreichen nach Überspringen der prophylaktischen Medikation binnen weniger Stunden (2 - 4 h) eine maximale Intensität und sind dann auch nicht mehr zu kupieren. Am Tag des Anfalls ist der Patient absolut arbeitsunfähig und bettlägerig. Lichtempfindlichkeit besteht jedoch nicht.

Medizinische Diagnostik

Die medizinische Diagnose lautete auf Cephalaea vasomotorica unbekannter Ätiologie. Obwohl Lichtempfindlichkeit im Anfall und andere Migränezeichen weitgehend fehlten, wurde die Wirksamkeit von Ergosanol als beweisend für den vaskulären Ursprung des Kopfschmerzes angenommen. In früheren Jahren hatte allerdings auch Novalgin geholfen, ist jetzt aber unwirksam. Organische Ursachen konnten ausgeschlossen werden.

Bisherige Behandlungen

Im Lauf der siebenjährigen Krankheitsgeschichte sind unterschiedliche Therapieversuche unternommen worden. Am Anfang stand einfache Schmerzmedikation (Novalgin), die aber schon bald nicht mehr genügte. Aus diesem Grund wurde ärztlicherseits trotz unzureichender Migränezeichen ein Versuch mit Ergotaminpräparaten gemacht (zuerst Ergosanol, dann Ergosanol spezial). Die rechtzeitige prophylaktische Einnahme war voll wirksam, hatte aber zunehmenden Verbrauch zur Folge. Deshalb wurden auch andere Kuren angeordnet, darunter drei Jahre vorher eine Akupunktur, Autogenes Training und zuletzt medikamentöse Schmerzblockaden (in der Institution, in der auch die hier beschriebene Behandlung durchgeführt wurde). Dauerhafte Erfolge waren damit nicht zu erzielen. Die zuletzt genannte Maßnahme führte eher zu einer Verschlechterung. Zumindest wurde durch eine Blockadebehandlung ein schwerer Schmerzanfall ausgelöst, nach den Angaben des Pt der schwerste seit Jahren. Dies war auch der unmittelbare Grund, weshalb vom behandelnden Arzt der Psychologe hinzugezogen wurde, um die Durchführbarkeit einer Biofeedbacktherapie zu prüfen. Ein zweiter vom Patienten ausgehender Grund war dessen hohe Motivation, den dramatisch angestiegenen Ergotaminverbrauch zu reduzieren, da er von ärztlicher Seite auf die Gefahren chronischen Konsums hingewiesen worden war. Das unmittelbare Therapieziel war daher auch, vor allem diesen Verbrauch zu reduzieren. Dies schien ohne unterstützende Maßnahmen nicht möglich, da zum Zeitpunkt der Aufnahme ohne die regelmäßige prophylaktische Einnahme von durchschnittlich 2 - 2 1/2 T/d Ergosanol spez. (Spitzenwerte bis zu 6 T/d) tägliche schwere Schmerzanfälle stattfanden. Eine Verhaltenstherapie bzw. eine Biofeedbackbehandlung wurde von den beteiligten Ärzten als letzte, wenn auch nicht optimistisch beurteilte Möglichkeit angesehen.

5.2. Erstinterviews und Verhaltensanalyse

Um die Möglichkeit einer psychologischen Intervention zu prüfen, wurden mit dem Patienten mehrere Interviews geführt (s. u., Tabelle 1). In der Verhaltensanalyse ergaben sich keine Hinweise auf spezifische Auslöser. Eine belastungsabhängige Aggravation der Beschwerden war nur in Andeutungen vorhanden, z.B. zeigte sich im Urlaub keine Besserung. Beruflich und familiär waren keine relevanten Probleme greifbar. Die in der behandelnden Institution üblichen Fragebögen (Beschwerdeliste, Depressionsskala, FPI) ergaben unauffällige Werte. Aus diesen Gründen wurde von einer rein psychologischen Behandlung nach dem SEP von Wittchen (1985) abgesehen.

Tab. 1: Terminübersicht zur Fallgeschichte des Patienten T.

Termin	Nr.	Ther-Abschn.	Maßnahme	Bemerkung
14.11.	1	Med.Diagnose u. Therapie	Ärztliches Erstinterview	Aufnahme in koop. Instit.
15.11.	2		Standardinterview "Kopfschmerz"	
20.11. – 28.1.	3-13		Stellatum-Blockaden	Keine Besserung, Auslösung des subj. stärksten Anfalls; Abbruch
29.1.	1	Verhaltensdiagnostik	1. Verhaltensanalyt. Interview	2 Psychologen
12.2.	2		2. Verhaltensanalyt. Interview u. Info über Biofeedbacktherapie	Biofeedback-Therapeut
4.3.	3	EMG-Biofeedback	1. Therapiesitzung mit EMG Diagnostik	
6.3.	4	FRONTALIS	2. Therapiesitzung	Beginn Heimtrain.
13.3.	5		3. Therapiesitzung	
20.3.	6		4. Therapiesitzung	
31.3.	7	Handtemperatur-Feedback	5. Therapiesitzung	Temp.- Heimtrain.
10.4.	8		6. Therapiesitzung	
17.4.	9		7. Therapiesitzung Beratung Entspannungsinstr. f. Hausübungen Einf. f. Substit.-Präp. I	Ende Heimtrain. Beginn Hausübungen
		PAUSE	Hausübungen	2 Telefonkontakte
29.5.	10	Generalisation I	8. Therapiesitzung EMG-Auffrischung	
4.6.	11		9. Therapiesitzung Entspannungstrain. mit EMG-Messung ohne Feedb.	
12.6.	12		10.Therapiesitzung dto.	
19.6.	13		11.Therapiesitzung dto.	
23.6.	14		12.Therapiesitzung dto.	
26.6.	15		13.Therapiesitzung 2. Verhaltensanalyt. Interview	
30.6.	16		14.Therapiesitzung Entspannungstrain. mit EMG-Messung ohne Feedb.	
		PAUSE	Forts. d. Hausübungen zusätzl. Schmerzprot.	1 Telefonkontakt
Okt/Nov.	17-25	Generalisation II	Gruppentherapie	"SEP" (Wittchen)
Dez.	26	Auffrischung	EMG-Feedback: Trapezius, Semispinalis, Splenius	

Die Angaben aus der ärztlichen Anamnese zu den Beschwerden wurden im wesentlichen bestätigt: Die Schmerzepisoden zeigten keine Intensitätsvariationen, sondern waren ohne Tabletten stets maximal. Lediglich die Intervalle waren etwas variabel. Diese Intervalle wurden durch Selbstmedikation gesteuert. Die Wahrnehmung früherer Vorstadien war durch die frühzeitige prophylaktische Einnahme beeinträchtigt. Diese war durch die Erfahrung ausgebildet worden, daß zu spätes Einnehmen den Schmerzanfall nicht mehr verhinderte. Die Selbstmedikation war vom Patienten seit Jahren sorgfältig protokolliert worden. Dies geschah nach seinen Angaben aus Sorge um die Entwicklung seines Tablettenkonsums. Die darin zum Ausdruck kommende Gewissenhaftigkeit wurde als brauchbarer Ansatzpunkt für eine Selbstkontroll-Therapie des Tablettenmißbrauchs angesehen, da sie in den Anamnesen nicht als Zwangssymptom klinischer Wertigkeit erschien, dessen Festigung kontraindiziert gewesen wäre.

Voraussetzung für die Reduktion wäre aber bei der gegebenen maximalen Schmerzrate eine initiale oder begleitende Symptomerleichterung. In Anbetracht dieser Befunde und der Hinweise auf eine Mischätiologie (s.o.) erschien eine kombinierte Biofeedbacktherapie bei gleichzeitiger Medikamentenreduktion sinnvoll. Für die Mischätiologie sprechen einerseits die Angaben zur Schmerzform, die auf eine Stirnmuskelbeteiligung schließen läßt und andererseits die Wirksamkeit von Ergotamin, welches vor allem bei vaskulärer Genese gegeben wird.

5.3. Biofeedbackbehandlung

Die schließlich durchgeführte Behandlung folgte im wesentlichen den unter 4. angegebenen Schritten. Tabelle 1 gibt eine Übersicht über die diagnostischen und therapeutischen Termine im einzelnen.

5.3.1. Information

Die Überlegungen zum Therapieplan und das Rational der Biofeedbackverfahren wurde mit dem Patienten ausführlich besprochen. Vor allem die Limitierung der Techniken und ihr Selbstkontrollcharakter wurden akzentuiert, um übertriebene Anfangserwartungen zu dämpfen und die zuverlässige Durchführung des Heimtrainings zu sichern. Die Verknüpfung seiner Beschwerden mit dem EMG-Training der Stirnmuskelaktivität war für den Patienten plausibel herzustellen. Nur dieses Training in Verbindung mit einer Medikamentenreduktion wurde ihm zu Beginn als Therapieziel definiert, die weiteren Schritte vom Gang dieser ersten Intervention abhängig gemacht. Die Ehepartnerin erklärte sich bereit, den Patienten beim Heimtraining zu unterstützen und wurde daher in die Therapieplanung miteinbezogen (s.u.).

5.3.2. EMG-Diagnostik

Bei der Bestimmung der Ruheniveaus der Kopf-Hals-Schultermuskulatur zu Beginn der eigentlichen Biofeedbacktherapie zeigten sich für Trapezius und die beiden Nackenmuskeln (vgl. 4.1.) niedrige Toni (10 - 50 Mikrovolt) und keine Seitendifferenzen. Lediglich im Frontalis fanden sich leichte EMG-Erhöhungen (30 Mikrovolt), wobei zu beachten ist, daß wegen der ständigen prophylaktischen Tabletteneinnahme auch keine Schmerzen vorlagen. Im Einklang mit den subjektiven Beschwerden wurde daher der Frontalis als Zielmuskel für das EMG-Feedback definiert.

5.3.3. EMG-Feedbacktraining

Das EMG-Feedback entspricht mit kleineren Abweichungen dem unter 4. besprochenen Vorgehen (vgl. Abb. 1 und Tab. 1). Anfangs wurde mit zwei Therapiesitzungen pro Woche begonnen. Ab der zweiten Woche fand nur noch eine Sitzung pro Woche statt (insgesamt vier Sitzungen). Ab der zweiten Sitzung nahm der Patient das Feedbackgerät mit nach Hause und übte, unterstützt von seiner Frau, zweimal täglich ca. 15 min (morgens und abends). Die Selbstkontrolle der Muskelspannung wurde in der ersten Sitzung mit Wahrnehmungsübungen aus dem JACOBSON-Training, jedoch mit EMG-Rückmeldung eingeführt (s.o.: "Kontrollerfahrung"). Im weiteren Therapieverlauf wurde etwa folgender Sitzungsablauf eingehalten: zunächst 20 min Besprechung der Hausübungen, Medikamentenprotokolle, aufgetretener Belastungssituationen und eventueller Beziehungen zu Beschwerden oder erhöhtem Medikamentenbedarf, der Hilfsvorstellung und praktischer Probleme; danach 2 x 15 min Feedbackübung mit Neujustierung der Schwellen etc.; anschließend 5 min Nachruhe und kurze Abschlußbesprechung (ebenfalls 5 min). Nach anfänglichen Versuchen mit der unter 4. beschriebenen "aktiven" Hilfsvorstellung fand sich ein Ruhebild, das für den Pt leichter zu realisieren war und sich auch eher mit der Heimtrainingssituation verknüpfen ließ ("auf der Veranda im Liegestuhl in der Sonne sitzen"). Dieses Ruhebild wurde in allen weiteren Behandlungsabschnitten beibehalten.

In den folgenden Abbildungen sind die Ergebnisse der EMG-Kontrolle zusammengefaßt. Abbildung 6 illustriert den anfänglichen Trainingsverlauf. Aus ihr ist ersichtlich, daß die Kontrolle (EMG-Senkung) schon in der ersten Sitzung gelernt wird, daß aber trotz der konsistenten EMG-Verläufe innerhalb der einzelnen Trainingssitzungen über die Sitzungen hinweg zunächst ein Anstieg der Spannungsniveaus zu beobachten ist, der erst mit zunehmender Beherrschung der Feedbacktechnik wieder rückläufig ist.

Dies ist eine nicht selten gemachte Beobachtung. Sie hängt vermutlich mit den anfangs noch "verkrampften" Versuchen des Pt. zusammen, der widersprüchlichen Aufgabe zu genügen, nämlich den Muskel "aktiv" **nicht** zu innervieren bzw. zu **hemmen**. Die der Feedbackkontrolle am förderlichste Haltung "passiven Wollens" wird erst allmählich gelernt.

Die Abbildungen 7 bis 8 geben die eigentlichen Übungsverläufe während des Trainings in der Form der Anfangs- und Minimalwerte je Sitzung und Heimübung wieder. Die Kurven sind über das EMG-Feedback hinaus fortgezeichnet, um die EMG-Veränderungen während der darauffolgenden Abschnitte (s.u.) zu illustrieren.

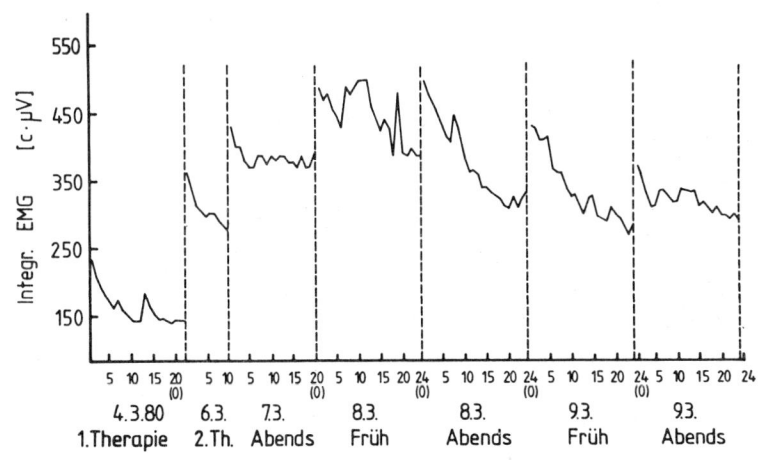

Abb. 6: Individuelle EMG-Verläufe zu Beginn des Trainings (normierte Integratoreinheiten)

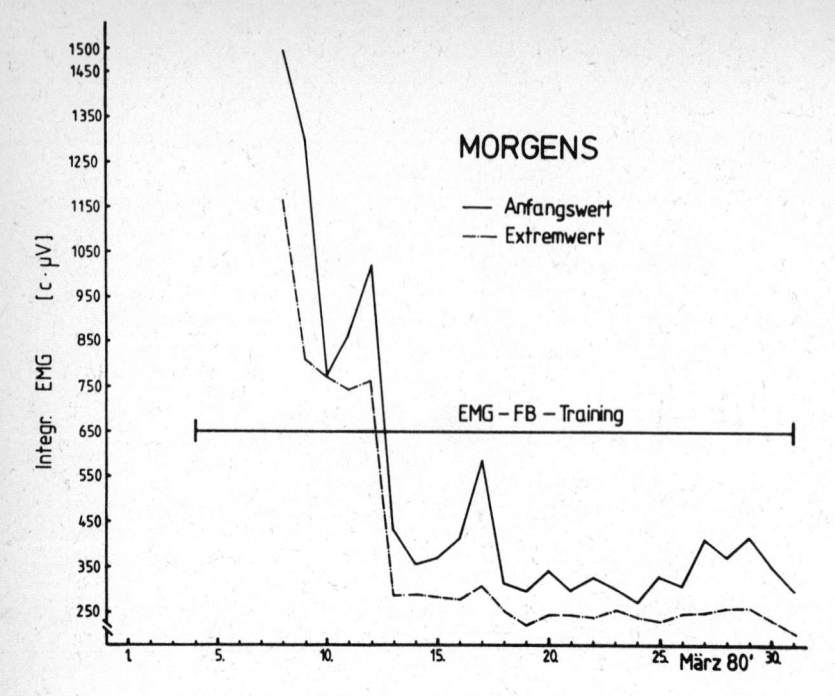

Abb. 7 a: EMG-Verlauf - Morgenübungen

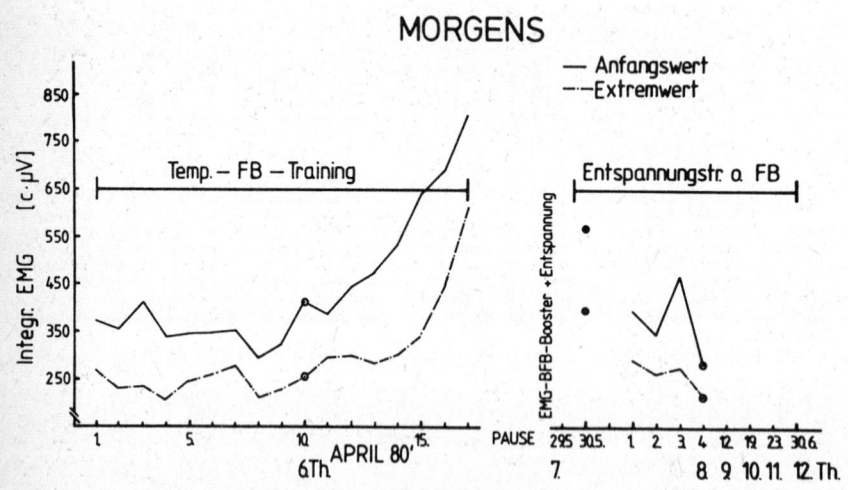

Abb. 7 b: EMG-Verlauf - Morgenübungen (Fortsetzung)
(⊙ = Therapiesitzungen)

Abb. 8a: EMG-Verlauf - Abendübungen
 (. = Therapiesitzungen)

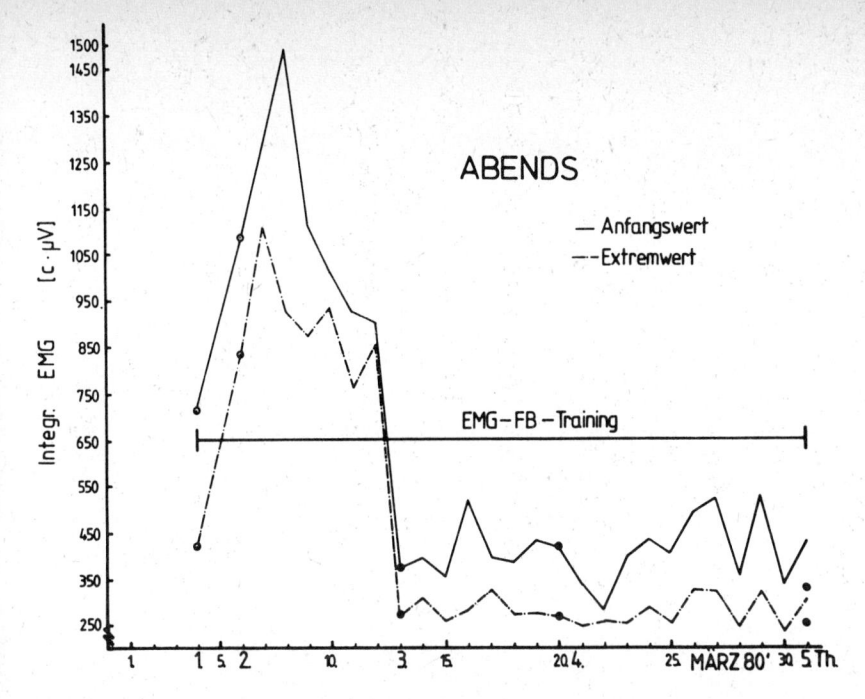

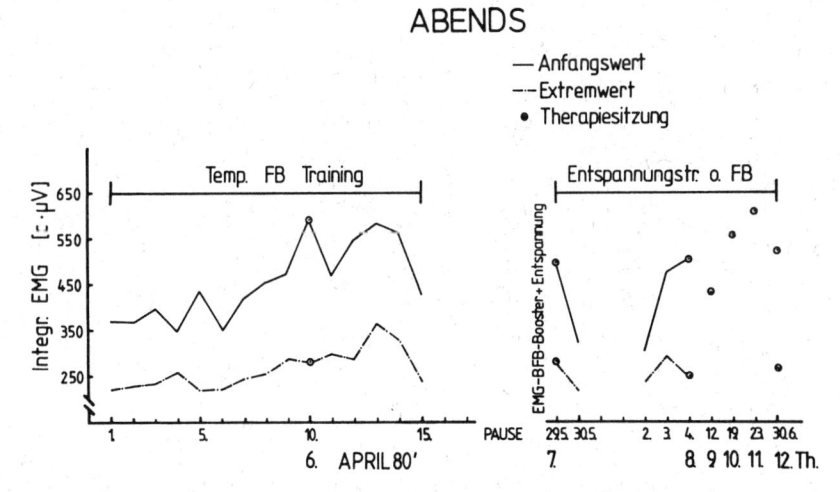

Abb. 8 b: EMG-Verlauf - Abendübungen (Fortsetzung)

Die über die Therapiesitzungen hinwegreichenden EMG-Reduktionen und ihr beginnender Zerfall während des Temperaturtrainings sind gut sichtbar. Es wird aber auch deutlich, daß schon nach wenigen Sitzungen das Ausmaß der Spannungsreduktion innerhalb der Sitzungen nicht mehr wesentlich ansteigt.

5.3.4. Temperaturfeedback

Anschließend an das EMG-Training folgte das Training der Handerwärmung mit Temperaturrückmeldung (siehe 4.). Auch das Temperaturfeedback war mit Hausübungen verbunden. Der Patient hatte Schwierigkeiten, die Handerwärmung zuverlässig zu realisieren. Die erreichten Erwärmungen waren zudem gering. Die durch das EMG-Feedback erreichte muskuläre Entspannung wurde eher wieder verschlechtert. Die symptomatische Besserung und die Medikamenteneinnahme stagnierte, kehrte sich aber nicht um (s.u.). Aufgrund dieser Beobachtungen wurde als spezifisch wirksamer Interventionsfaktor die muskuläre Entspannung betrachtet und ihr Ausbau, die Generalisation auf die Nach-Feedbackphase und ihre Anwendung auf mittlerweile zutage getretene Belastungssituationen als weiteres Therapieziel definiert. Diese Behandlungsabschnitte sind unter 5.6. beschrieben.

5.4. Medikamentenreduktion

Wegen der besonderen Form des prophylaktischen Selbstmedikationsverhaltens und seiner Beziehung zu den sonst unvermeidlichen Schmerzattacken (innerhalb von vier Stunden) wurde in diesem Fall die Methode der Intervallverlängerung gewählt. Eine Dosisreduktion war nicht möglich, da bei Unterschreiten der anfänglichen Mindestdosis von zwei Tabletten Ergosanol spez. der drohende Anfall nicht vermieden werden konnte. Der Patient wurde instruiert, die prophylaktische Einnahme in Stundenschritten hinauszuschieben und auf alle Anzeichen zu achten, die die rechtzeitige von zu später Einnahme unterscheiden würden. Die Intervallverlängerung war zur Überraschung des Pt. schon bald nach Therapiebeginn ohne negative Folgen möglich. Die Wahrnehmung von Prodromalanzeichen war schwieriger wiederzuerlernen und setzte erst gegen Ende des EMG-Feedbacks ein, als die Beschwerden bereits die maximale "Decke" verlassen hatten und längere Pausen zwischen den Einnahmen toleriert werden konnten. Die verbundenen Wirkungen von Feedbackbehandlung und dem beschriebenen Selbstkontrollprogramm der Medikamenteneinnahme waren sehr schnell nach Beginn der ersten Therapiephase sichtbar und gegenüber den bisherigen Verbrauchsziffern und ihrem progredienten Verlauf in den letzten Jahren vor Therapiebeginn dramatisch. In Abbildung 9 sind die durchschnittlichen Tagesdosen (Ergosanol spez.) monatsweise über ein Intervall von vier Jahren dargestellt. Der starke initiale Abfall zu Beginn der Behandlung und die allmähliche Stabilisierung auf niedrigem Niveau sind charakteristisch.

Aufgrund der speziellen Beziehung zwischen Schmerzepisoden und prophylaktischer Tabletteneinnahme kann der Verlauf des Ergosanolverbrauchs auch als Verlauf der Besserung der Schmerzsymptomatik betrachtet werden. Tatsächlich kam es während der Tablettenreduktion zu keiner nennenswerten Schmerzaktivität mehr, die prophylaktische Funktion der verbliebenen Selbstmedikation erfüllte also weiterhin den Zweck, den Patienten schmerzfrei zu halten. Diese Beobachtung gilt allerdings nur in den ersten Behandlungsabschnitten (während der Feedbacktrainings), als die Intensität der Schmerzanfälle, sofern sie nach zu später Einnahme noch auftraten, noch maximal war. In den späteren Abschnitten (s.u.), nach Verlassen der "Beschwerdendecke", konnte sich der Pt auf das Risiko zu später Einnahme eher einlassen. Dadurch traten dann bei

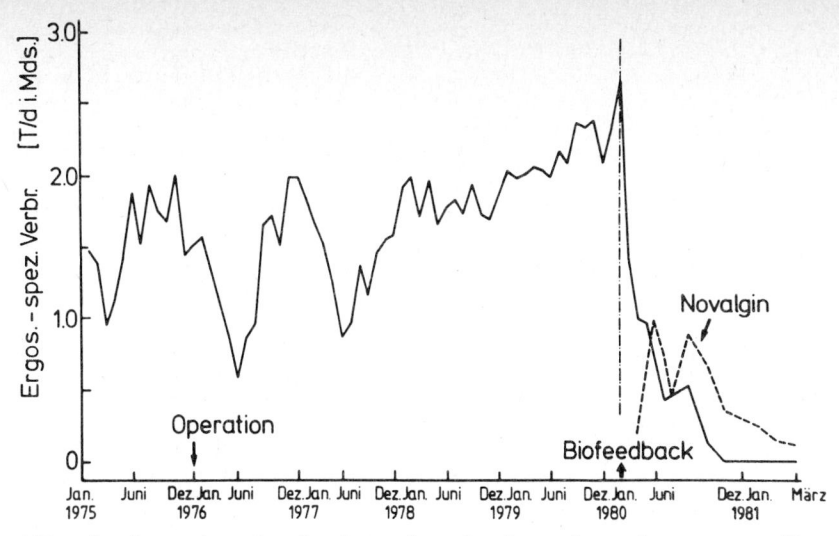

Abb. 9: Gesamtverlauf des Ergotaminverbrauchs vor, während und nach der Behandlung. Angaben in Tagesdosen Ergosanolspez. (Monatsdurchschnitte)

weiter fortschreitender Medikamentenreduktion vereinzelt wieder Schmerzepisoden auf, die aber weit unter der bisherigen Stärke lagen und vom Patienten als tolerabel eingestuft wurden. Im weiteren Verlauf verschwanden auch diese.

Aufgrund der häufig gemachten Erfahrung, daß eine Rekonditionierung bei unvollständiger Löschung sehr leicht und schnell möglich ist, wurde das Restniveau der Selbstmedikation als mögliches Rückfallrisiko betrachtet. Aus diesem Grund wurde zu dem weiter oben schon beschriebenen Kunstgriff des "Ausblendens" durch ein Substitutionspräparat gegriffen. Bei Pt T. bot sich hierfür ein Präparat an, das in früheren Jahren einigermaßen wirksam gewesen, seit Jahren aber ineffektiv geworden war und durch das Ergotaminpräparat abgelöst werden mußte (Novalgin). Die Instruktion lautete, wann immer möglich das Intervall zwischen Ergosanol-Einnahmen zunächst durch eine Novalgindosis bei den ersten Anzeichen der drohenden Schmerzepisode zu verlängern. Erst im zweiten Schritt sollte dann zum Ergotaminpräparat gegriffen werden. Die Wirkungen dieser Maßnahme auf den Ergotaminverbrauch und der Verlauf der Novalgin-Einnahme selbst ist in Abbildung 10 wiedergegeben.

Der Ergotaminverbrauch konnte auf diese Weise auf Null reduziert werden. Gleichzeitig nahm der Novalginverbrauch vorübergehend zu, um dann seinerseits wieder zurückzugehen. Eine vollständige Tablettenfreiheit wurde allerdings erst in den späteren Behandlungsabschnitten erreicht (s.u.). Der geplante zweite Substitutionsschritt, bei dem von Novalgin auf eine hohe Verdünnungsstufe eines homöopathischen Mittels übergeblendet werden sollte, erwies sich als nicht mehr nötig. Ein erster Versuch zeigte auch, daß die erzielbaren Placeboeffekte für den Patienten aufgrund seiner langjährigen Erfahrung im Umgang mit Schmerzen und ihrer kontrollierten Beherrschung durch Selbstmedikation zu wenig überzeugend ausfielen. Auf die zweite Substitution wurde deshalb ohne Nachteil verzichtet.

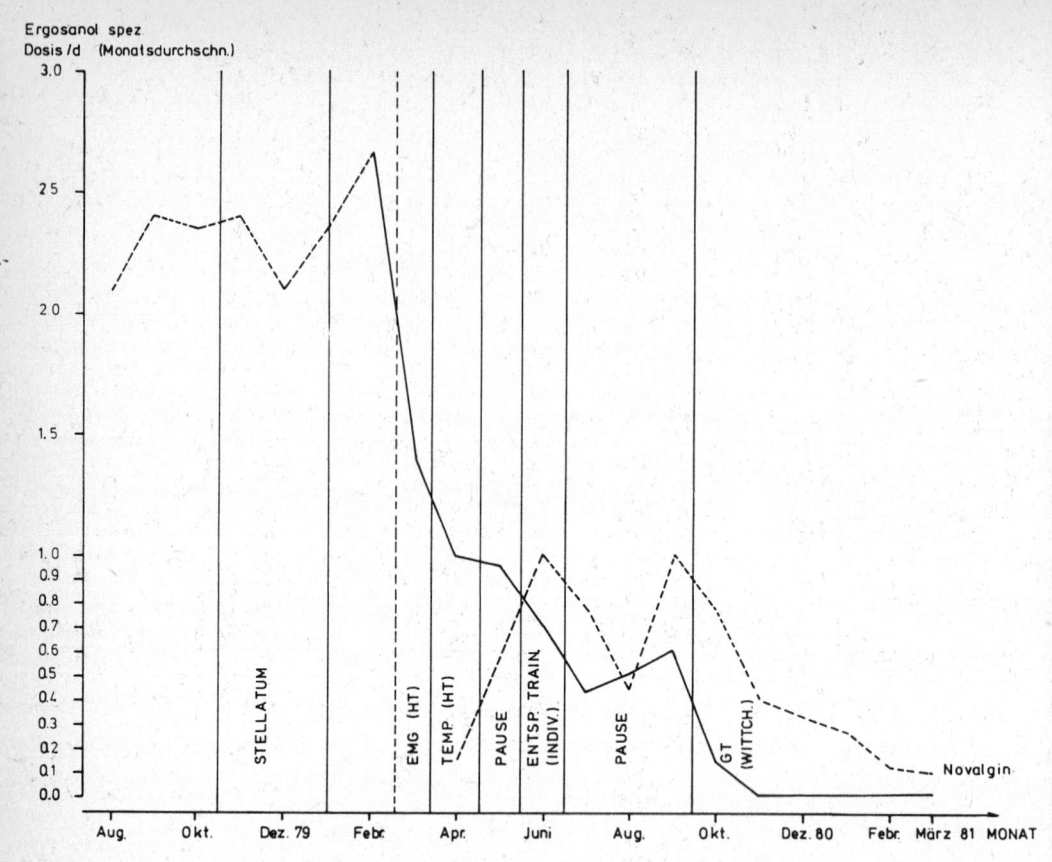

Abb. 10: Detailverlauf des Medikamentenverbrauchs während der verschiedenen Therapieabschnitte

5.5. Generalisation

Zugleich mit Beendigung des Temperaturtrainings und der Einführung des Substitutionspräparates wurde mit Generalisationsübungen begonnen, die den Feedbackerfolg auf die Alltagssituation übertragen sollten. Diese wurden zunächst durch eine abgekürzte JACOBSON-Demonstration (kein eigentliches Training) eingeführt. Die Instruktion lautete, die im Feedback gelernte Übung wie bisher beim Heimtraining, aber ohne Gerät fortzusetzen. Diese Übungen waren mit einer kurzen An-und Entspannungssequenz der Unterarme und des Stirnmuskels einzuleiten. Dieser Abschnitt dauerte ca. sechs Wochen. Zwei Telefonkontakte und die regelmäßige Einsendung der Medikamentenprotokolle waren die einzigen Verbindungen zum Therapeuten in dieser Zeit. Dies sollte das allmähliche "Ausschleichen" der Therapie fördern.

Der muskuläre Erfolg dieser Hausübungen wurde nach der Behandlungspause in einer Auffrischungssitzung mit EMG-Feedback kontrolliert (vgl. Abb.7 und 8). Diese Kontrolle und die Generalisation wurde in fünf weiteren Sitzungen fortgesetzt. Sie bestanden in einem expliziten Entspannungstraining unter EMG-Kontrolle, aber ohne Feedback. Ihr Aufbau war den beschriebenen Hausübungen analog, d.h. Einleitung durch kurze An- und Entspannungssequenz der Stirnmuskulatur und anschließende anhaltende Entspannung (2 x 15 min), bei der das integrierte EMG des Frontalismuskels registriert wurde. In den ersten Sitzungen erhielt der Pt gelegentlich verbales Feedback. Gegen Ende wurde auch dieses ausgeblendet. Die Hausübungen wurden wie gehabt fortgesetzt.

Vor der letzten Entspannungssitzung fand noch einmal ein ausführliches verhaltensanalytisches Interview in Verbindung mit einer Rekapitulation der bisherigen Behandlung statt. Schon gegen Ende des Temperaturfeedbacks hatten sich die Anzeichen gemehrt, daß dem Patienten nach Verlassen der "Beschwerdendecke" und erheblicher Reduktion der prophylaktischen Medikamenteneinnahme früher unzugängliche Zusammenhänge zwischen beruflichen Belastungssituationen und Beschwerdehäufigkeit wieder erkennbar wurden. Die Ausgangsindikation gegen ein rein verhaltensorientiertes Programm war damit nicht mehr gegeben. Dieser Frage wurde im Interview genauer nachgegangen. Aufgrund der dabei zu Tage geförderten Informationen definierte der Pt spezielle Anwendungssituationen für eine verkürzte Hausübung am Arbeitsplatz. Er wurde aufgefordert, die Hausübungen und die Medikationsprotokolle über die Sommerpause fortzusetzen. Abhängig vom dann erreichten Stand sollte das Erreichte durch die Teilnahme an einem verhaltenstherapeutischen Gruppentraining (SEP nach WITTCHEN 1985) gefestigt werden (vgl. Kap. 3). Durch den Erfolg der psychophysiologischen Erstinterventionen waren dafür inzwischen die Voraussetzungen gegeben. Die Therapiepause vor Beginn des SEP betrug drei Monate und wurde nur einmal durch eine Telefonberatung unterbrochen, bei der auch weitere Vereinbarungen für die Gruppentherapie-Termine getroffen wurden. Die in Kleingruppen durchgeführte Behandlung nach dem SEP fand anschließend statt, dauerte zwei Monate und umfaßte neun Termine. Der Verlaufskurve in Abbildung 10 ist zu entnehmen, daß im Lauf dieser Therapieabschnitte der Medikamentenverbrauch vollständig reduziert werden konnte. Der Patient blieb dabei weitgehend schmerzfrei.

5.6. Nachkontrollen

Nach Abschluß der Therapie folgte noch eine EMG-Kontrollsitzung. Dabei wurde außerdem die Feedbackübung auf Trapezius und Halsmuskulatur ausgedehnt, da der Pt über zeitweise auftretende Verspannungen im Schultergürtel berichtete. Die Nachkontrolle ergab, daß der Pt die Muskelkontrolle nach wie vor gut beherrsche. Zu diesem Zeitpunkt bestand Schmerzfreiheit ohne Medikation. Der Patient wurde gebeten, seine Aufzeichnungen fortzuführen und deren Selbstkontrollfunktion noch einmal mit ihm besprochen. Seitdem wurden die Protokolle für weitere zwei Jahre lückenlos geführt. Bei einem Nachkontrolltermin nach diesem Zeitraum bestand weiterhin Schmerzfreiheit.

6. SCHLUSSBETRACHTUNG

Die beschriebene mehrstufige Interventionsstrategie war bei Pt T. durch die Art der Beschwerden, medizinische Vorinformationen und die bisherige Therapiegeschichte nahegelegt worden. Die Verhaltensanalyse, unterstützt von der psychophysiologischen Untersuchung der symptomatisch relevanten Muskelgruppen, bestätigte die Annahme, daß unabhängig von eventuellen psychologischen Entstehungsursachen (welche im übrigen ebenfalls identifizierbar wurden) die aktuellen Erhaltungsursachen nicht mehr in konkreten Belastungsfaktoren zu finden waren.

Diese Beobachtung ist bei sog. "psychosomatischen" Patienten keine Seltenheit: vegetative Belastungsreaktionen, aber auch instrumentelles

Lernen der pathologischen viszeralen Reaktionen, letzteres durch Verstärkung des damit verbundenen Schmerz- bzw. Krankheitsverhaltens, mögen die ursprüngliche Entstehung der Beschwerden sehr wohl bedingt haben. Jedoch weder die damaligen Belastungsumstände noch die instrumentellen Kontingenzen, die zum Erlernen der Symptomatik geführt haben, müssen zum aktuellen Zeitpunkt der Behandlung noch bestehen. Das Auseinanderfallen von Entstehungs- und Erhaltungsursachen kommt nicht zuletzt auch dadurch zustande, daß nach langer Chronifizierung und der damit verbundenen Generalisierung der psychophysiologischen Belastungsreaktionen für viele Situationen von Patient und Interviewer kaum mehr situationsspezifische Zusammenhänge zu isolieren sind. Die sich aufbauenden Vermeidungsstrategien und vor allem prophylaktischer Schmerzmittelkonsum lassen schließlich Auslösungssituationen und Beschwerden gar nicht mehr zusammen auftreten, so daß noch bestehende Korrelationen erst recht nicht mehr diskriminiert werden können. In die psychologische, insbesondere verhaltenstherapeutische Schmerzbehandlung kommen aber häufig chronifizierte Störungen nach mehreren und langandauernden anderen Behandlungsversuchen. Daher treffen die am Fall T. demonstrierten Verhältnisse auf einen erheblichen Prozentsatz unserer Klientel zu.

Ein weiterer Faktor, der die direkte Verhaltenstherapie solcher Störungen erschwert, betrifft die Ätiologie selbst. Entgegen den verkürzten ätiologischen Modellvorstellungen Alexanders und seiner Nachfolger können "psychosomatische" Beschwerden nicht nur als vegetative Folgen von "innerpsychischen Konflikten" oder von prolongiertem "Stress" entstehen. Auch bestimmte Formen **offenen** Bewältigungsverhaltens können die somatischen Symptome direkt bewirken oder aus harmlosen Vorstufen aufbauen. Nach WEINER (1977) bezeichnet man diese ätiologische Kette als "vermittelte Verursachung" (mediated causation). Im Gegensatz zur direkten psychosomatischen Verursachung von Organstörungen durch die Folgen vegetativer Überaktivierung aufgrund zentraler Prozesse werden die Körpersymptome bei der vermittelten Verursachung über den Umweg von offenem Expositionsverhalten, Ernährungsänderungen, Tablettenkonsum etc. und deren körperlichen Folgen (Gewebsreizung, Schleimhautschädigung, Gefäßveränderungen usf.) erzeugt (vgl. HÖLZL 1979 und weiter unten).

In einigen Fällen treten solche die Störung begünstigende Folgeerscheinungen nach längerer Einnahme von Medikamenten auf, die gerade gegen Vorformen der betreffenden Störung selbst verschrieben worden waren. Dies ist z.B. von längerem Ergotaminabusus bei Kopfschmerzen bekannt. So wurden verschiedentlich dramatische Besserungen allein schon nach radikalem Absetzen der Medikation beobachtet (siehe hierzu auch WITTCHEN & LÄSSLE, Kap. 3). Dies kann rein pharmakologisch erklärbar sein. Es ist in diesem Zusammenhang aber auch an **erlernte** physiologische Anpassungsreaktionen auf die chronische Medikamenteneinnahme und die in ihrem Umfeld auftretenden konditionalen Stimuli zu denken. Daß bei vielen chronischen pharmakologischen Einwirkungen bis hin zur Opiatsucht Prozesse der genannten Art beteiligt sind, ist vor allem von SIEGEL und Mitarbeitern in vielen Untersuchungen überzeugend gezeigt worden (vgl. hierzu SIEGEL 1979; HOLLIS 1982). Wenn daher der Tablettenkonsum bei Belastungen und dabei auftretenden "normalen" Körperreaktionen wie leichte Magenbeschwerden, Kopfschmerzen u.a. eingeleitet wird, kann ein Teufelskreis der geschilderten Art in Gang kommen, dessen Bezug zu den psychologischen Erstursachen nach einigen Jahren, nicht zuletzt durch die in unserem Gesundheitssystem vorgezeichneten Überweisungswege solcher Patienten, völlig verschüttet ist. Die psychoanalytisch orientierte Psychosomatik nennt diesen Vorgang den "Zerfall der psychosomatischen Einheit" (UEXKÜLL 1979). Nach unserer Meinung wird durch diesen Ausdruck allerdings eher das Phänomen verdeckt als erhellt. Therapeutische Konsequenzen werden ohnehin nicht gezogen.

Mechanismen der genannten Art scheinen bei Pt T. beteiligt gewesen zu sein. Dafür sprechen neben den eingangsdiagnostischen Daten und der Wirksamkeit der einen gegenüber der Unwirksamkeit der anderen Maßnahmen vor allem die Änderungen der situativen Beschwerdenabhängigkeit im Lauf der Therapie. Die an der Erhaltung und Aggravation der migräneartigen Kopfschmerzen hauptsächlich beteiligte prophylaktische Ergotaminmedikation konnte andererseits bei der gegebenen Symptomschwere nicht ohne symptomatische Anfangsbesserung reduziert werden, wenn vermieden werden sollte, daß der Patient völlig arbeitsunfähig würde. Dies erzwang ein **kombiniertes** und ein **sequentielles Vorgehen.** Insofern ist der Pt T. als Modellfall für die Indikation der vorgeschlagenen mehrstufigen Feedbacktherapie anzusehen, auch wenn in seiner Behandlung nicht alle Elemente mit gleichem Gewicht und systematischer zeitlicher Anordnung wie in der Urvorschrift durchgehalten werden konnten. Analoge Behandlungsstrukturen lassen sich vermutlich auch für andere psychosomatische Störungen, bestimmt aber für andere funktionelle Schmerzsyndrome formulieren. Für einige der letzteren, so für bestimmte Rückenschmerzformen, ist dies auch schon in Einzelfällen versucht worden (vgl. HÖLZL 1983a).

Allen Beispielen gemeinsam ist eine "verhaltensmedizinische" Interventionsstrategie, in der psychologische und physiologische Faktoren bei der Störungsanalyse gleichermaßen berücksichtigt und im Therapieplan nach Maßgabe dieser Analyse psychologische, psychophysiologische und somatische Behandlungen integriert und zeitlich aufeinander abgestimmt eingesetzt werden. Der Ausgangspunkt des Vorgehens aber ist das Mißtrauen gegen zu stark vereinfachte und ungesicherte, wenn auch verbreitete ätiologische Modellvorstellungen über sog. "psychosomatische Störungen", die als Krankheitseinheit zweifelhaft sind und in der therapeutischen Praxis von vielen Einzelfällen immer wieder konterkariert werden. Empirische Gruppenstudien können hier nur z.T. weiterhelfen. Eine ausreichende Sammlung von sorgfältig diagnostizierten und quantitativ analysierten Einzelfällen würde ihre Aussagekraft in jedem Fall erhöhen. Die Generalisierbarkeit ist nicht zuletzt deswegen so begrenzt, weil bei den praktisch erzielbaren Patientenzahlen und der inhärenten Heterogenität der Gruppen stets fragwürdig bleibt, wieweit die Gruppenkennwerte für die Individuensammlung überhaupt deskriptiv sein können. Daraus ergibt sich die Überlegenheit von agglutinierten Einzelfallstudien.

Eine genaue Verhaltensanalyse jedes Patienten ist dabei ebenso wichtig wie eine gründliche medizinische Syndromdiagnose. Die Verhaltensanalyse müßte aber auf die psychophysiologische Reaktionsdimension und die somatischen Störungskomponenten genauso eingehen wie auf die erfragbaren Belastungssituationen und Verhaltensprobleme, wenn die in der vorliegenden Arbeit betrachteten, umfangreichen Störungsgruppen nicht unberücksichtigt bleiben sollen. Eine solche "psychophysiologisch orientierte Verhaltensanalyse" kann auf dem bekannten Analyseschema von KANFER & SASLOW (1969) aufgebaut werden, sofern psychophysiologische Diagnostik und ärztliche Informationen miteinbezogen werden. Ein systematisches Vorgehen hierfür muß erst ausgearbeitet werden.

Nach Abbildung 11 sind folgende Wirkungswege denkbar:
(1) Idiosynkratische psychophysiologische Reaktionen und Reaktionsmuster.
(2) Relativ überdauernde organische Veränderungen wie Gewebsschädigungen, biochemische Veränderungen und Sensibilitätssteigerung.
(3) Physiologisch motiviertes "offenes" Verhalten wie bestimmte Formen abhängigen Medikamenten-, Drogen- oder Genußgiftgebrauchs, aber auch "Schutzhaltungen" etc.
(4) Physiologische Wirkungen offenen Verhaltens wie Medikamentengebrauch etc., z.B. auch sensibilisierende Wirkungen von Alkoholge-

nuß auf Anfallauslöser. Hierzu gehört auch der Mechanismus des "exponierenden Verhaltens" bzw. der mediierenden Verursachungen (WEINER 1977).
(5) Umweltfolgen physiologischer Reaktionen: instrumentelles Lernen viszeraler Responsen, auch Biofeedback.

Beispiele, wie bestimmte ätiologische Ketten entlang dieser "Wirkungspfade" in der funktionellen Störungsanalyse des Einzelfalls zu verfolgen sind, sind bei HÖLZL (1979) für eine Gruppe gastrointestinaler Störungen dargestellt.

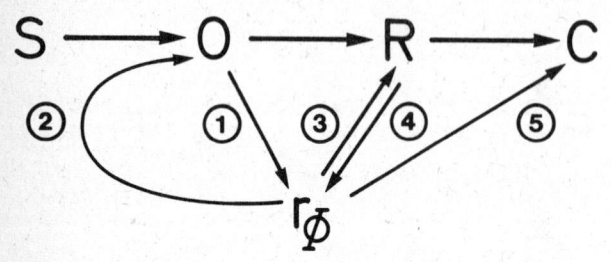

Abb. 11: Schema der psychophysiologisch geleiteten Verhaltensanalyse (verändert nach HÖLZL 1979). (Bedeutung der Symbole: r_ϕ = "konkomitierende" physiologische Reaktionen auf Stimuli (Antezedentien), die das offene Verhalten R auslösen; S, O, R, C haben die gleiche Bedeutung wie bei Kanfer & Saslow (1966)

Ein systematisches Vorgehen hierfür muß erst ausgearbeitet werden. Sie können in der oben skizzierten Form auch auf Kopfschmerzsyndrome übertragen werden. Die größte Behinderung dieser Untersuchungsstrategie besteht zur Zeit darin, daß erst langsam Konturen einer klinisch brauchbaren psychophysiologischen Diagnostik erkennbar werden. Deren Entwicklung ist gegenwärtig eine vordringliche Aufgabe. Sie ist nur über die sorgfältige experimentelle Untersuchung ausgewählter Störungsgruppen möglich, bei denen wie beim Kopfschmerz zumindest Ansätze pathophysiologischer Entstehungsmodelle gegeben sind. Nur dann, wenn genügend über den lokalen pathogenetischen Prozeß einer funktionellen Störung bekannt ist, lassen sich diejenigen seiner Eingangsvariablen isolieren, die an die "psychophysiologischen Vermittlungsprozesse" oder offenes mediierendes Verhalten anschließen. Erst diese nämlich lassen sich mit den psychologischen Entstehungs- oder Erhaltungsursachen sinnvoll verknüpfen (vgl. das Drei-Ebenen-Schema psychosomatischer Störungen in HÖLZL 1981).

ANHANG

A1. Anleitung zum EMG-Feedback zu Hause (ausführlich in HÖLZL, 1983 b)

Vorbemerkung für den Therapeuten:

Die Trainingsvorschrift von 4. bezieht sich auf das bei uns benutzte ältere EMG-Feedbackgerät mit separatem Integrator der Firma B. Zak (Simbach a. Inn). Inzwischen ist eine kompaktere Version erhältlich, die neben einer Reihe anderer Verbesserungen Integrator und EMG-Teil in einem leicht tragbaren Gehäuse vereinigt. Diese Weiterentwicklung ist für Heimtrainings besonders geeignet, da der etwas umständliche Aufbau der Anordnung entfällt. Für das neue Gerät existiert eine eigene Beschreibung, die hier nicht wiedergegeben ist. Die Trainingsvorschrift selbst ist gekürzt (vgl. HÖLZL 1983 b). Jedes andere Gerät, das die für dieses Training erforderlichen Voraussetzungen erfüllt, wäre ebenso tauglich. Von Geräten mit anderen Feedbackmodi, ohne echten Integrator zur quantitativen Bewertung des Trainingsfortschritts oder mit ungenügenden Einstellungsmöglichkeiten für individuelle Definition der Feedbackkriterien, wird dringend abgeraten.

1. Grundprinzipien

Biofeedback ist eine Form der Selbstkontrolle von Körperfunktionen durch verstärkte Rückmeldung ("Feedback"). Dadurch wird die Wahrnehmung kleiner, gewöhnlich nicht unterscheidbarer Veränderungen der betreffenden Körperfunktion ermöglicht und das Lernen ihrer Selbstkontrolle erleichtert. Voraussetzung dafür ist, daß die Größe, die verändert oder kontrolliert werden soll, mit ausreichender Genauigkeit gemessen wird. Wenn Sie lernen wollen, verspannte Muskeln mit Hilfe eines Biofeedbackgeräts zu entspannen, müssen Sie sich daher zunächst einmal mit seiner Technik und der zuverlässigen Messung von Muskelspannungen vertraut machen. Das ist einfacher, als Sie annehmen.

Das EMG-Feedbackgerät, das Ihnen mit nach Hause gegeben wurde, mißt die winzigen elektrischen Spannungen, die Ihre Muskulatur erzeugt, wenn sie sich zusammenzieht (wenige Millionstel Volt), das sog. "Elektromyogramm" (EMG). Auch ein "ruhender" Muskel führt ständig kleine unmerkliche Zuckungen aus, um eine gewisse "Ruhespannung" aufrechtzuerhalten. Man nennt das den "Ruhetonus". Er ist wie große sichtbare Muskelverkürzungen von ständiger elektrischer Aktivität begleitet. Ihre durchschnittliche Stärke (in Millionstel Volt oder "Mikrovolt") ist daher ein Maß der Restanspannung, unter der sich der Muskel in Ruhe befindet. Diese Restanspannung ist im gesunden schlaffen Muskel sehr niedrig. "Verspannte" Muskeln hingegen haben eine hohe "Ruheaktivität", kommen also nie wirklich ganz zur Ruhe, auch wenn Sie das nicht immer wahrnehmen können. Dauert dieser Anspannungszustand zu lange an, können Schmerzen daraus entstehen. Um diese Schmerzen zu mindern und schließlich ganz los zu werden, müssen Sie lernen, die Restanspannung der betroffenen Muskeln wieder auf ein normales Maß zu senken. Umgekehrt "verspannen" sich die Muskeln in schmerzhaften Körpergebieten und verstärken ihrerseits die Schmerzen, auch wenn ihre "eigentliche" Ursache wie bei der Migräne nicht in der Muskulatur liegt. Auch hier ist eine starke Schmerzminderung möglich, wenn Sie - das Pferd gewissermaßen beim Schwanz aufzäumend - die Muskelanspannung senken können. Dadurch durchbrechen Sie den Teufelskreis Schmerz-Muskelverspannung-Schmerz.

Wie Sie sich vorstellen können, sind so kleine elektrische Spannungen, wie sie Ihre eigene Muskulatur erzeugt, nicht mehr einfach mit einem primitiven Voltmeter zu messen. Sie müssen mit speziellen Hautelektroden ähnlich wie beim "EKG" von der Körperoberfläche aufgenommen und einige tausendmal verstärkt werden, bevor sie auf dem Meßinstrument des Gerätes angezeigt oder in ein hörbares Signal umgewandelt werden können. Dabei werden viele Störspannungen aus den Netzleitungen oder von naheliegenden Radiosendern mitverstärkt. Ihr Gerät besitzt aber einen Spezialverstärker, der Ihre Muskelspannungen und diese Störquellen unterscheiden kann, sofern Sie sich an die nachfolgenden Meßvorschriften halten (aber auch **n u r** dann!).

Diejenigen Muskelspannungen, die ein bestimmtes Mindestmaß übersteigen, werden in ein hörbares Signal, eine schnelle Clickfolge, umgesetzt. Die Clicks folgen umso schneller aufeinander, je höher die Muskelspannungen sind. Ihre Lernaufgabe besteht nun einfach darin, die Clicks zu vermindern und schließlich ganz zum Verschwinden zu bringen. Das Training geht umso schneller, je besser die Geräteeinstellung Ihren Gegebenheiten angepaßt ist. Dieser Anpassung dienen u.a. die wöchentlichen Korrekturen bei Ihren Therapie-Terminen. Damit Sie sich und dem Therapeuten stets Rechenschaft über den Lernfortschritt ablegen, ist eine genaue Aufzeichnung jeder Übung in den Übungsblättern von allerhöchster Wichtigkeit. Davon wird Erfolg oder Mißerfolg der Behandlung abhängen. Ihr Gerät gibt Ihnen die nötigen Hilfen.

Zum Schluß dieser Einführung noch zwei Hinweise für den Patienten: Erstens sollten Sie das Training nicht wie eine Leistungssportart auffassen. Das widerspricht dem Charakter der Entspannung: Wir können nicht "loslassen" und "entspannen", wenn wir gleichzeitig mit dem Kopf durch die Wand wollen. Ein passives Mittreiben mit dem Rückmeldeton ist besser. Von dieser Einstellung des "passiven Wollens" oder der "Kontrolle durch Nicht-Kontrolle" ist natürlich leichter zu reden, als sie zu verwirklichen ist. Es ist normal, wenn Ihnen dies nicht von Anfang an gelingt. Ihr Therapeut wird Ihnen aber hierzu Hilfen geben. Die folgenden Abschnitte enthalten weitere Hinweise.

Zweitens dürfen Sie zu Beginn Ihrer Übungen nicht sofort dramatische Besserungen Ihrer Schmerzen erwarten. Im Gegenteil: Je mehr Sie sich zunächst mit dem leichter zu erreichenden Nahziel, nämlich dem perfekten Erlernen der Feedbackkontrolle bzw. der Entspannung, beschäftigen, desto eher wird das zweite Ziel, die Schmerzminderung, erreichbar. Diese setzt erst dann deutlich ein, wenn Sie schon gut entspannen können. Sie haben bis heute schon lange mit Ihren Schmerzen leben müssen. Bitte fassen Sie sich jetzt in Geduld und lassen Sie sich vom Erlernen der Muskelkontrolle durch nichts abhalten! Mit den Schmerzen beschäftigen wir uns danach. Wunderheilungen gibt es für Sie nicht, so oft Ihnen das auch schon versprochen worden sein mag. Es gibt nur unsere gemeinsame therapeutische Arbeit. Nicht der Therapeut, Sie **selbst** werden sie leisten, wenn Sie die gegebenen Anleitungen beachten. Darauf können Sie vertrauen. Viele Patienten, zum Teil mit schwereren Problemen, haben es schon vor Ihnen geschafft.

2. Bestandteile des Feedbackgeräts

Das EMG-Feedbackgerät besteht aus dem eigentlichen **EMG-Meßgerät**, dem **"Feedbackteil"** und dem **"Integrator"** zur zahlenmäßigen Erfassung des Trainingsfortschritts (vgl. Abb. 2 im Text). Dazu kommt das jeweilige Zubehör.

Das **EMG-Meßgerät** und seine Bedienungselemente sind in der linken Hälfte des Grundgeräts angeordnet. Das Anzeigeinstrument ganz links gibt die momentane Stärke des Elektromyogramms in Mikrovolt an. Je nach der Verstärkereinstellung am linken großen Stufenschalter ist die obere oder untere Skala abzulesen. Die mitgelieferten **Elektroden** sind an das Gerät über die sog. **Elektrodenbox** an den EMG-Verstärker anzuschließen.

Die Einstellkontrollen der **Rückmeldeeinheit** nehmen die rechte Hälfte des Feedbackgeräts ein. Das Rückmeldesignal wird über den rückwärtig angeschlossenen Kopfhörer dargeboten. Lautstärke, Einsatzpunkt der Clicks und "Spreizung" des Feedback-Bereichs sind unabhängig voneinander einzustellen. Die "Spreizung" gibt diejenige Zeigerposition am Anzeigeinstrument an, bei der die maximale Clickfrequenz erreicht wird (100 Clicks pro Sekunde). Der Name rührt von der Funktion dieser Obergrenzeneinstellung her: Der EMG-Bereich, über den die Clickhäufigkeit von 0 bis 100 pro Sekunde schwankt, kann mit diesem Drehknopf schmaler oder breiter gemacht ("gespreizt") werden.

Der sog. Integrator ist in einem eigenen Gehäuse untergebracht. Er dient der Aufsummation bzw. Durchschnittsberechnung der EMG-Aktivität über vorgegebene Meßintervalle. Diese sind mit einem Stufenschalter wählbar. Ein zweiter Stufenschalter bestimmt die Pause zwischen den Aufsummierungen. In dieser Pause schreibt der Partner die auf der Anzeige dargestellten Werte vom letzten Intervall auf. Während der Pause laufen der Feedbackton und die Messung weiter, so daß der Patient nicht gestört wird.
Das Feedbackgerät ist akkubetrieben. Diese Akkus sollten regelmäßig über Nacht aufgeladen werden. Ein separates Ladegerät ist mitgeliefert. Schlecht geladene Geräte messen falsch, bevor sie erkennbar nicht mehr funktionieren. Das Batteriekontrollinstrument (rechts im Grundgerät über dem Hauptschalter) ist nur ein grober Anhaltspunkt über den Ladezustand der Akkus. Deshalb ist regelmäßiges Aufladen über Nacht eine wichtige Vorsichtsmaßnahme.

3. Übungsvorschrift

Vergewissern Sie sich zunächst, daß die Geräteteile ordnungsgemäß miteinander verbunden und die Akkus noch voll geladen sind. Der Kopfhörer gibt dann beim Einschalten eine deutliche Clicksalve von sich. (Vgl. die zitierte Originalbeschreibung des Feedbackgeräts!)

Elektroden anlegen

Versehen Sie die Elektroden **ungefüllt** mit Kleberingen, von denen Sie zu diesem Zweck auf einer Seite den Schutzring entfernen. Füllen Sie die Elektroden mit Leitfähigkeitspaste für besseren Hautkontakt. Glätten Sie die Gel-Oberfläche mit einem Holzstäbchen. Ein Überstand von etwa 1 mm Gel ist gerade richtig (von der Seite betrachten!). Mehr wird beim Anbringen auf der Haut seitlich leicht herausgequetscht, und die Elektrode klebt nicht richtig. Weniger kann beim Aufbringen eine Luftblase übrig lassen, die den Kontakt verschlechtert. Hängen Sie die vorbereiteten Elektroden sorgfältig über eine Stuhllehne, ohne die Kabel zu verwirren. (Bei Elektroden mit absteckbaren Kabeln: Legen Sie die gefüllten Elektroden mit der Öffnung nach oben auf eine saubere Unterlage).

Bereiten Sie nun die Klebestellen auf dem Trainingsmuskel vor. Entfetten Sie die Haut an den vorgesehenen Stellen mit Wundbenzin. Rauhen Sie vorsichtig runde Bezirke um die Marken mit dem Sandpapierspatel auf. Machen Sie aber nur wenige sanfte Striche in einer Richtung. "Feilen" Sie nicht an Ihrem Partner herum!

Dann markieren Sie nach den Vorlagen die Elektrodenpositionen mit einem wasserunlöslichen Stift. (Hier folgen in der Originalvorschrift die Anweisungen zur Elektrodenpositionierung, je nachdem, ob Frontalis, Trapezius oder Halsmuskeln trainiert werden: vgl. die Abbildungen 3 bis 5 im Text.)

Massieren Sie Leitfähigkeitsgel, wie Sie es auch zum Füllen der Elektroden verwendeten, in die aufgerauhten Stellen ein, bis nichts mehr aufgenommen wird und die Haut eine leichte Rötung zeigt. Vorübergehendes sehr schwaches Brennen nach etwa 2 - 5 min ist harmlos und ein Zeichen für guten Kontakt. Warten Sie 30 sec und entfernen Sie anschließend die nicht aufgenommene Paste vorsichtig mit einem Wattebausch, so daß sich die Haut bei Prüfung mit dem Zeigefingerrücken zwar noch etwas feucht anfühlt, aber nicht mehr naß ist. Sonst kleben die Ringe nicht.

Bringen Sie nun die Elektroden auf, nachdem Sie auch den zweiten Schutzring entfernt haben, ohne ihn zu berühren. Drücken Sie die Elektrode nicht in der Mitte zuerst auf. Das quetscht nur die Füllung über den Rand. Halten Sie stattdessen den Elektrodenkörper mit der einen Hand locker an die Klebestelle und drücken Sie mit der anderen Hand den Klebering von außen nach innen fortschreitend fest. Das hält. Sie können ruhig am Elektrodenkabel ziehen. Eine gute Klebung geht dabei nicht ab.

Jetzt können Sie die Elektroden mit der Elektrodenbox verbinden: Die zwei "Ableit-Elektroden" mit den gelben, die "Erdelektrode" mit der schwarzen Buchse. Der Patient soll nun ruhig und entspannt dasitzen, möglichst schon in der späteren Trainingshaltung mit angelehntem Kopf. Nur so sind die jetzt notwendigen Einstellungen und Prüfungen eindeutig.

Verstärkereinstellung und -prüfung

Stellen Sie zunächst die Verstärkung auf 30 Mikrovolt/Vollausschlag. Bei der Ableitung vom Stirnmuskel sollte sich nun der Zeiger des Meßinstruments in der linken Hälfte der Skala bewegen. Ist er zu weit links (unter 4 Mikrovolt), so erhöhen Sie die Verstärkung, indem Sie den Stufenschalter nach links auf die Stellung "10 Mikrovolt" drehen. Ist das EMG zu hoch, schlägt der Zeiger stark nach rechts aus. Dann vermindern Sie die Verstärkung auf 100 Mikrovolt/Vollausschlag (Drehen nach rechts). Zum Abschluß folgt eine kleine Probe: Der Patient wird gebeten, auf Kommando ("Jetzt") die Augenbrauen leicht anzuheben (entsprechende Tests bei anderen Muskeln, vgl. HÖLZL 1983 b). Darauf sollte ein deutlicher Ausschlag des Instruments folgen. Ist das nicht der Fall, besteht der Verdacht auf eine schlechte Elektrode. Der Verdacht bestätigt sich, wenn dem durch eine Verstärkungssenkung nicht abzuhelfen ist. Wackeln, Ziehen etc. zuerst an den Ableitelektroden, dann an der Erdelektrode bestimmt, welche neu geklebt werden muß. Das ist leider unvermeidbar und immer noch die schnellste Lösung.

Feedbackeinstellung

Wenn die EMG-Messung funktioniert, stellt man die Feedbackgrenzen ein. Normalerweise ist dies bereits für Sie vom Therapeuten vorgenommen worden. Sie haben dann nur zu prüfen, ob die Drehknöpfe für die "Schwelle" (Einsatzpunkt der Clicks), die "Spreizung" (Obergrenze) und die Lautstärke noch auf den angegebenen Werten stehen. Hat sich im Lauf der Woche zwischen den Therapiesitzungen das EMG-Niveau durch das Training unerwartet stark verändert, können Sie ausnahmsweise auch selbst eine Änderung der Feedbackeinstellungen vornehmen. Das sollte aber nicht die Regel sein und erst gewagt werden, wenn Sie mit dem Gerät und den Erfordernissen des Trainings gut vertraut sind. Notieren Sie in jedem Fall die Einstellungen auf den Übungsbögen.

Die Grundregel zur Einstellung der Feedbackgrenzen ist in jedem Fall zu beachten: Stellen Sie zunächst die Schwelle so ein, daß nach einer gewissen Beruhigung des Patienten nur wenige Einzelclicks zu hören sind, die von kurzen Pausen unterbrochen sind. Dauerknattern ist zu vermeiden, weil es die Entspannung stört und Schwankungen in der Clickfrequenz auch nicht so deutlich wahrnehmbar sind wie komplettes Aussetzen, Wiederkehren der Clicks usw. Die Obergrenze ist so niedrig wie möglich anzusetzen, ohne daß das Feedbacksignal ungebührlich unruhig wird und zwischen schnellen Salven und Stille herumspringt. Je niedriger die Obergrenze bei festgehaltener Schwelle angesetzt ist, umso kleinere EMG-Erhöhungen genügen für eine deutliche Vermehrung der Clicks und umso leichter fällt es dem Patienten, kleinste Anstiege und Abnahmen in seiner Muskelanspannung zu unterscheiden. Für ein optimales Lernen ist die Wahl der richtigen Einstellung entscheidend, die dem Patienten einerseits möglichst feine Abstufungen wahrzunehmen gestattet, ihn aber andererseits nicht mit ständig schwankender Detailinformation überschüttet, die er nicht mehr ohne Mühe verarbeiten kann und die ihm letztlich nur die Entspannung erschwert.

Denken Sie daran: Ihr Partner hat gleichzeitig zwei sich in gewissem Sinn widersprechende Aufgaben. Er soll mit Hilfe der Rückmeldung eine bessere Kontrolle über seine Muskelspannung lernen. Er soll aber auch gleichzeitig "nichts" tun, sich gehen lassen, loslassen - die Muskeln tiefer entspannen. Wenn Sie sich also nicht sicher fühlen, überlassen Sie die Einstellung der Feedbackgrenzen dem Therapeuten.

Integratorbedienung und -protokollierung

Vor Beginn der eigentlichen Feedbacksitzung überprüfen Sie nun noch Zustand und Funktion des Integrators: Die Summations- und Pausenzeiten sind vom Therapeuten fest eingestellt und sollen nicht geändert werden. Sie sollten auf 30 sec Integration und 10 sec Pause stehen. Setzen Sie nun die Anzeige auf Null und starten Sie die Summation. Beginnt die Anzeige ordnungsgemäß zu laufen, stoppen Sie wieder und setzen wieder auf Null. Füllen Sie den Übungsbogen aus: Datum, Uhrzeit, Verstärkung, Feedbackgrenzen. Das Training kann beginnen.

Durchführung des Feedbacks

Der Patient übt nun unter Zuhilfenahme der vereinbarten Hilfsvorstellung zweimal 10 Summationsintervalle lang, das sind bei 30 sec Integration und 10 sec Pause gerade zweimal 6 2/3 min. Zu Beginn kündigt man den Start kurz an und drückt dann auf den Startknopf des Integrators. Zwischen den zwei Durchgängen führt der Patient eine kurze "Weckreaktion" aus (kurzes Anspannen der Unterarme, Durchatmen, Augen auf) und beginnt nach einer eventuellen Korrektur der Körperposition von neuem. Die Summenwerte werden laufend in die entsprechenden Spalten der Übungsbögen eingetragen und eventuelle Störungen oder Änderungen der Verstärkereinstellungen etc. daneben notiert. Dies ist sehr wichtig, wenn der Therapeut den Fortgang Ihres gemeinsamen Trainings richtig beurteilen, sinnvolle Ratschläge erteilen und auftretende Schwierigkeiten rechtzeitig beheben soll. Nehmen Sie daher die sorgfältige Überwachung der Übung genauso ernst wie diese selbst. **Biofeedback ist ein kontrolliertes Lernen am eigenen Körper.** Ohne geradezu "wissenschaftliche" Genauigkeit in der Aufzeichnung ist es auf die Dauer von geringem Nutzen.
(Hier folgen in der Originalvorschrift ergänzende Hinweise zu häufigen Anfangsschwierigkeiten und ihrer Beherrschung, Instruktionen während des Trainings und eine Anleitung zur Übertragung auf die Hausübung ohne Feedbackhilfe; vgl. HÖLZL 1983 a,b.)

A2. Protokollbögen zur Kopfschmerzbehandlung

A2.1. EMG-Training

Erläuterung zu Abbildungen 12 und 13

In den freien Kästchen sind die in den Integrationspausen abgelesenen Integratorwerte (0-1000) von Hand einzutragen. Bei 30 sec Integration und 10 sec Pause dauert ein "Durchgang" von 20 Feedbackintervallen ca. 13 1/2 min. Die Verstärkung ist in Mikrovolt/Vollausschlag angegeben. Vollausschlag des Drehspulinstruments über die volle Integrationszeit entspricht einer Integratoranzeige von 1000. Bei "Schwelle" trägt man

PROTOKOLL - EMG - FEEDBACK / THERAPIE

Name: _____

Datum: _____   Uhrzeit: _____

Verstärkung:	(10µV);	Schwelle:	/	(O/Maximum)	
Laufende Intervall Nummer	Durchgang				Bemerkungen
	1	2	3	4	
1					
2					
3					
.					
.					
.					
18					
19					
20					
Σ					
Anfangs-wert					entspricht ca. 13 Minuten bei 30 Sekunden Integrations- und 10 Sekunden Pausendauer
Extrem-wert					
Differenz in %					

Abb. 12: EMG-Therapieprotokoll
Extremwert = niedrigster Wert in der Kurve (**nicht** Endwert; siehe Text, bes. A1.); Differenz in % = Differenz zwischen Anfangswert und niedrigstem Wert in % des Anfangswerts (weitere Hinweise in HÖLZL 1983b).

die Feedbackgrenzen ein, d.h. die EMG-Niveaus, die den minimalen (0) und maximalen (Max) Click-Frequenzen entsprechen (0 bzw. 100 Hz). Die Bemerkungsspalte nutzt man für Notizen (Instruktionen, Auffälligkeiten, Bewegungen und andere Störungen). Diese Kommentierung ist später zur Interpretation der EMG-Verläufe unerläßlich. Für das Heimtraining gilt das gleiche, außer daß die Durchgangsdauer auf ca. 6 2/3 min verkürzt wurde.

PROTOKOLL - EMG - FEEDBACK / HEIMTRAINING

Name: _____

	1. Durchgang Datum: Uhrzeit:				2. Durchgang Datum: Uhrzeit:			
Laufende Intervall Nummer	Integrator Wert (künstliche Einheiten)	Verstärkereinstellung (µV)	O	Maximum	Integrator Wert (künstliche Einheiten)	Verstärkereinstellung (µV)	O	Maximum
1								
2								
3								
.								
.								
.								
8								
9								
10								

(ca. 6 1/2 Minuten bei 30 Sekunden Integration und 10 Sekunden Pause)

Σ				
Anfangs-Wert	Schmerz vorher: (0 - 4)			
Extrem-Wert	nachher:			
Differenz in %	Medikamente:			

Abb. 13: EMG-Heimtrainingsprotokoll

A2.2. Handtemperaturtraining

Erläuterungen zu Abbildung 14:

Die in A2.1. gegebenen Hinweise gelten auch hier. Relative Temperatur = Temperaturdifferenz zur Abgleichtemperatur, d.h. die im Feedback erzielte Temperaturänderung (in 0.1 oder 0.01 Grad Celsius, je nach Verstärkung). Durch Protokollierung von Abgleichänderungen läßt sich später die tatsächliche Hauttemperatur jederzeit zurückrechnen.

PROTOKOLL-HEIMTRAINING: TEMPERATUR-FEEDBACK MIT EMG-KONTROLLE

Datum: _____   Uhrzeit: _____

EMG-Verstärkung: (µV)				
Laufende Nummer	Integrator Wert (künstliche Einheiten)	Relative Temperatur	Ab-gleich	Bemerkungen
1				
2				
3				
.				
.				
.				
18				
19				
20				
Anfangs-wert				
Extrem-Wert				
Differenz in %				

Abb. 14: Temperatur-Feedback, Heimtrainingsprotokoll

A2.3. Therapie-Verlaufsprotokoll

Medikation: _____ EMG: _____ Temperatur: _____

Laufende Nummer der Therapietage	Datum	Tabletten pro Tag	Intervall (Std.)	Anfangs Wert	Extrem Wert	Differenz in %	Anfangs Wert	Extrem Wert	Differenz in %
1									
2									
3									
4									
5									
.									
.									
.									

Abb. 15: Therapie-Verlaufsprotokoll

Kapitel 5   Nicht-instrumentelles motorisches Verhalten von Personen mit und ohne Spannungskopfschmerz [*]

CLAUS BISCHOFF und GERHARD SAUERMANN [**]

1.	Einleitung	93
2.	Stand der psychologischen Forschung zum Spannungskopfschmerz	94
2.1.	Formen motorischen Verhaltens	96
2.2.	Kritik der herkömmlichen Muskelspannungsmessung im Labor	96
3.	Ableitung der Arbeitshypothese über nicht-instrumentelle Bewegungen	97
4.	Methodik	100
5.	Ergebnisse	103
6.	Diskussion	108

1. EINLEITUNG

Gegenstand der vorliegenden Arbeit ist eine empirische Studie, mit der gezeigt werden soll, inwieweit sich Personen mit und ohne Spannungskopfschmerz (SKS) hinsichtlich bestimmter Aspekte unterscheiden. Die Studie ist Teil eines Forschungsprojekts, das zum Ziel hat, die psychologischen und psychophysiologischen Grundlagen des SKS besser zu verstehen. Dabei bemühen wir uns, Wege aus dem Dilemma zu finden, in dem sich die Forschung über den SKS befindet: Therapien zu untersuchen, ohne zu wissen, was therapiert wird, bzw. Diagnosen zu stellen, die für die Therapie ohne handhabbare Folgen bleiben. Das dargestellte Experiment ist ein Baustein bei der Entwicklung einer diagnostischen Standardprozedur zur Erkennung individueller Verhaltensdefizite und -exzesse, die für die Schmerzen verantwortlich sind. Bevor wir die empirische Studie darstellen, möchten wir eine Diskussion der SKS-Forschung vorausschicken (für eine eingehende Auseinandersetzung siehe BISCHOFF & TRAUE 1983; TRAUE et al. 1984).

---

[*] Mit Unterstützung der DFG im Rahmen des SFB 129 der Universität Ulm, Teilprojekt C1: Psychologische und psychophysiologische Untersuchungen der Muskelspannung und des Verspannungsschmerzes

[**] Die Verfasser danken Prof Dr. R. Ferstl, Prof. Dr. R.F. Schmidt, Dr. H.C. Traue und Prof. Dr. H. Zenz für zahlreiche Anregungen und konstruktive Kritik bei der Planung dieser experimentellen Studie und der Niederschrift des Versuchsberichts.

2. STAND DER PSYCHOLOGISCHEN FORSCHUNG ZUM SPANNUNGSKOPFSCHMERZ

In seiner Literaturübersicht über psychologische Forschungsarbeiten zum Kopfschmerz in den Jahren 1972 bis 1982 stellt MARTIN (1983) heraus, daß sich der Großteil der Arbeiten mit der **Therapie**, nicht jedoch mit der Diagnostik von Kopfschmerzen beschäftigt. Dabei hat sich gezeigt, daß eine Reihe verhaltenstherapeutischer Strategien zur Kopfschmerzbehandlung erfolgreich sind: z. B. EMG-Biofeedback, Entspannung, Transzendentale Meditation und Training der kognitiven Bewältigungsstrategien (vgl. BEATY & HAYNES 1979; BLANCHARD et al. 1979). Allerdings ist weitgehend ungeklärt, weshalb Patienten mit bestimmten Kopfschmerzen von bestimmten Formen der Verhaltenstherapie profitieren. Deshalb gilt in letzter Zeit das wissenschaftliche Interesse auch der Ätiologie und der Klassifikation des Kopfschmerzes.

Ohne Klarheit über Ätiologie und Klassifikation ist auch die Untersuchung von Therapiemethoden und ihren Wirkmechanismen nur mit erheblichen Einschränkungen möglich. So sind Untersuchungen über den Wirkmechanismus von verhaltenstherapeutischen Strategien nur von begrenztem Wert, wenn man nicht weiß, ob das psychologische oder physiologische System, auf das die Therapie Einfluß nimmt, ursächlich mit den Symptomen zusammenhängt. In einer Reihe sorgfältig kontrollierter empirischer Arbeiten sind z.B. HOLROYD und seine Kollegen (vgl. HOLROYD & PENZIEN 1983) der Frage nachgegangen, ob EMG-Feedback der Frontalisaktivität bei der Therapie von Spannungskopfschmerz deshalb erfolgreich ist, weil die Patienten lernen, ihre Muskelspannung zu kontrollieren (Hypothese des physiologischen Lernens), oder weil es die "self-efficacy" der Patienten steigert und dadurch veränderte Bewältigungsstrategien initiiert (Hypothese des psychologischen Lernens). Die Ergebnisse sprechen eher für die Hypothese des psychologischen Lernens. In keiner dieser Studien ist allerdings sichergestellt, daß die Patienten an durch Dysfunktionen der Muskelaktivität bedingten Kopfschmerzen litten. Das jedoch ist die Hypothese, die dem Einsatz von EMG-Biofeedback zugrundeliegt. Bei allen Anstrengungen, therapeutisch effizient zu arbeiten, fehlt also eine therapierelevante Diagnostik.

Die psychologischen Grundlagenuntersuchungen zur Ätiologie und Klassifikation des SKS sind entweder als Fragebogenstudien angelegt, die mit den gängigen multivariaten Verfahren empirische Symptomgruppen zu finden versuchen (vgl. z.B. WOLF et al. 1982; KRÖNER 1983) oder als psychophysiologische Studien, die Unterschiede der Muskelaktivität von Personen mit und ohne SKS und Migränikern zum Gegenstand haben (für Übersichten siehe PHILIPS 1978, 1980; BAKAL 1982; HAYNES 1982; HOLROYD & ANDRASIK 1982). Hinter den psychophysiologischen Studien stand in der Regel die Absicht, die vom Ad-Hoc-Komitee zur Klassifikation von Kopfschmerzen vorgeschlagene Definition von SKS[1] (FRIEDMAN 1962) empirisch zu stützen oder zu widerlegen. Die Ergebnisse übersteigen in ihrer Widersprüchlichkeit und Mehrdeutigkeit das in der psychophysiologischen Forschung übliche Toleranzspektrum, so daß wichtige SKS-Forscher zunehmend von der Hypothese Abstand nehmen, der SKS sei eine psychophysiologische Störung (PHILIPS 1980; EPSTEIN & CINCIRIPINI

---

[1] Nach dieser Definition handelt es sich beim SKS um "Schmerz oder Gefühle der Anspannung, des Drucks und des Eingeschnürtseins, die hinsichtlich Intensität, Häufigkeit und Dauer stark variieren, manchmal lang anhalten und gewöhnlich subokzipital auftreten. Er ist, ohne daß überdauernde strukturelle Änderungen vorliegen, mit einer ständigen Verspannung der Skelettmuskulatur verbunden, welche im allgemeinen eine Reaktion des Individuums auf Alltagsstreß darstellt".

1981), deren psychotherapeutische Behandlung im psychophysiologischen Geschehen wurzeln sollte (HOLROYD & ANDRASIK 1982). Wir haben an anderer Stelle (BISCHOFF & TRAUE 1983) ausgeführt, daß die verfahrene Situation darauf zurückzuführen ist, daß

a) die übliche Diagnosepraxis von SKS - wonach jeder nicht-symptomatische, nicht-migränoide Kopfschmerz als SKS bezeichnet wird - keine Operationalisierung der Ad-Hoc-Komitee-Definition darstellt;
b) die Ad-Hoc-Komitee-Definition de facto nicht als Definition, sondern vielmehr als Theorie angesehen wird, nach der es Kopfschmerzen gibt, die durch ständig erhöhte Muskelspannung entstehen und
c) die bisher vorgestellten Experimente aufgrund ihrer Forschungslogik nicht geeignet sind, diese Theorie zu testen.

Wir halten die Idee, daß es Kopfschmerzen gibt, die durch ständig erhöhte Muskelspannung verursacht werden, sowohl aufgrund von Forschungsergebnissen zu rein physiologischen Zusammenhängen von Muskelspannung und Schmerz (SCHMIDT 1981) als auch aufgrund der frühen Befunde zur experimentellen Induktion von Kopfschmerz (DALESSIO 1976, 1983; ROBINSON 1980) für plausibel und unverzichtbar. Wir schlagen vor, diese Idee zu erweitern und davon auszugehen, daß es Kopfschmerzen gibt, die durch die verschiedensten Formen erhöhter Muskelaktivität bedingt sind, insofern diese ein Ausmaß übersteigt, welches durch den Stoffwechsel des Muskels unmittelbar kompensiert werden kann. Um Verwechslungen vorzubeugen, nennen wir alle durch solche Dysfunktionen der Muskelaktivität hervorgerufenen Kopfschmerzen "myogene Kopfschmerzen". Obwohl Kopfschmerzen, die nach der gängigen Diagnosepraxis als SKS klassifiziert werden, nicht notwendigerweise myogener Natur sein müssen, sondern z.B. unter operanter Kontrolle stehen können (FOWLER 1975; FORDYCE & STEGER 1979), ein Konversionssymptom ohne peripher-physiologisches Substrat darstellen oder Folge eines Analgetika-Abusus sein können (PACKARD 1976; WÖRZ 1980), erscheint es uns dennoch am sinnvollsten, dem myogenen Kopfschmerz unter den so diagnostizierten Patienten nachzugehen, weil die Kopfschmerzen dieser Personen nicht oder noch nicht durch eine signifikante primärkausale Beteiligung anderer physiologischer Systeme, insbesondere des vaskulären Systems, überlagert werden. Um die Kopfschmerzen eines Patienten als myogen bezeichnen zu können, müßten wir, streng genommen, die Variationen der Muskelspannung im Kopf- und Nackenbereich im Alltag des Patienten kontinuierlich erfassen und z.B. unter Zuhilfenahme zeitreihenanalytischer Transfermodelle (TIAO & BOX 1981) zeigen können, daß sich die Schmerzen weitgehend aus Muskelaktivitätsparametern prognostizieren lassen.[2] Wenn wir die Myogenie von Kopfschmerzen im Labor untersuchen - und die Mikroanalyse des Verhaltens erzwingt dies weiterhin -, sollten wir die ausgewählten Versuchssituationen zumindest so zu gestalten versuchen, daß sie für den Alltag der Patienten möglichst repräsentativ sind. Diese in der psychophysiologischen Forschung inzwischen allgemein akzeptierte Forderung (RICHTER & DAHME 1981; FAHRENBERG 1983) macht es, bezogen auf die Muskelspannung als einer möglichen Ursache von Schmerz, notwendig, die Ursachen für Variationen der Muskelaktivität zu untersuchen. Bei nahezu allen Studien zum SKS ist die Frage nach der psychophysiologischen Bedeutung der Muskelspannung entweder nicht gestellt oder nur sehr unvollständig beantwortet worden. Wir wollen im folgenden

- erstens eine kurze Übersicht über mögliche Formen motorischen Verhaltens geben und
- zweitens die bisherigen Muskelspannungs-Studien zum SKS aus dem Blickwinkel dieser Möglichkeiten auf ihre Aussagekraft hin beleuchten.

---

[2] Eine derartige Untersuchung wird derzeit unter Verwendung eines tragbaren Biosignalanalyse-Systems in unserem Projekt durchgeführt.

In Abschnitt 3 werden wir auf mögliche Muster von Muskelaktivitätsvariationen näher eingehen, die Gegenstand des Experiments sind.

2.1. Formen motorischen Verhaltens

Muskelaktivität ist das physiologische Korrelat motorischen Verhaltens. Es gibt eine Vielzahl angeborener, durch innere oder äußere Reize auslösbarer motorischer Verhaltensweisen. Es sei an dieser Stelle an einige erinnert, um die Vielschichtigkeit dessen hervorzuheben, was sich im Bewegungsapparat abspielt. Formen angeborenen motorischen Verhaltens sind zum Beispiel

- zielgerichtete Willkürbewegungen
- Orientierungsbewegungen (SOKOLOV & VINOGRADOVA 1975)
- Wegziehbewegungen und Tonussteigerungen bei Schmerzreizen (SCHMIDT 1981)
- Ausdrucksverhalten (SCHWARTZ et al. 1976)
- Residualmotorik bei Denkprozessen (JACOBSON 1944)
- nicht-instrumentelle Bewegungen (siehe 3.).

Motorisches Verhalten ist innerhalb ererbter Variationsbreiten durch Lernen formbar: die reflektorische Motorik durch klassische Konditionierung, die Willkürmotorik durch operantes Lernen. Dysfunktionale Muskelaktivität läßt sich verstehen als Konsequenz klassischer bzw. operanter Konditionierung des motorischen Verhaltens.

Für die Entstehung von dysfunktionaler Muskelaktivität halten wir folgende Formen klassischer und operanter Lernprozesse für ausschlaggebend:

- Ehemals neutrale Reize und Reize, die diesen ähnlich sind, lösen zusätzlich zu den unbedingten Reizen Muskelaktivitätssteigerungen aus. Beispiel: Eine Person, die als Kind vom Vater (CS) für sie unvorhersehbare schmerzhafte Schläge (UCS) erhielt, die zu reflektorischer Muskelspannung führten (UCR), wird unter näher zu spezifizierenden Umständen eine auf alle Mitmenschen generalisierte Muskelverspannung (CR) entwickeln, die sie eventuell subjektiv als Feindseligkeitserwartung erlebt.

- Angeborene (möglicherweise auch erworbene) motorische Reaktionstendenzen werden unterdrückt. Beispiel: Eine Person hat durch operante Konditionierung gelernt, ihre Aggressionsreaktionen bei Angriffen von Dritten zu bremsen und sich nichts anmerken zu lassen - eine Situation, in der Muskelspannung nicht abgeführt werden kann, weil sie nicht in reale Handlung umgesetzt wird und zugleich Muskelarbeit aufgewendet werden muß, um den ursprünglichen Handlungsimpuls zu unterdrücken.

- Exzessive ununterbrochene Praktizierung von die Muskelaktivität steigernden Handlungen wird operant verstärkt. Diese Handlungen können eo ipso motorische Akte sein (z.B. Schreibmaschine schreiben) oder Handlungen, die auf Reflexwegen mit einer Erhöhung der Muskelaktivität verknüpft sind (z.B. mentale Beanspruchung). Wir vermuten, daß exzessive Praktizierung Muskelarbeit konsumierender Handlungen insbesondere durch negative Verstärkung aufrechterhalten werden kann, z.B. daß durch sie depressive Gefühle vermieden werden.

2.2 Kritik der herkömmlichen Muskelspannungsmessung im Labor

Wenn wir das Vorhandensein dysfunktionaler Muskelaktivität nachweisen wollen, müssen wir Muskelspannungsmessungen vornehmen. Die dafür angemessene Methode ist die Elektromyographie (EMG). Bei EMG-Ableitungen im Labor wird die Versuchsperson üblicherweise angewiesen, sich während des Versuchs nicht zu bewegen. Bewegt sie sich versehentlich doch - was mit geeigneten Methoden registriert wird -, so müssen die entsprechenden EMG-Daten von der Auswertung ausgeschlossen werden. Davon abgesehen, erzwingen die bei den konventionellen EMG-Ableitungen verwendeten Kabel Einschränkungen der Bewegungsfreiheit, selbst wenn der Versuchsleiter Bewegungen zuließe.

In den letzten Jahren war es üblich, EMG-Untersuchungen von Personen mit und ohne SKS wie folgt ablaufen zu lassen: Eine oder mehrere Ruhephasen mit oder ohne vorausgehende Entspannung, eine Belastungsphase, in der physische Stressoren (Lärm) oder psychische Stressoren (Rechenbelastung, Vorstellung angstauslösender Situationen) einfach oder wiederholt dargeboten werden, und eine nachfolgende Erholungsphase (eine Übersicht geben z.B. TRAUE et al. 1984). Die unter solchen Bedingungen gemessene Muskelaktivität ist hinsichtlich ihrer psychophysiologischen Bedeutung schwer zu interpretieren. Meist wird sie verstanden als Indikator einer residualen Motorik, die nicht in sichtbare Bewegung umgesetzt wird. Zusätzlich erschwert wird die Interpretation, wenn unsere Annahme zutrifft, daß die Muskelmehrarbeit von Personen mit myogenem Kopfschmerz teilweise durch die Unterdrückung von Handlungsimpulsen zustandekommt. Dann sitzen diese Personen im EMG-Labor tendenziell von sich aus so da, wie die Personen ohne Schmerzen "gezwungenermaßen" dasitzen. Mit der Aufforderung, Bewegungen zu unterlassen, beraubt man sich also der Möglichkeit, die für den einzelnen typische Dynamik von Muskelspannung und -entspannung zu beobachten. Allgemeiner: Im Licht unserer Ätiologietheorie des myogenen Kopfschmerzes haben die beschriebenen Laborsituationen eine niedrige ökologische Validität. Wir erfahren nur wenig über exzessive motorische Handlungen, über geweckte und unterdrückte motorische Reaktionstendenzen, über die Häufigkeit der Konfrontation des Patienten mit muskelspannungssteigernden konditionierten Reizen.

3. ABLEITUNG DER ARBEITSHYPOTHESE ÜBER NICHT-INSTRUMENTELLE BEWEGUNGEN

Individuen zeigen vor, während oder nach einer Streßsituation Bewegungen, die weder zur Durchführung dessen, was sie tun wollen, notwendig sind, noch primär kommunikative Funktion haben: sie kratzen sich am Kopf, tippen mit dem Finger an die Lippen, wippen mit dem Stuhl, verschränken die Arme hinter dem Kopf und strecken sich, ändern die Sitzhaltung etc.. Wir wollen diese Bewegungen **nicht-instrumentelle** (nicht im Hinblick auf eine motorische Aufgabe oder im Hinblick auf ein Kommunikationsziel instrumentelle) **Bewegungen** nennen. Funktionellinhaltlich unterscheiden wir zwei Formen nicht-instrumenteller Bewegungen, auch wenn sie sich phänotypisch nur schwer diskriminieren lassen:

(1) nicht-instrumentelle Bewegungen als Ausdruck von Aktivierung;
(2) nicht-instrumentelle Bewegungen als Regulative des Muskeltonus bzw. der Blutversorgung der Muskeln.

ad (1): Schon 1943 beobachtete JONES, daß "nervöse Bewegungen" von einer Ruhephase zu einer Streßphase, in der Kopfrechenaufgaben zu lösen waren, signifikant zunahmen. In eine ähnliche Richtung weist SAINSBURY's Befund (1955), wonach Vpn in Interviews während Streßphasen stärker gestikulierten als bei neutralen Themen. Daß der Intensitätsaspekt von Emotionen sich am besten an Körperbewegungen, weniger am mimischen Ausdruck und an Körperpositionen ablesen läßt, konnten EKMAN & FRIESEN (1967) experimentell belegen. In all diesen Studien scheint den Bewegungen die Bedeutung von Indikatoren für unspezifische Aktivierung zuzukommen. ASENDORPF (1980) konnte zeigen, daß es bei stärkerer Aktivierung zu sichtbaren motorischen Reaktionen, insbesondere zu gleichförmigen Bewegungswiederholungen (Stereotypien) kommt, für die höchstwahrscheinlich das Aktivierungssystem in der Formatio reticularis verantwortlich ist. ASENDORPF demonstriert aber noch einen zweiten Effekt, der für unser Experiment von Bedeutung ist. Das Ausmaß solcher stereotypen Bewegungen kann unter der Bedingung des Beobachtetwerdens reduziert werden. ASENDORPFs Versuchspersonen bewegten sich in einer Streßphase, in der sie sich beobachtet glaubten, seltener als in einer Ruhephase ohne Beobachtung. Damit versuchten sie wahrscheinlich, der von ihnen für gültig erachteten Norm gerecht zu werden, wonach man Erregungszustände nicht zeigen soll.

Die Funktion aktivierungsbedingter nicht-instrumenteller Bewegungen wird in der wissenschaftlichen Literatur immer wieder darin gesehen, daß der Organismus Energien, die er in Anbetracht einer Belastungssituation bereitstellt und die nicht unmittelbar zur Bewältigung der Belastungssituation notwendig sind, die also nicht in instrumentelle Bewegungen umgesetzt werden, mit **nicht-instrumentellen** Bewegungen abführt (IZARD 1977). Wenn dies so ist, dann führt das Unterlassen der mit einem bestimmten Aktivierungsgrad korrespondierenden nicht-instrumentellen Bewegungen, wie es z.B. unter der Bedingung des Beobachtetwerdens stattfindet, zu Muskelmehrarbeit, die einerseits in der Präaktivierung des Muskels, andererseits in deren Unterdrückung durch Aktivierung antagonistisch arbeitender Muskeln besteht. Damit wäre eine Vorbedingung für die Entstehung myogener Schmerzen realisiert. Wir wissen nicht, ob die Unterdrückung aktivierungsbedingter nicht-instrumenteller Bewegungen bei der Genese von myogenem Kopfschmerz eine Rolle spielt. Möglicherweise ist sie bei einigen Patienten relevant, bei anderen nicht. Wenn es aber einen Unterschied zwischen Personen mit und ohne myogenen Kopfschmerz hinsichtlich "Unterdrückung" gibt, dann erwarten wir nach dem bisher Gesagten, daß Personen mit myogenem Kopfschmerz bei gleicher Aktivierung die geringere Zahl solcher Bewegungen zeigen.

   Exkurs
   Die Verwandtschaft aktivierungsbedingter nicht-instrumenteller Bewegungen mit sog. Übersprungshandlungen bzw. Leerlaufhandlungen sticht ins Auge. Auch in der Ethologie wird ein Zusammenhang zwischen der Intensität von Erregung und Übersprungs- bzw. Leerlaufhandlungen hergestellt. TINBERGEN (1966, S. 108) führt aus, daß es dann zu Übersprungshandlungen kommt, d.h. in der Ethologie zu Bewegungen, die zu einem anderen Funktionskreis als dem (oder den) gerade aktivierten gehören, wenn a) zwei Triebe, z.B. Angriff und Flucht bei Kampf, miteinander in Konflikt stehen oder b) ein Trieb, der nicht ausreichend befriedigt werden kann, an Stärke ein bestimmtes Maß übersteigt. Im Fall b) kommt es auch zu Leerlaufhandlungen, d.h. zur Endhandlung, obwohl kein passender Schlüsselreiz vorhanden ist. Es gibt auch Überschneidungen zwischen aktivierungsbedingten nicht-instrumentellen Bewegungen und den sog. Reliktgesten (MORRIS 1978); das sind Gesten, die "die Situation überdauert (haben), in der sie ursprünglich entstanden" sind (S. 47). Der Mundkontakt mit Fingern, Schreibgerät oder Zigarette sei die am weitesten verbreitete Reliktgeste, die "im Augenblick der Anspannung" - auch hier wieder der Intensitätsaspekt - "für einen kurzen Moment das an der Mutterbrust genossene Behagen wieder wach (ruft)" (S. 49).

ad (2): Eine ähnliche Hypothese folgt, wenn wir nicht-instrumentelle Bewegungen als Regulative des Muskeltonus bzw. der Blutversorgung der Muskeln betrachten. Diese Bewegungen sind wissenschaftlich wenig untersucht, auch wenn ihre Bedeutung vorwissenschaftlich klar zu sein scheint. Für die Ableitung der Hypothese spielen sie deshalb eher eine flankierende Rolle. Jeder von uns kennt von sich Räkel- oder Streckbewegungen, bei denen die Muskulatur für einige Sekunden angespannt und dann losgelassen wird. Solche Bewegungen treten während und nach längerer Zeit der erzwungenen relativen Bewegungslosigkeit auf, die mit einer muskulären Anspannung einhergeht, z.B. nach oder während angestrengter Schreibarbeit. In ihrer Topographie ähneln diese Bewegungen einer Übung aus JACOBSONs (1944) Muskelrelaxationstraining, und subjektiv wird ihr Effekt als identisch erlebt: Die Bewegungen lockern und entspannen die Muskulatur, wir würden eine Tonuserniedrigung erwarten.[3]

Es ist bislang unklar, durch welche Reize diese Bewegungen ausgelöst und gesteuert werden. Kurzfristige Kontraktionen eines Muskels bewirken in jedem Fall seine bessere Durchblutung, mithin fördern sie den Abtransport von Stoffwechselabbauprodukten aus dem Muskel. Aus der Arbeitsphysiologie ist bekannt, wie rasch der Muskel in eine Sauerstoffschuld gerät: Schon 15 % der Maximalspannung führen bei statischer Arbeit zu Unterversorgung des Muskels mit Sauerstoff, wodurch über eine ph-Wert-Erniedrigung die Ausschüttung von Substanzen begünstigt wird, die die Schmerzschwellen erniedrigen (ULMER 1977). Anspannung der Muskulatur auf 10 - 20 % der Maximalsspannung wird in psychologischen Belastungssituationen übrigens leicht erreicht (BISCHOFF & TRAUE 1983).

Ganz gleich, ob Entspannung oder bessere Durchblutung der relevante Effekt der hier diskutierten Bewegungen ist: Wir erwarten, daß die Wahrscheinlichkeit myogener Schmerzen aufgrund einer muskulären Dauerbelastung, selbst wenn sich diese auf einem niedrigen Niveau abspielt, mit dem Auftreten von Räkel- und Streckbewegungen sinkt. Insofern gilt Analoges wie für die aktivierungsbedingten nicht-instrumentellen Bewegungen: Wenn die Variable "Häufigkeit von Räkel- und Streckbewegungen" überhaupt die betrachteten Gruppen trennt, erwarten wir eine geringere Anzahl dieser Bewegungen bei den Personen mit myogenem Kopfschmerz.

Da eine Unterscheidung zwischen den beiden Arten nicht-instrumenteller Bewegungen - außer bei extremen Ausprägungsgraden - schwierig ist, wurden sie für die folgende Arbeitshypothese zusammengefaßt:
Personen mit myogenem Kopfschmerz zeigen während und nach einer kognitiven Belastungssituation unter der Bedingung des Beobachtetwerdens weniger nicht-instrumentelle Bewegungen als Personen ohne myogenen Kopfschmerz.

Mit dieser Hypothese konfligiert in gewisser Weise die Tatsache, daß Personen mit Tiefenschmerz die schmerzhaften Stellen instinktiv reiben etc.: Werden Kopfschmerzpatienten untersucht, wenn sie gerade unter Schmerzen leiden, dann könnte dies den erwarteten Effekt zunichte machen. Die Hypothese wird daher auf schmerzfreie Phasen eingeschränkt. Wir haben die Hypothese für alle nicht-instrumentellen Bewegungen formuliert, d.h. auch unabhängig von den Körperteilen, mit denen sie ausgeführt werden. Da es Personen mit **Kopf**schmerzen sind, die hier untersucht werden, stellt sich die Frage, ob nicht streng genommen die Hypothese auf solche Bewegungen beschränkt bleiben müßte, an deren Ausführung die für myogenen Kopfschmerz relevanten Nacken- und Kopfmuskeln beteiligt sind. Was haben Handbewegungen mit Kopfschmerz zu tun? Dem könnte entgegengehalten werden, daß sich der Bewegungsmangel in Belastungssituationen deswegen im Kopf- und Nackenbereich verhängnisvoll auswirkt, weil dessen Muskulatur von vornherein

---

[3] Räkel- und Streckbewegungen treten auch nach dem Aufwachen aus dem Schlaf auf. Hier scheinen sie einen tonussteigernden Effekt zu haben.

stärker beansprucht wird. Zum Beispiel hat die Nackenmuskulatur im Sitzen unter Ruhebedingungen Haltearbeit zu leisten (sie hat stützmotorische Aufgaben), die Muskulatur der Extremitäten hingegen weniger (sie hat Aufgaben im Bereich der Zielmotorik). Die Richtigkeit dieses Arguments vorausgesetzt, ist es gleichgültig, ob sich die Hypothese auch für die "kopfferne" Muskulatur bestätigen läßt, solange sie nur für die Kopf- und Nackenmuskulatur zutrifft. Wir könnten also eine zweite Hypothese bezüglich der Körperteile, die die verschiedenen Bewegungen betreffen sollen, alternativ formulieren. Doch wir stoßen wiederum auf ein beobachtungstechnisches Problem: Ohne EMG-Ableitung wissen wir nicht, ob an einer Bewegung die Kopf- oder Nackenmuskulatur beteiligt ist. Der Fremdbeobachter ist zu einem solchen Urteil nicht in der Lage. EMG-Ableitungen jedoch beeinträchtigen das spontane Auftreten nicht-instrumenteller Bewegungen. Im Kontext des geplanten Experiments ist es deshalb nicht sinnvoll, die Hypothese in dieser Hinsicht weiter zu spezifizieren. Dennoch interessiert natürlich, ob sich aus den Daten Hinweise auf Unterschiede ablesen lassen.

Die Überprüfung der Generalhypothese ist nur in einer Versuchsanordnung möglich, die gewährleistet,

a) daß sie einen Streßeffekt hat, daß sie also in der Kopf- und Nackenmuskulatur bedeutsame Anstiege der Muskelspannung gegenüber einer Ruhepause hervorbringt, und
b) daß der in der Muskelaktivität ablesbare Streßeffekt bei den untersuchten Personen mit SKS zumindest genauso stark (oder stärker) ausfällt wie bei den schmerzfreien Vpn.

Wäre b) nicht gegeben, dann könnte eine beobachtete Bewegungsarmut der SKS-Vpn mit geringerem Streß befriedigend erklärt werden.

In der psychophysiologischen Forschung zum SKS ist bereits eine Vielzahl von Stressoren eingesetzt worden, von physischen zu psychischen, von generellen zu individuellen (PHILIPS 1980). Nicht mit allen Stressoren lassen sich bei SKS-Vpn erhöhte EMG-Werte nachweisen (sondern bevorzugt bei individuellen und psychischen Stressoren), aber es gibt u.W. nur ein Experiment (MARTIN & MATHEWS 1978), in dem SKS-Vpn in einer Streßsituation niedrigere Werte erzielten als Vpn ohne Schmerz. Von Dauerrechnen unter Zeitdruck läßt sich mit großer Sicherheit behaupten, daß es beiden genannten Anforderungen an die Versuchsanordnung entspricht. Der Streßeffekt wird durch Befunde von WALSCHBURGER (1976), TRAUE & ZENZ (1979) und ANDERSON (1981) belegt, die Bedingung b) kann aufgrund der Ergebnisse von VAUGHN et al. (1977), GANNON et al. (1981) und ANDERSON (1981) als erfüllt gelten.

4. METHODIK

4.1. Stichprobe

Am Versuch nahmen 32 Versuchspersonen (Vpn) teil. Alle Vpn waren Medizinstudenten des dritten Semesters (17 männlich, 15 weiblich, Durchschnittsalter 22 Jahre). Die Vpn gehörten einer von zwei Versuchsgruppen an, der Experimentalgruppe (Personen mit SKS) oder der Kontrollgruppe (Personen ohne SKS). Die Experimentalgruppe umfaßte 15 Vpn (7 männlich, 8 weiblich), die Kontrollgruppe bestand aus 17 Vpn (10 männlich, 7 weiblich). Die Vpn beider Gruppen wurden aufgrund der Ergebnisse einer Fragebogenuntersuchung an allen Medizinstudenten des Semesters (ca. 350) zusammengestellt. Die Vpn der Kontrollgruppe hatten im Fragebogen - einem in Zusammenarbeit mit der Schmerzambulanz Günzburg entwickelten Meßinstrument (siehe auch WOLF et al. 1982) angegeben, so gut wie nie unter Kopfschmerzen zu leiden, die Vpn der

Experimentalgruppe hatten mindestens "mehrmals pro Monat", in der Regel öfter Kopfschmerzen einer Intensität von wenigstens 4 auf einer 7-stufigen Skala. Bei keiner dieser Vpn bestand der Verdacht auf Migräne, d.h. die Kopfschmerzen traten weder einseitig noch anfallsartig auf und waren nicht verbunden mit den Begleitsymptomen der Übelkeit, des Erbrechens, der Lichtempfindlichkeit. Die Vpn der Experimentalgruppe waren also Personen mit SKS im Sinne der gängigen, nach dem Exklusionsverfahren arbeitenden Diagnosepraxis (siehe BISCHOFF & TRAUE 1983). Die Vpn insgesamt bildeten eine hinsichtlich Alter und Schichtzugehörigkeit homogene Gruppe. Für den Versuch geworben wurden sie von Kommilitonen des Semesters, die im Rahmen eines Forschungspraktikums bei der Versuchsplanung und -durchführung assistierten. Nahezu alle Studenten, die um Teilnahme gebeten wurden, erklärten sich bereit mitzumachen. Daß es kein "Verweigererproblem" gab, ist sicherlich auch darauf zurückzuführen, daß ein Honorar von DM 40.-- für die Teilnahme in Aussicht gestellt werden konnte.

4.2. Durchführung der Untersuchung

Das Experiment wurde im Einzelversuch durchgeführt. Der hier beschriebene Versuch stellte den letzten Abschnitt einer fünfteiligen Versuchsserie dar, die insgesamt ca. 90 Minuten in Anspruch nahm. Bei Versuchsbeginn wurde sichergestellt, daß keine der Vpn zu diesem Zeitpunkt Kopfschmerzen hatte. Der Versuchsleiter (VL), ein Medizinstudent des klinischen Studienabschnitts, dem die Untersuchungshypothesen so wenig bekannt waren wie den Vpn (Doppelblindbedingung), befand sich zunächst mit der Vp im Untersuchungsraum. Dort führte er sie in den Versuch ein, erläuterte, es handle sich um eine Aufmerksamkeitsaufgabe und las die Testinstruktion vor. Der Testbogen - verwendet wurde der Konzentrations-Leistungs-Test (KLT) von DÜKER & LIENERT (1965) - lag währenddessen vor der Vp auf dem Tisch, so daß sie die Instruktion mitlesen konnte. Nach der Durchführung der Übungsaufgaben wies der Vl die Vp an, die Aufgaben so schnell und so sorgfältig wie möglich zu bearbeiten, verließ sodann den Untersuchungsraum und spielte die weiteren Instruktionen aus dem Nebenraum vom Tonband ab. Das Verhalten der Vpn wurde mit Video aufgezeichnet. Der Vl begründete freundlich lächelnd und augenzwinkernd der Vp gegenüber die auf sie gerichtete Kamera damit, daß im Nebenraum ein Beobachter feststellen könne, ob sie auch tatsächlich die Zwischenergebnisse der KLT-Aufgaben instruktionsgemäß im Kopf behalte und nicht aufschreibe. Alle zehn Minuten erhielt die Vp vom Tonband die Aufforderung, unter die zuletzt bearbeitete Aufgabe einen Strich zu setzen und dann sofort weiterzuarbeiten. Nach der dritten zehnminütigen Arbeitsphase wurde sie wiederum aufgefordert, einen Strich zu machen, und der Versuch sowie das Gesamtexperiment wurden für beendet erklärt. Der Vl bat jedoch die Vp, noch im Versuchsraum sitzen zu bleiben und abzuwarten, bis er komme und sie abhole. Auch in dieser "letzten Minute", während der die Vp ohne definierte Aufgabe allein im Versuchsraum saß und wartete, wurde ihr Verhalten mit Video registriert.

4.3. Auswertung

Zwei hinsichtlich der Hypothesen und der Versuchsgruppenzugehörigkeit der Vpn "blinde" Rater beurteilten unabhängig voneinander die Videoaufzeichnung. Dabei wurde ihnen ein Kategorienschema zur Klassifizierung des Bewegungsverhaltens der Vp vorgegeben, das eine Reihe von Hauptkategorien mit Unterkategorien und einige Nebenkategorien unterscheidet.

Zu den Hauptkategorien gehören:

- Bewegungen im Gesicht
- Kopfbewegungen
- Bewegungen im Schulter-, Arm- und Rumpfbereich
- "Bewegte" Selbstberührungen (z.B. Stirn reiben)
- Stützende Selbstberührungen (z.B. Kinnstütze)

Dabei bestand jede Hauptkategorie wieder aus einer Reihe von Unterkategorien. Anhand dieses Schemas kodierten die Rater jede Bewegung der Vpn, indem sie die Intensität jeder Bewegung auf einer 3-stufigen Skala einschätzten.

Das Schema ist insofern unvollständig, als es keine Bewegungen des Beckens und der Beine umfaßt. Dazu ist zu bemerken, daß die Aufzeichnungen aufgrund der Positionierung der Kamera über diesen Körperbereich nur unpräzise Angaben ermöglichten. Wie sich erst später herausstellte, trat diese Schwierigkeit auch bei Bewegungen im Gesicht auf. Da die Vpn in ihrer Arbeitshaltung das Gesicht oftmals dem Tisch zugewandt hielten, wären Gesichtsbewegungen nur beschränkt beobachtbar. Wir haben sie deshalb von der späteren Auswertung der einzelnen Hauptkategorien ausgeschlossen.

Die Vorauswertung ergab, daß es wegen zu geringer durchschnittlicher Auftretenshäufigkeiten nicht ratsam war, die Arbeitshypothese auf dem Niveau der Unterkategorien zu prüfen. Solche geringen Häufigkeiten ließen auch nur niedrige Interraterreliabilitäten erwarten.

Dieser Umstand hat uns veranlaßt, für jede Vp folgende globalere Kennwerte zu bilden:

1. Kennwerte für Kopfbewegungen
1.1. Absolute Häufigkeit der Kopfbewegungen während der KLT-Durchführung und in der "letzten Minute"
1.2. Mit der Intensität gewichtete Häufigkeit der Kopfbewegungen (Summe aller Intensitäten)
2. Kennwerte für Bewegungen von Schultern, Armen und Rumpf
2.1. Absolute Häufigkeit
2.2. Mit der Intensität gewichtete Häufigkeit
3. Kennwerte für "bewegte" Selbstberührungen
3.1. Absolute Häufigkeit
3.2. Gewichtete Häufigkeit
4. Kennwerte für stützende Selbstberührungen
4.1. Absolute Häufigkeit
4.2. Gewichtete Häufigkeit
5. Kennnwerte für Bewegungen überhaupt
5.1. Absolute Häufigkeit aller Kategorien
5.2. Gewichtete Häufigkeit aller Bewegungskategorien
6. Kennwerte für einzelne Zeitabschnitte des Versuchs
6.1.1. Absolute Häufigkeit aller Bewegungen während des ersten Drittels der KLT-Durchführung (1.-10. Minute)
6.1.2. Gewichtete Häufigkeit aller Bewegungen in diesem Drittel
6.2.1. Absolute Häufigkeit aller Bewegungen während des zweiten Drittels der KLT-Durchführung (11.-20. Minute)
6.2.2. Gewichtete Häufigkeit aller Bewegungen in diesem Drittel
6.3.1. Absolute Häufigkeit aller Bewegungen in der 21.-30. Minute
6.3.2. Gewichtete Häufigkeit aller Bewegungen in diesem Drittel
6.4.1. Absolute Häufigkeit aller Bewegungen in der Minute nach Ablauf der Testzeit ("letzte Minute")
6.4.2. Gewichtete Häufigkeit aller Bewegungen in der "letzten Minute"

Diese Kennwerte wurden zunächst für die beiden Rater getrennt bestimmt, um ein Bild über die Beurteilungsübereinstimmung zu erhalten.

Als Maße der Interraterreliabilität dienten Korrelationskoeffizienten. Korreliert wurden für jeden Kennwert die Urteile der beiden Rater über alle Vpn.

Die Höhe der Korrelationen erwiesen sich mit Produktmomentkoeffizienten von .68 - .99 durchwegs als befriedigend. Wir sahen uns berechtigt, Werte zu bilden, die auf den Urteilen beider Rater beruhen. Bei der Zusammenfassung der Werte wählten wir folgende Vorgehensweise: Eine Reihe von Nichtübereinstimmungen rührte daher, daß der eine Rater die komplexere Kategorie kodiert hatte, der zweite Rater eine oder mehrere Elementarbewegungen, die Bestandteile der komplexeren Bewegungen sind; der eine Rater kodierte z.B. "sich neu hinsetzen", der zweite für dieselbe Bewegung "Kopf nach hinten biegen" und "Rumpf strecken". In solchen Fällen wurde nach dem Prinzip vorgegangen, die allgemeinere Kategorie statt der speziellen Kategorien zu kodieren. Sonstige Urteilsdivergenzen wurden durch Mittelungen ausgeglichen.

Bei den absoluten Häufigkeiten wurde zunächst für jede Vp und jeden Rater die Gesamtzahl der Bewegungen während der KLT-Durchführung in den einzelnen Kategorien bestimmt und pro Kategorie das Mittel der beiden Raterwerte gebildet; außerdem wurde für jede Vp und jeden Rater die Gesamtzahl aller Bewegungen in jedem der vier Versuchsabschnitte ermittelt und der Durchschnitt der jeweils zwei Raterwerte berechnet. Bei divergierenden Gewichten mittelten wir die Intensitäten der Einzelkodierungen - wenn sich nur die Intensitätsurteile, nicht aber die Auftretenskodierungen unterschieden, auf die sie sich bezogen - und bildeten wiederum die Summen der gewichteten Häufigkeiten pro Einzelkategorie bzw. die gewichteten Häufigkeiten aller Bewegungen pro Versuchsabschnitt (erstes, zweites, drittes Drittel, letzte Minute).

Zu Kontrollzwecken werteten wir auch die KLT-Formulare aus, pro Vp acht Werte: Je Drittel zwei Werte und für den Gesamttest die Leistungsmenge (Anzahl der bearbeiteten Aufgaben) und den Fehlerprozentwert.

5. ERGEBNISSE

Beginnen wir mit den Befunden zur Haupthypothese der Untersuchung, wonach sich Personen ohne SKS während und nach der Bearbeitung des KLT im Vergleich zu Personen mit SKS vermehrt und verstärkt bewegen.

Tabelle 1 zeigt zunächst im Überblick - für die Experimental- und die Kontrollgruppe gesondert - die durchschnittlichen absoluten bzw. mit der Intensität gewichteten Häufigkeiten von Bewegungen überhaupt (alle Bewegungskategorien) in den verschiedenen Versuchsphasen, d.h. während der einzelnen Drittel der KLT-Durchführung in der "letzten Minute". Außerdem sind die durchschnittlichen absoluten und gewichteten Häufigkeiten der Bewegungen in den drei Dritteln zusammen aufgeführt. In Klammern sind die Nummern der Parameter angegeben, wie sie unter 4.3. ausführlich definiert wurden (s.o.).

Um einen Eindruck über den relativen Umfang an Bewegungen **während** und **nach** der KLT-Durchführung zu vermitteln, haben wir die Häufigkeit der Bewegungen für jede Vp auf die Minute umgerechnet, die Mittelwerte dieser Häufigkeiten/Minute in den Versuchsgruppen gebildet und in Abbildung 1 zusammengestellt.

Es fällt auf, daß die Vpn mit SKS durchweg niedrigere Werte aufweisen und daß während der KLT-Durchführung in beiden Versuchsgruppen sowohl die absoluten als auch die gewichteten Häufigkeiten nur geringfügig

Tab. 1: Häufigkeiten von Bewegungen während der Versuchsphasen, getrennt für die Versuchsgruppen

Häufigkeit der Bewegungen aller Kategorien	Experimentalgruppe (SKS)		Kontrollgruppe (ohne SKS)	
	$\bar{x}$	s	$\bar{x}$	s
1. Drittel der KLT-Durchführung				
absolut (6.1.1)	13.5	6.7	17.1	8.8
gewichtet (6.1.2)	23.8	12.7	30.0	15.4
2. Drittel				
absolut (6.2.1)	16.6	10.1	19.5	10.6
gewichtet (6.2.2)	28.7	15.9	35.9	21.7
3. Drittel				
absolut (6.3.1)	13.8	8.6	19.2	10.6
gewichtet (6.3.2)	26.3	18.6	34.1	18.7
"letzte Minute"				
absolut (6.4.1)	3.9	2.3	5.4	2.5
gewichtet (6.4.2)	9.2	4.5	13.3	5.9
1., 2. und 3. Drittel der KLT-Durchführung				
absolut (5.1)	44.2	22.7	54.2	22.6
gewichtet (5.2)	78.9	42.3	101.1	45.4

schwanken, nach Testende jedoch beträchtlich ansteigen. Außerdem ist ein Unterschied in den Anstiegen der Bewegungshäufigkeiten vom letzten Drittel der Testdurchführung zur "letzten Minute" zu bemerken: Sowohl bei den absoluten wie auch bei den gewichteten Häufigkeiten/Minute weisen die untersuchten Vpn mit SKS im Durchschnitt geringere Anstiege auf als die schmerzfreien Vpn. Zur inferenzstatistischen Absicherung dieser drei Befunde wurden zwei Varianzanalysen mit Meßwiederholung mit den Faktoren "Gruppe" ("SKS", "ohne SKS") und "Versuchsphasen" ("erstes Drittel", "zweites Drittel", "drittes Drittel" und "letzte Minute") durchgeführt. Die abhängige Variable ist in der ersten Varianzanalyse die absolute Anzahl der Bewegungen pro Minute, in der zweiten Varianzanalyse die mit der Intensität gewichtete Anzahl der Bewegungen pro Minute. Tabelle 2 faßt die berechneten F-Werte zusammen.

Der Unterschied zwischen den Versuchsgruppen - in der Experimentalgruppe weniger Bewegungen als in der Kontrollgruppe - ist in beiden Varianzanalysen signifikant, bei den Absolutwerten auf dem 5 %-Niveau, bei den gewichteten Werten auf dem 1 %-Niveau. Sehr deutlich zeichnet sich der Effekt des Faktors "Versuchsphasen" ab. Beide Male sind die beobachteten F-Werte hochsignifikant. Eine Interaktion zwischen den Faktoren A und B kann nicht nachgewiesen werden.

Im Anschluß an diese Varianzanalysen versuchten wir, hinsichtlich zweier Fragen weitere Aufschlüsse zu erhalten:

(1) Welche Versuchsphasen trennen die Versuchsgruppen am besten?

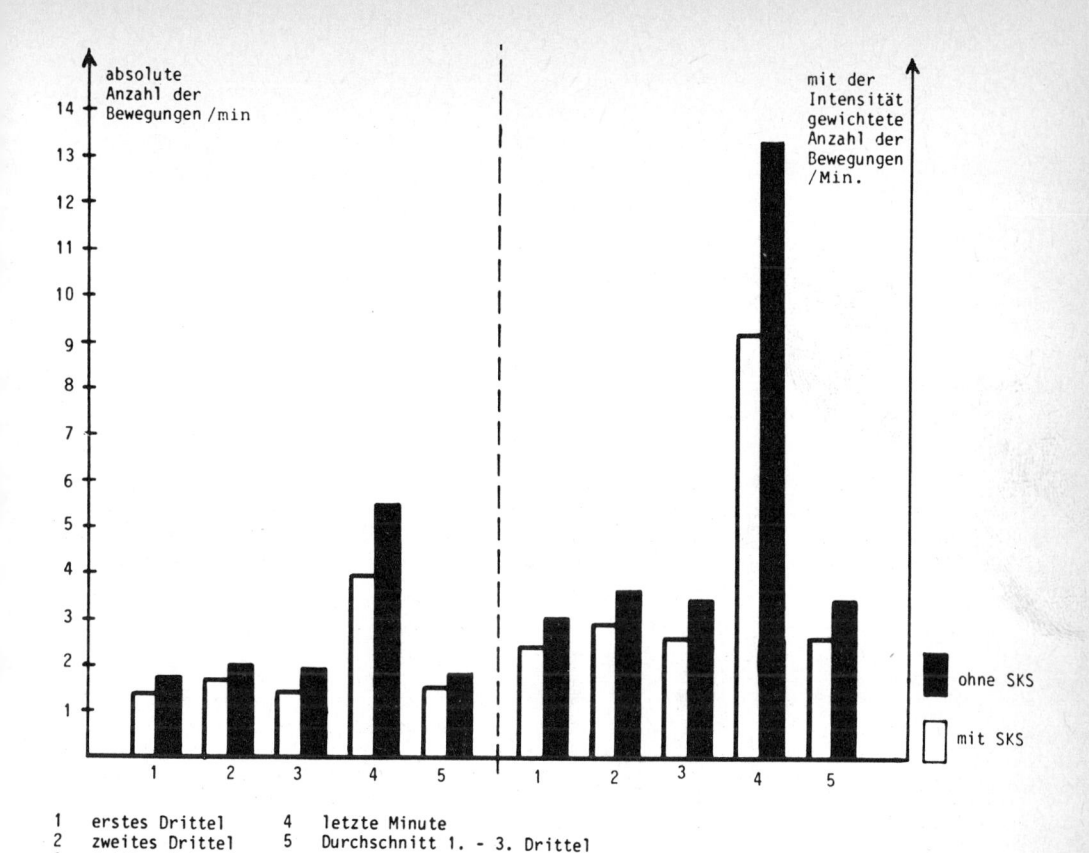

Abb. 1: Häufigkeiten von Bewegungen pro Minute während der Versuchsphasen, getrennt für die Versuchsgruppen. Durchschnitte der absoluten Anzahlen siehe links; Durchschnitte der gewichteten Anzahlen siehe rechts.

1 erstes Drittel
2 zweites Drittel
3 drittes Drittel
4 letzte Minute
5 Durchschnitt 1. - 3. Drittel

Tab. 2: Ergebnisse zu den Varianzanalysen der globalen Bewegungsparameter über die Versuchsphasen.
(* : 5 % Signifikanzniveau)
(** : 1 % Signifikanzniveau)

	F_{beob}	
	Absolut-werte/min	gewichtete Werte/min
Faktor A Versuchsgruppen	5.28 *	13.45 **
Faktor B Versuchsphasen	33.93 **	36.36 **
A x B	0.85	2.19

Tab. 3: Versuchsgruppenunterschiede in den Versuchsphasen

	1. Drittel	2. Drittel	3. Drittel	letzte Minute
absolute Häufigkeit	α = 10.5 %	21.5 %	6.3 %	7.2 %
gewichtete Häufigkeit	α = 11.0 %	14.5 %	12.4 %	4.0 %

Tabelle 3 zeigt die Wahrscheinlichkeiten der Unterschiede zwischen den Versuchsgruppen in den einzelnen Versuchsphasen unter Annahme der Nullhypothese. Die Werte beruhen auf t-Tests und einseitiger Fragestellung.

Offensichtlich trennt die "letzte Minute" die Versuchsgruppen am deutlichsten. Außer dem Alpha-Wert der letzten Minute für die gewichtete Häufigkeit der Bewegungen erreicht im übrigen keine der Versuchsgruppendifferenzen für sich allein die Signifikanzgrenze von Alpha = 5 %.

(2) Welche Unterschiede ergeben sich beim paarweisen Vergleich der einzelnen Versuchsphasen?

Die Versuchsphasen während der KLT-Durchführung unterscheiden sich hinsichtlich beider Kennwerte nicht. Die Signifikanz des Faktors "Versuchsphasen" ist augenscheinlich auf den immensen Bewegungszuwachs nach Ende der KLT-Bearbeitung zurückzuführen (vgl. Abbildung 1). Für beide abhängigen Variablen läßt sich diese Aussage durch Einzelpaarvergleich nach dem SCHEFFEE-Test statistisch belegen.

In Abbildung 2 sind für die vier Hauptbewegungskategorien die absoluten (links) und die gewichteten (rechts) Häufigkeiten der Bewegungen während und nach der KLT-Bearbeitung getrennt nach Versuchsgruppen zusammengestellt.

Es ergibt sich, daß die untersuchten Vpn ohne SKS sich in allen Kategorien sowohl absolut als auch gewichtet durchschnittlich stärker bewegen als die Vpn mit SKS. Alle Kategorien leisten einen gleichsinnigen Beitrag zur Unterscheidung der Versuchsgruppen.

Die zweifaktorielle Varianzanalyse (Faktor A: Versuchsgruppen, Faktor B: Bewegungskategorie) führt zu dem in Tabelle 4 zusammengefaßten Ergebnis. Wie schon bei den ersten beiden Varianzanalysen ist der Faktor "Versuchsgruppen" signifikant, sowohl bei der absoluten als auch bei der gewichteten Anzahl. Auch die Auftretenshäufigkeiten der einzelnen Bewegungskategorien unterscheiden sich signifikant. Am häufigsten und intensivsten werden Schultern, Arme und Rumpf bewegt, danach folgen "bewegte" Selbstberührungen, auf dem dritten Platz liegen Kopfbewegungen und am seltensten von den vier Kategorien kommen stützende Selbstberührungen vor. Eine Interaktion zwischen A und B ist nicht zu beobachten. Es gibt also keine spezifischen Bewegungskategorien, die zwischen den Versuchsgruppen trennen.

1 Kopfbewegungen
2 Bewegungen von Schultern, Arm und Rumpf   ■ ohne SKS   □ mit SKS
3 "bewegte" Selbstberührungen
4 stützende Selbstberührungen

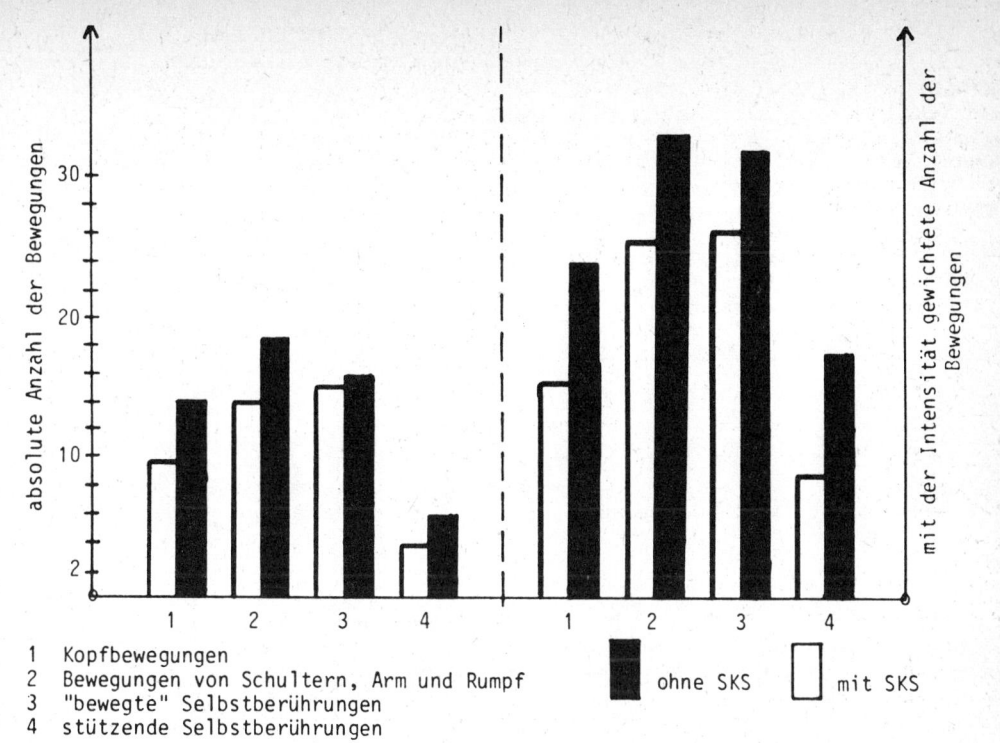

Abb. 2: Bewegungen in den vier Bewegungskategorien, getrennt für die Versuchsgruppen (Durchschnitte der absoluten Anzahlen links, Durchschnitte der gewichteten Anzahlen rechts)

Tab. 4: Ergebnisse zu den Varianzanalysen der Bewegungshäufigkeiten in den einzelnen Kategorien.
(* : 5 % Signifikanzniveau)
(** : 1 % Signifikanzniveau)

	F_{beob}	
	Absolutwerte	gewichtete Werte
Faktor A Versuchsgruppen	4,7 *	4,3 *
Faktor B Bewegungskategorien	8,1 **	6,5 *
A x B	0,03	0,06

Konzentrationsleistung (KLT)

Tabelle 5 zeigt die durchschnittlichen Testwerte der Vpn im KLT, getrennt nach Versuchsgruppenzugehörigkeit. Keiner der Unterschiede ist statistisch bedeutsam. Man könnte aber vermuten, daß die (nicht-signifikant) größere Leistungsmenge der Vpn mit SKS mit den Bewegungshäufigkeiten zusammenhängt. Dies ist jedoch nicht der Fall: Zwischen Leistungsmenge und absoluter Bewegungshäufigkeit während der KLT-Durchführung beträgt der Zusammenhang $r = 0.18$, zwischen Leistungsmenge und gewichteter Bewegungshäufigkeit $r = 0.28$. Beide Korrelationen sind nicht signifikant; die gefundenen Unterschiede zwischen den Versuchsgruppen hinsichtlich der Körperbewegungen scheinen unabhängig von etwaigen Unterschieden zwischen den Versuchsgruppen hinsichtlich ihrer KLT-Leistungsmenge zustande gekommen zu sein.

Tab. 5: Ergebnisse im KLT, getrennt für die Versuchsgruppen

Versuchs-phasen	Versuchsgruppen			
	mit SKS		ohne SKS	
	Leistungs-menge	Fehler-prozent	Leistungs-menge	Fehler-prozent
1. Drittel	39.1	10.4	35.1	11.9
2. Drittel	45.7	7.3	38.9	11.1
3. Drittel	47.3	8.3	39.8	10.3
Gesamtwerte	132.1	8.5	113.7	9.9

6. DISKUSSION

Die Ergebnisse bestätigen die Haupthypothese der Untersuchung: Personen mit SKS zeigen während und nach einer kognitiven Belastungssituation unter der Bedingung des Beobachtetwerdens weniger nicht-instrumentelles motorisches Verhalten als schmerzfreie Personen. Die Hypothese war hergeleitet worden aus der Annahme, daß Bewegungsarmut in der beschriebenen Untersuchungssituation eher zu Muskelmehrarbeit führt, mithin eher der Entstehung von myogenen Schmerzen förderlich ist als ein reiches Bewegungsverhalten. Die Hypothese in der Population der Personen mit SKS zu untersuchen - wie wir dies getan haben - heißt konservativ gegen sich zu arbeiten, denn die Kopfschmerzen einer Reihe von Vpn sind möglicherweise nicht myogener Art. Andererseits ist es aufgrund der Auswahl der Vpn aus der Studentenschaft nicht sehr wahrscheinlich, daß die als SKS diagnostizierten Schmerzen auf langjährigen Medikamentenabusus oder kontingente Verstärkung des Schmerzverhaltens zurückzuführen sind. Die letztgenannten Verursachungen von SKS würden wir eher bei chronischen Schmerzpatienten erwarten.

Abbildung 1 veranschaulichte einen zweiten Befund, den wir nicht explizit vorhergesehen haben, der aber zusätzlich ein Licht auf die Hypothese wirft: **Nach** der Belastungssituation steigt die Zahl der nicht-instrumentellen Bewegungen in beiden Versuchsgruppen und für beide Bewegungsparameter sprunghaft an. Zu diesem Zeitpunkt weiß die Vp, daß der Versuch beendet ist und sie noch eine Minute warten soll, bis der VL hereinkommt und sie entläßt. In dieser Entlastungssituation könnte sie sich einfach in ihrem Stuhl zurücklehnen, ruhig sitzen bleiben und entspannen. Das tatsächlich beobachtete rege motorische Verhalten ergibt nur Sinn, wenn es in irgendeiner Weise der Regeneration der durch die Belastungssituation beanspruchten physiologischen Systeme dient. Der Befund steht also mit unserer Interpretation des nicht-instrumentellen motorischen Verhaltens in Einklang. Von den beiden Arten nicht-instrumenteller Bewegungen sind es dabei wahrscheinlich die tonus- bzw. blutversorgungsregulierenden Bewegungen, deren Zahl nach Ende der Belastungssituation zunimmt.

Daß sich die größten Unterschiede gerade in der letzten Minute des Versuchs ergaben, soll hier nochmals ausdrücklich betont werden. In der einschlägigen Literatur wird immer wieder darauf abgehoben, daß das EMG von Ruhesituationen nur selten eine Diskriminierung von Personen mit und ohne SKS erlaubt (siehe PHILIPS 1980; HAYNES 1982). Wahrscheinlich sind die Ruhesituationen **nach Belastung** von größerer Bedeutung. Auch die Ergebnisse zur Erholungsrate des EMG legen diesen Schluß nahe: Personen mit SKS brauchen, unabhängig vom Ausgangsniveau, länger, bis sie nach Belastungssituationen im m.frontalis und im m.trapezius wieder ihr individuelles Ruheniveau erreichen als Kontrollpersonen ohne Schmerz (WILKER & BISCHOFF 1979; TRAUE et al. 1981). Die Meßdaten zu diesen Ergebnissen stammen aus dem klassischen EMG-Labor (mit Bewegungsverbot). Immerhin belegen auch sie, daß Personen mit SKS Schwierigkeiten haben, sich in Situationen, in denen von äußerlichen Erfordernissen her die Gelegenheit gegeben wäre, auch mit ihren physiologischen Reaktionen auf Erholung umzustellen. Möglicherweise haben wir es hier mit einem allgemeineren Prinzip zu tun, wonach die Wahrscheinlichkeit psychosomatischer Funktionsstörungen mit der Invariabilität korrespondierender psychophysiologischer Reaktionen steigt, weil Invariabilität Regenerationsprozesse erschwert. Die Ergebnisse einer Feldstudie von MARSCHALL & TRAUE (1982) stehen im Einklang mit diesem Prinzip. Sie verglichen das EMG des M.trapezius und die Herzfrequenz von neun emotional stabilen und neun emotional labilen Schülern der 7. und 9. Klasse. Die Messungen wurden während normaler Unterrichtsstunden (Schulstunden) und "Teststunden" vorgenommen. Das wichtigste Ergebnis war eine eingeschränkte Variabilität der emotional labilen Schüler im Hinblick auf Muskelspannung und Herzfrequenz. Dies ergab sich sowohl innerhalb der einzelnen Stunden als auch beim Vergleich von Schulstunde und Teststunde. Nicht ausgewiesen ist in den Daten, ob die emotional belasteten Schüler signifikant mehr unter SKS leiden als die unbelasteten. Sie leiden jedenfalls insgesamt bedeutend stärker unter psychosomatischen Beschwerden.

Während unseres Experiments wurden keine EMG-Ableitungen vorgenommen. Wir sind aber bei der Herleitung der Hypothesen davon ausgegangen, daß die Unterdrückung aktivierungsbedingter nicht-instrumenteller Bewegungen zu Muskelmehrarbeit führt. Neuere Befunde aus unserem Forschungsprojekt stützen diese Annahme. TRAUE et al. (im Druck) erhoben sowohl nonverbales Verhalten als auch das EMG der Stirn- und der Nackenmuskulatur in einer Versuchsanordnung, in der die Vpn nicht zur Vermeidung von Bewegungen angehalten wurden. Die Vpn in diesem Experiment mußten nach einer Zeit der stillen Vorbereitung eine Geschichte zu einer TAT-Tafel erfinden, die vom Vl anschließend mit negativer Kritik bedacht wurde. Nach einer weiteren stillen Vorbereitung hatten die Vpn Gelegenheit, sich gegen die Kritik zur Wehr zu setzen und ihre Geschichte zu rechtfertigen. In diesem Experiment wurden zwar nicht die nicht-instrumentellen Bewegungen beurteilt, sondern das motorische Ausdrucksverhalten in einer sozial-kommunikativen Situation, aber die Operationalisierung beider Bewegungsformen ähnelt sich stark: Auch TRAUE et al. verwendeten neben Skalen zur Expressivität gewichtete Häufigkeiten von Kopf- und Handbewegungen. Überprüft wurde die Hypothese, daß Expressivitäts- und Bewegungsarmut bei SKS-Personen deutlicher zu beobachten und bei ihnen von einer erhöhten muskulären Aktivität begleitet sind. Die Ergebnisse sprechen überzeugend für die Hypothese.

Offen bleibt, auf welche Situationen die Ergebnisse zum nicht-instrumentellen motorischen Verhalten generalisiert werden können. Die Versuchssituation ist wesentlich charakterisiert durch die Merkmale "Zeitdruck", "intellektuelle Leistung", "Dauerbelastung", "Aufgabe ohne instrumentell-motorische Anforderung", "Einzelarbeit" und schließlich "objektive Selbstaufmerksamkeit" ("Beobachtetwerden"). Der Versuch läßt keine Aussage darüber zu, welchem Merkmal welches Gewicht beizumessen ist. Anschlußstudien können hier mehr Klarheit bringen. Außerdem müssen wir uns fragen: Inwieweit ist das reduzierte Bewegungsverhalten typisch für Personen mit SKS? Ist das Merkmal "Bewegungsarmut" nicht bei Patienten mit den verschiedensten psychotischen, psychoneurotischen und psychosomatischen Störungen anzutreffen, ohne daß diese an Kopfschmerz leiden?

Hierfür zwei Beispiele: Bewegungsarmut ist auch für Depression charakteristisch. In der melancholischen Phase sei "am auffälligsten ... die Bewegungsarmut, die oft mit einer nur mühsam unterdrückten "inneren" Unruhe gepaart ist. Mimik, Gestik und Sprache drücken Angespanntheit, Entschlußlosigkeit und Hoffnungslosigkeit aus" (SCHULTE & TÖLLE 1971, S. 20). Müßten nicht alle Patienten in der melancholischen Phase an myogenem Kopfschmerz leiden? Tatsächlich ist Kopfschmerz von den vielen körperlichen Symptomen, die in der Regel mit depressiven Phasen gepaart auftreten, die häufigste (WIECK 1965). Wir nehmen jedoch an, daß der für schwere depressive Zustände typische Kopfschmerz bzw. Kopfdruck nicht ausschließlich myogen ist, sondern, daß die Hemmung des Depressiven, auch wenn sie mit Bewegungsarmut einhergeht, wesentlich eine zentrale Hemmung darstellt, die sich auf die gesamte Physiologie und Biochemie des Organismus auswirkt (CZERNIK 1982) und von daher die Grundlage für die verschiedensten Mißempfindungen bildet.

Das zweite Beispiel: ANDERSON (1981) ging von der Annahme aus, daß psychosomatische Patienten, seien es Patienten mit essentieller Hypertonie, rheumatischer Arthritis, SKS oder Migräne, ihre Erregung in Streßsituationen im Gegensatz zu Gesunden weder verbal noch non-verbal offen ausdrücken, daß sie vielmehr die Erregung nicht wahrhaben wollen. Die Basis ihrer Annahme bildete das Alexithymie-Konzept von SIFNEOS (SIFNEOS et al. 1977). Für die verbalen Urteile über die wahrgenommene Erregung durch physischen Streß und psychische Belastung konnten sie ihre Annahme einer inversen Beziehung zwischen physiologischer und wahrgenommener Erregung in allen Versuchsgruppen bestätigt finden - allerdings auch in der beschwerdefreien Kontrollgruppe. Motorisches Verhalten registrierten sie nicht.

Es bleibt also nachzuweisen, daß das bei den SKS-Personen identifizierte Bewegungsverhalten auch eine Abgrenzung gegenüber dem Bewegungsverhalten von Patienten mit anderen psychosomatischen Beschwerden gestattet.

Was immer die individuellen Ursachen für das reduzierte Bewegungsverhalten von Personen mit myogenem Schmerz sein mögen: Selbst wenn die ursprünglichen Verstärkungsbedingungen nicht mehr wirksam sind, das erworbene Verhalten trägt die Gefahr zur Perpetuierung in sich. Wer spürt, daß er verspannt ist, wird eher etwas dafür tun, um sich zu entspannen. Die Präzision der Spannungswahrnehmung ist höchstwahrscheinlich abhängig von Spannungsdifferentialen in der Zeit: Variabilität des Muskelspannungsverlaufs erleichtert die genaue Wahrnehmung des einzelnen Ausprägungsgrads der Muskelspannung, Invarianz erschwert sie. Also wird derjenige, der seine Muskelspannungsvariationen präzise wahrnimmt, eher etwas gegen eine Verspannung unternehmen: z.B. sich mit oder ohne Räkeln entspannen und damit neue Variabilität in den Verlauf der Muskelspannung bringen, wodurch wiederum die Wahrnehmbarkeit nachfolgender Verspannungen steigt. Die aufrechterhaltenden Bedingungen des reduzierten Bewegungsverhaltens wären in diesem Fall in der Wahrnehmungspsychologie von Muskelspannung begründet.

Abschließend einige Hinweise, die sich aus unserem Experiment für die Diagnostik und Therapie des SKS ergeben.

Es müssen noch eine Reihe von Detailfragen geklärt werden, um die Hypothese zu erhärten, daß reduziertes nicht-instrumentelles motorisches Verhalten in und nach Belastungssituationen myogenen Kopfschmerz erzeugt. Selbst wenn die Hypothese erhärtet ist, bleibt das Problem, wie beim einzelnen Patienten diagnostisch abgeklärt werden kann, ob dieses Bewegungsverhalten therapierelevant ist. Für eine ausführliche Diskussion der Probleme bei der Diagnose myogener Kopfschmerzen (vgl. SCHLOTE 1983) brauchen wir kritische Kriteriumswerte des Bewegungsverhaltens bzw. für EMG-Parameter, bei deren Überschreitung die Diagnose "Myogenie der Kopfschmerzen" zurecht gestellt werden darf. Bislang liegen solche Vergleichsdaten noch nicht vor. Die Tatsache, daß in der Variable "nicht-instrumentelles Bewegungsverhalten" ein Gruppenunterschied beobachtet werden kann, legitimiert u. E. jedoch schon jetzt zu der Empfehlung, diese Variable in die Diagnose einzubeziehen. Der Diagnostiker kann sich vom Bewegungsverhalten des Patienten einen Eindruck verschaffen, indem er eine oder mehrere der Experimentalsituation nachgebildete Verhaltensproben erhebt; er kann explorieren, ob eine Kovariation zwischen solchen Situationen und der Entstehung von Kopfschmerz besteht. Wenn er zu dem Urteil gelangt, das nicht-instrumentelle motorische Verhalten sei beim Patienten für den Kopfschmerz von Bedeutung, kann er in einer anschließenden Verhaltensanalyse feststellen, wodurch das Bewegungsverhalten kontrolliert wird. Möglicherweise ist es eine früh erworbene Angst des Patienten vor sozialer Mißachtung, die verhindert, daß er aktivierungsbedingte nicht-instrumentelle Bewegungen zeigt ("herumzappelt") bzw. regulierende nicht-instrumentelle Bewegungen ausführt ("herumlümmelt").

Es sei jedoch daran erinnert, daß die hier skizzierten Elemente der Verhaltensanalyse nur einen kleinen Ausschnitt derselben betreffen und andere kritische Situationen und Reaktionsformen entsprechend dem allgemeinen Bedingungsmodell des myogenen Kopfschmerzes (BISCHOFF & TRAUE 1983) in die Analyse einbezogen werden müssen, wenn ein auf den Einzelpatienten abgestimmter Therapieplan entworfen werden soll.

Kapitel 6 Verhaltenstherapie bei chronischen Rückenschmerzen – eine kontrollierte Therapiestudie*

HERTA FLOR, GUNTER HAAG und HELMUT KÖHLER**

1.	Einleitung	113
2.	Theoretischer Hintergrund	114
3.	Problemstellung und Durchführung der Untersuchung	118
3.1.	Versuchspersonen	119
3.2.	Untersuchungsaufbau	119
3.2.1.	Biofeedback-Gruppe	120
3.2.2.	Pseudotherapie-Gruppe	122
3.2.3.	Kontrollgruppe	122
3.3.	Erfassungsinstrumente	123
3.3.1.	Verbal-subjektive Ebene	123
3.3.2.	Motorische Verhaltensebene	124
3.3.3.	Physiologische Ebene	124
3.4.	Datenauswertung	124
4.	Ergebnisse	125
4.1.	Ergebnisse auf der verbal-subjektiven Ebene	125
4.1.1.	Schmerzdaten	125
4.1.2.	Allgemeine psychologische Daten	131
4.2.	Ergebnisse auf der motorisch-verhaltensmäßigen Ebene	131
4.3.	Ergebnisse auf der physiologischen Ebene	132
4.4.	Sonstige Maße	134
5.	Diskussion	136

1. EINLEITUNG

Von den Erkrankungen des rheumatischen Formenkreises sind etwa 20% der Bundesbürger betroffen. Die hier angesprochenen Rückenschmerzen sind den weichteilrheumatischen bzw. degenerativen Formen der rheumatologischen Erkrankungen zuzuordnen, die über 90% der rheumatischen Beschwerden insgesamt ausmachen (WAGENHÄUSER 1973). Ein besonderes Problem bei diesen Störungen sind die damit verbundenen Schmerzen chronischer Natur, gegen die medizinische Behandlungsversuche meist wenig ausrichten (siehe z.B. FINNESON 1973; MURPHY 1977). Oft findet sich keine objektivierbare organische Grundlage der Schmerzen, und die

---

* Eine gekürzte Fassung dieses Kapitels erschien in der Zeitschrift Pain (Flor, H., Haag, G., Turk, D.C. & Köhler, H. Efficacy of EMG-Biofeedback, Pseudotherapy and Conventional Medical Treatment for Chronic Rheumatic Back-Pain, PAIN 1983, 17, 21 - 31).

** Mit finanzieller Unterstützung der Deutschen Gesellschaft für Verhaltenstherapie (DGVT)

Wirkungslosigkeit der Behandlungen führt zu immer neuen Arztbesuchen und Enttäuschungen. Bei vielen Patienten werden die Schmerzen zunehmend zum zentralen Problem ihres Lebens, und diese Patienten werden zu einer unbequemen Last der Gesundheitsversorgung (STERNBACH et al. 1973; SWANSON et al. 1978).

Bei der Beschäftigung mit diesen Schwierigkeiten wird zunehmend die psychophysiologische bzw. psychosomatische Natur chronischer Schmerzen erkannt und bei der Behandlung berücksichtigt (STERNBACH 1974; FORDYCE 1976). Insbesondere werden auch psychologische bzw. verhaltenstherapeutische Verfahren miteinbezogen.

2. THEORETISCHER HINTERGRUND

Bei den im folgenden behandelten Rückenschmerzen handelt es sich um nicht-entzündliche Formen, also Diagnosen wie Lumbal- bzw. Lendenwirbelsäulensyndrom, Cervikal- bzw. Halswirbelsäulensyndrom, Muskelrheuma, Weichteilrheumatismus, Myalgie (jeweils mit Lokalisation im Wirbelsäulenbereich). Im Englischen werden diese Störungsformen mit "low back pain", "stiff shoulder", "fibrositis" bezeichnet.

Es handelt sich um z.T. lokalisierte, meist aber sich diffus ausbreitende Rückenschmerzen, die bevorzugt im Hals- und Lendenwirbelsäulenbereich auftreten und häufig mit Bewegungseinschränkungen und Steifigkeitsgefühl einhergehen.

Besonders auffällig ist dabei die starke Verspannung der paravertebralen Muskulatur, die meist leicht zu tasten ist. Diese Verspannung wird zunehmend als entscheidende Schmerzursache betrachtet (DORPAT & HOLMES 1962). GRABEL (1973) wie auch KRAVITZ (1978) konnten bei Patienten mit "low back pain" eine überhöhte Spannung der Rückenmuskulatur im Ruhezustand bzw. bei differentieller Entspannung nachweisen. BASMAJIAN (1974, 1978) hingegen kam zu dem Schluß, daß die EMG-Aktivität bei diesen Patienten entscheidend vermindert ist.

Die vorliegenden Untersuchungen lassen sich als Hinweise deuten, daß muskuläre Prozesse bei der Entstehung bzw. Aufrechterhaltung der Störung eine Rolle spielen, doch lassen sich klare Aussagen zur Ätiologie der Störung bislang nicht machen. Eine Reihe von Befunden deutet jedoch auf die Rolle muskulärer Verspannungen bei Rückenschmerzen hin (siehe z.B. auch FASSBENDER 1975), die auch durch emotionale Belastungen zustandekommen können (DORPAT & HOLMES 1962; JANUS 1975).

Lerntheoretische Modelle gehen von einem operanten (siehe FORDYCE 1978) oder einem respondenten Erklärungsansatz (siehe GENTRY & BERNAL 1977) aus. Letzterer greift den bereits erwähnten Zusammenhang von Schmerz und Spannung auf. Es wird angenommen, daß eine körperliche Schädigung - oder aber auch eine emotionale Belastung - zu muskulärer Verspannung führt, die schon bestehende Schmerzen verstärkt oder aber bei langer Dauer selbst zu Schmerzen führt und schließlich in einen Kreislauf von Schmerz und Spannung mündet. Die therapeutische Konsequenz ist die Unterbrechung dieses Teufelskreises durch

- Senkung der Muskelspannung und
- Reduktion von spannungsauslösenden Situationen und/oder Erlernen angemessener alternativer Bewältigungsreaktionen, hier: Entspannung.

Im respondenten Modell bieten sich insbesondere Entspannungstraining und EMG-Biofeedback zur Senkung der Muskelspannung an. Beide Verfahren haben sich bei Spannungskopfschmerz als erfolgreich erwiesen

(BLANCHARD et al. 1979), einer Störung, der möglicherweise ähnliche pathologische Prozesse zugrundeliegen wie chronischen Rückenschmerzen (PHILIPS 1977a).

Eine Durchsicht der Literatur ergab, daß bislang acht Untersuchungen zur Wirksamkeit von EMG-Biofeedback bei chronischem Rückenschmerz vorliegen (Tabelle 1). Dabei wurden Studien, in denen Biofeedback im Rahmen eines größeren Behandlungspakets eingesetzt wurden (z.B. GOTTLIEB et al. 1977; KHATAMI & RUSH 1978), nicht berücksichtigt, da sich dort der Einfluß der Biofeedbackkomponente nicht isolieren ließ.

Die Übersicht zeigt, daß die Forschung zur Wirksamkeit von EMG-Biofeedback bei Rückenschmerzen erst am Anfang steht. Es überwiegen Einzelfallberichte bzw. - studien (GENTRY & BERNAL 1977; BELAR & COHEN 1979; ROULEAU & DENVER 1980) und unkontrollierte Gruppenstudien bzw. Vergleichsstudien (JACOBS & FELTON 1969; HENDLER et al. 1977; PECK & KRAFT 1977; KRAVITZ 1978). Nur in einer einzigen Arbeit (NOUWEN & SOLINGER 1979) wird Biofeedback allein mit einer Kontrollgruppe (unbehandelt) verglichen. Der Placeboeffekt wurde bislang nicht kontrolliert.

Darüber hinaus lassen sich wegen des unterschiedlichen methodischen Vorgehens, unterschiedlicher Patientengruppen und methodischer Unsauberkeiten kaum klare Schlüsse ziehen.

So wurden z.T. **Patienten** mit deutlichen Läsionen am Nacken oder Rücken (JACOBS & FELTON 1969; HENDLER et al. 1977) behandelt, andererseits achteten z.B. KRAVITZ (1978) und NOUWEN & SOLINGER (1979) darauf, Patienten mit organischem Befund auszuschließen.

Die **Dauer der Behandlung** variierte von 2.5 Minuten (JACOBS & FELTON 1969) bis zu 20 Sitzungen zu je 45 Minuten (NOUWEN & SOLINGER 1979).

Ebenso unterschieden sich die behandelten **Muskelgruppen**. So behandelten manche Autoren den symptomrelevanten Muskel, z.B. den M. Trapezius (PECK & KRAFT 1977), oder die Muskeln des Lumbosakralbereiches (z.B. NOUWEN & SOLINGER 1979), andere den M. Frontalis als Indikator allgemeiner Entspannung (z.B. HENDLER et al. 1977).

Als isoliertes **Verfahren** (z.T. einschließlich Heimtraining) wurde EMG-Biofeedback nur in vier Studien verwendet, in den anderen wurde es mit Entspannungstraining bzw. mit Temperaturtraining kombiniert.

In sechs der acht Studien wurden zusätzlich **Medikamente** gegeben, nur NOUWEN & SOLINGER (1979) schlossen sie von Anfang an aus.

Der **langfristige Effekt** der Behandlung wurde kaum untersucht. Das längste Follow-up findet sich in der Einzelfallstudie von BELAR & COHEN (1979) mit sechs Monaten; NOUWEN & SOLINGER (1979) verwendeten drei Monate.

Betrachtet man die Behandlungseffekte im Überblick, so ergeben sich keine eindeutigen Resultate.

Bei Verwendung der **Schmerzreduktion** als wesentliche abhängige Variable ergaben drei Studien (GENTRY & BERNAL 1977; NOUWEN & SOLINGER 1979; BELAR & COHEN 1979) deutliche Reduktionen in der Schmerzintensität und/oder Frequenz.

In drei Studien änderten sich die Schmerzen nicht signifikant (PECK & KRAFT 1977; HENDLER et al. 1977; KRAVITZ 1978). Dies liegt möglicherweise an den zu kurzen Trainingszeiten in diesen Untersuchungen (bei PECK & KRAFT z.B. nur 2 1/2 Minuten!). Eventuell ist auch das Frontalistraining (in zwei Studien angewandt) nicht indiziert, da eine Generalisierung nicht unbedingt anzunehmen ist (STOYVA 1979; DAVIS 1980).

Tab. 1: Übersicht über Studien zum EMG-Biofeedback bei chronischen Rückenschmerzen

Autoren	Design	Art der Störung/behandelte Stelle	Versuchspersonen	Behandlung	Sonstige Behandlung	Ergebnisse	Kommentar
JACOBS u. FELTON 1969	Vergleichsgruppenstudie	Nackenverletzungen/M. Trapezius	14 Ptn.,m,w, 21-57 Jahre, 14 gesunde Vpn.	Gr.1: erst Entspannungsinstruktion, dann 10 mal 15 Sek. EMG-Bfb,N=10 Ptn. Gr.2:N=4Ptn.,EMG-Bfb ohne vorherige Selbstenspannung Gr.3:N=7 gesunde Vp. wie Gr.1 behandelt Gr.4:N=7 gesunde Vpn, unbehandelt	keine?	EMG-Abnahme um 95 % bei den Patienten (von 15,6 auf 0,79µV, dies entspricht den Werten der Gesunden, deren Anfangswerte niedriger waren als die der Patienten Schmerz: nicht erhoben offenes Verhalten:nicht erhoben	die Autoren geben an, daß die Ptn. ohne Bfb nicht entspannen konnten; keine Langzeitbehandlung, keine Langzeiteffekte erhoben, keine Schmerzmessung, keine Patientenkontrollgruppe
PECK u. KRAFT 1977	unkontrollierte Gruppenstudie	Rücken- u. Schulterschmerzen/M. Trapezius	8Ptn.,6w,2m, 25-51J.,Dauer 2Mo.-20J. (in Studie mit 10 weiteren Ptn, mit Gesichts/Kopfschmerz zusammen dargestellt)	EMG-Bfb und Heimtraining, 11,3 Sitzungen im Durchschnitt, 2 mal pro Woche je 20 Min., 2 Wo. Baseline 6 Wo. Therapie 7 Wo. Follow-up	Medikation, z.T.paincocktail	EMG: nicht signifikante Abnahme Schmerz:ebenso Trend zur Abnahme da, Schmerzstunden nehmen leicht zu, Schmerzintensität nimmt leicht ab offenes Verhalten:nicht erhoben	die Ergebnisse bei den Rückenschmerzpatienten waren wesentlich schlechter als bei Spannungskopfschmerz, keine KG
HENDLER et al. 1977	unkontrollierte Gruppenstudie	Rückenschmerzen (Nacken/Schulter/Arm/LWS-Bereich, als Beine,als Folge von Bandscheibenoperationen)/M. Frontalis	13 Ptn.,11w, 2m, im Durchschnitt 2,6 Operationen, 1,9J.Dauer (1,2 bis 8,5J.)	EMG-Bfb, 5 Sitzungen, 1 mal pro Woche prä/post Tests, 1 Wo. Follow-up	Medikation, Heimtraining bei 6erfolgreichen Ptn. mit Bfb-Gerät nach 5 Sitzungen	EMG:nicht verändert, Schmerz:Mc-Gill-Fragebogen nicht signifikant, nach subjektiver Schätzung bei 6 Ptn. Besserung SCL90 (Fragebogen analog MMPI): n.s. in Gesamtgruppe, Besserung bei 6 Erfolgreichen offenes Verhalten: nicht erfaßt	keine Kontrollgruppe, unzulängliche Messung und ungerechtfertigte Interpretation der Ergebnisse aufgrund subj. Einschätzung Ethische Bedenken
GENTRY und BERNAL 1977	Einzelfälle	Rücken-u. Beinschmerzen (1.Pt.) Schulter-u. Nackenschmerzen (2.Pt.)/ M.Frontalis	(1) 42J.,m (2) 39J.,w	EMG-Bfb, Entspannung,Heimtraining (1) 13 Sitzungen je 25 Min. täglich (2) 10 Sitzungen 2 Wo. Baseline 6 Wo. Follow-up	Medikation	(1)EMG-Baseline von 7 auf 5 µV, beim Follow-up 4.9µV mit Fähigkeit ohne Bfb zu entspannen Schmerz: von 4.82 (o-6 Skala) auf 3.62, Medikation-Abnahme, bessere Arbeitsfähigkeit (2) EMG von 10.8 auf 4.8 auf 4.9 Schmerz: 4.73 - 3.20 - 2.82, bessere Entsp.fäh.	

Autoren	Design	Art der Störung/behandelte Stelle	Stichprobe	Behandlung	Sonstige Behandlung	Ergebnisse	Kommentar
KRAVITZ 1978	Gruppenvergleich	Low Back Pain/Musculus erector spinae	Gr.1:N=7,25-41J. 36,4J.im Durchschnitt, Gr.2:N=7,27-65Jahre, $\bar{x}$ = 42.1 Dauer: 9,79J. KG1:N=17 Gesunde 21-63J.,$\bar{x}$=35,9, KG2:N=8Ptn.,drop-outs oder Therapieunwillige	Gr.1:8 Sitzungen differentieller An/Entspannung u. Heimtraining Gr.2: 3 Sitzungen Entspannung u. 5 Sitzungen Biofeedback (EMG) und Heimtraining Baseline: 1 Woche Therapie: 4 Wochen Follow-up:4 Wochen KG1 und 2 ohne Behandlg.	Medikation	EMG:keine Abnahme in Ruhe, aber bei differentieller An/Entspannung bei beiden EG gleich Schmerz:77% in beiden Gruppen berichten weniger Beeinträchtigung (davon 1/3 weniger Schmerz), beim Follow-up 67%. Abnahme der Schmerzfrequenz um 57%, beim Follow-up 42%. Intensitätsrating(tägl.) unverändert (!).Ptn. erleben Training als hilfreicher als andere Therapie offenes Verhalten: nicht erhoben	echte Patientenkontrollgruppe fehlt Bfb nicht rein untersucht nur in Kombination mit Entspannung
BELAR und COHEN, 1979	Einzelfallstudie	Rückenschmerzen (HWS,BWS) und Arthritis/rechts unterhalb Schulterblatt	N=1, w, 71 J., Dauer der Schmerzen 3 J.	17 Sitzungen EMG-Bfb, je 30 Minuten + Jacobson-Entspannung + Heimtraining vorher und nachher 5 bzw. 4 Sitzungen Baseline 6 Mo. Follow-up insg.27 Sitzungen	Medikation	EMG: Abnahme signifikant Schmerz: Frequenz nimmt ab von 2,8 auf 0,3 pro Woche Aktivitätsanstieg berichtet stabil nach 12 Wo.u. 6 Mo. Follow-up.	starke Vermischung des Bfb-Effekts mit Jacobson-Entspannung
NOUWEN und SOLINGER 1979	Kontrollgruppenstudie	Low Back Pain/M. erector spinae	EG= 19 KG= 7 Ptn. Alter: $\bar{x}$ = 34,5J. Dauer: $\bar{x}$ = 6,3J.	20 Sitzungen EMG-Bfb, je 45 Minuten mit Wechsel von An- und Entspannung, 1 mal täglich Baseline: je 1 Woche vorher und nachher Therapie: 4 Wochen Follow-up: 3 Monate	keine	EMG:Abnahme von 4,69 auf 2,41 (post), Zunahme auf 5,09 beim Follow-up in der EG; keine signifikanten Änderungen in der KG Schmerzindex: 141 auf 84.57 auf 96.52 (Follow-up) KG unverändert p=.01 offenes Verhalten:nicht erfaßt	EMG-Werte nach drei Monaten wieder erhöht trotz verbesserter Schmerzen Lineare Abnahme von EMG und Schmerz im Therapieverlauf zufriedenstellendes Design
ROULEAU und DENVER, 1980	Einzelfallstudie ABACA	Fibrositis/M. Trapezius, BWS	N=3 (1) w,24 J.,Dauer 5 J. (2) w,34 J.,Dauer 9 J. (3) m.44J.,Dauer 9 J.	EMG-bzw. Temperaturfeedback Phasen: A-2Wochen Baseline B-(1) u. (2) EMG-Bfb, (3) Temperaturreduktionstraining A-1 Woche Baseline C-Temperaturerhöhungstraining für alle A-keine Angabe Bfb:2 Sitzungen pro Woche, 10 mal 30 Min.	Medikation	EMG-Abfall bzw. Temperaturanstieg in der jeweiligen Phase berichtet Schmerz: Abnahme bei EMG-Reduktions- und Temperaturanstiegs-Training registriert, bei (3)=Temperaturreduktionstraining Schmerzanstieg Schlaf: Abnahme bei Temp.abfall, Zunahme bei Temp.-Anstieg bei (3), Medikationsabnahme, BDI unverändert, nur p=.05 oder Trends	kein reines ABACA-Design, keine getrennten Angaben für die Phasen berichtet nur bei 2 Ptn. Besserung bei 3.Ptn. Mißerfolg durch Partnerproblem angenommen Interpretation fraglich, Erfolg bleibt unklar Design verbesserungsbedürftig EMG-Effekte nicht getrennt vom Temperaturtraining

Betrachtet man die **EMG-Werte**, findet man ebenfalls keine eindeutigen Resultate. In drei Untersuchungen ergaben sich keine EMG-Abnahmen (Ruhe-EMG), in vier Studien signifikante Abnahmen, die aber nicht langfristig zu sein scheinen, wie die Untersuchung von NOUWEN & SOLINGER (1979) zeigt.

Verhaltensmaße wurden nur global erhoben, wiesen aber ebenfalls Verbesserungen auf, wenn Schmerzreduktion eintrat.

Ermutigend ist, daß die am besten kontrollierte Untersuchung von NOUWEN & SOLINGER (1979) recht erfolgversprechende Resultate aufwies (zumindest was die Schmerzreduktion betrifft).

Offen bleibt weiterhin, inwieweit Biofeedback nicht nur ein "Super-Placebo" ist (STROEBEL & GLUECK 1973), insbesondere im Hinblick auf die hohe Empfänglichkeit von Schmerzpatienten für Placebo (BRÄUTIGAM & CHRISTIAN 1981 berichten für Patienten mit Rückenschmerzen Placebo-Effekte bis zu 60%) und die Frage der Mediation des Biofeedbackeffekts (YATES 1980; WITTLING 1980).

Diesbezüglich hat eine Reihe von Autoren - gerade auch im Zusammenhang mit EMG-Biofeedback bei spannungsbedingten Schmerzen - auf die mögliche Bedeutung kognitiver Prozesse bei der Biofeedbackwirkung hingewiesen (MEICHENBAUM 1976; HENDLER et al. 1977; PHILIPS 1977; NOUWEN & SOLINGER 1979).

3. PROBLEMSTELLUNG UND DURCHFÜHRUNG DER UNTERSUCHUNG

Ausgehend von der mangelnden Effizienz traditioneller medizinischer Therapie bei chronischen Rückenschmerzen, den recht positiven Ergebnissen der Studie von NOUWEN & SOLINGER (1979) zur Wirksamkeit von EMG-Biofeedback bei dieser Störung sowie den sehr positiven Resultaten zum EMG-Biofeedback bei Spannungskopfschmerz erscheint es sinnvoll, dieses Therapieverfahren auch bei stationären Patienten mit chronischen Rückenschmerzen zu überprüfen und es mit der traditionellen medizinischen Therapie zu vergleichen.

Es wurde daher eine Studie durchgeführt, die in einem Kontrollgruppendesign die Wirksamkeit des EMG-Biofeedbacktrainings untersucht. Die unabhängige Variable, das EMG-Biofeedback, wurde dabei mit einer Pseudotherapie und einer traditionellen medizinischen Therapie verglichen. Durch dieses Design wurde die Untersuchung von NOUWEN & SOLINGER (1979) weitergeführt und zusätzlich auf Placeboeffekte hin untersucht. In einem zweiten eher hypothesengenerierenden Teil sollten erste Versuche zur Erfassung der durch das Biofeedback verursachten kognitiven Veränderungen gemacht werden.

Zusätzliche therapeutische Verfahren bzw. Bausteine ergaben sich aus praktischen Gründen oder theoretischen Erwägungen. So wurden alle drei in die Studie einbezogenen Gruppen (die Biofeedback-Gruppe, die Pseudotherapie-Gruppe und die Kontrollgruppe) mit traditioneller medizinischer Therapie behandelt. Dies ließ sich nicht umgehen, da die Untersuchung in einer Kurklinik durchgeführt wurde.

Bei der Messung der Therapieeffekte sollte neben der Beachtung aller Verhaltensebenen über längere Zeit (4 Monate) kontinuierlich die Veränderung der Schmerzwerte gemessen werden, um die Wirkung von Erwartungen der Patienten bezüglich des Therapieerfolgs ("demand characteristics", ORNE 1962) beim Follow-up zu minimieren. Die Nachuntersuchung der Therapieeffekte nach drei Monaten ist unbedingt nötig, um die Übertragung der therapeutischen Wirkung in den Alltag und ihre Stabilität zu prüfen.

Es wurde erwartet, daß sich die Biofeedbackbehandlung im Vergleich zu den anderen Behandlungen auf allen drei Verhaltensebenen förderlich auswirkt.

So sollte es auf der **verbal-subjektiven Ebene** zu einer Reduktion der Schmerzintensität und -dauer wie auch der qualitativen Schmerzaspekte kommen. Ebenso wurde eine Verbesserung in der allgemeinen psychischen Gesundheit und Befindlichkeit erwartet sowie eine Abnahme hinderlicher, schmerzsteigernder Selbstinstruktionen und Einstellungen und eine Zunahme förderlicher Kognitionen.

Auf der **Verhaltensebene** wurde eine Reduktion der Medikation, der Arztbesuche sowie der Beinträchtigung verschiedener Aktivitäten durch die Schmerzen erwartet und eine Zunahme erfolgreicher Bewältigungsstrategien.

Auf der **physiologischen Ebene** wurde eine Abnahme der Ruhe-EMG-Werte im Verlauf jeder Sitzung und über alle Sitzungen sowie im Vorher-Nachher-Vergleich erwartet.

Des weiteren wurde eine Stabilität der Effekte auch bei der dreimonatigen Nachuntersuchung erwartet (mit Ausnahme der physiologischen Maße, die nicht mehr erhoben wurden).

3.1. Versuchspersonen

Versuchspersonen waren 24 Patienten einer Rheumaklinik, die zufällig auf die drei Gruppen verteilt wurden (acht je Gruppe). Auswahlkriterien waren: Rückenschmerzen seit mehr als sechs Monaten mit Lokalisation in der Halswirbel- oder Lendenwirbelsäulenregion, keine bzw. minimale röntgenologisch erfaßte degenerative Veränderungen, keine Rententendenz, tastbare Verspannungen der Rückenmuskulatur, Schmerzen von mehr als 2.5 auf einer Skala von 0 bis 10 (0=kein, 10=unerträglicher Schmerz), EMG-Werte von mehr als 2 Mikrovolt an der Halswirbelsäule und von mehr als 4 Mikrovolt im Stehen an der Lendenwirbelsäule. Ausgeschlossen wurden Patienten, bei denen andere Schmerzsyndrome im Vordergrund standen (z.B. Gonarthrosen). Außerdem sollten die Patienten nicht an der Elektrotherapie und am Entspannungstraining, die routinemäßig in der Klinik angewendet wurde, teilnehmen.

3.2. Untersuchungsaufbau

Zur Prüfung der Hypothesen waren zwei Kontrollgruppen zusätzlich zum Biofeedback nötig:

- zunächst eine **Kontrollgruppe**, die **unbehandelt** blieb (bzw. nur mit traditioneller medizinischer Therapie behandelt wurde), um einen Effekt des Biofeedback-Trainings über die Spontanremission hinaus (bzw. zusätzlich zur medizinischen Behandlung) zu demonstrieren,
- eine **Pseudotherapie-Gruppe**, um die schon erwähnten Placeboeffekte bzw. "demand characteristics" zu kontrollieren.

Neben dem standardisierten Therapieprogramm waren in allen drei Gruppen eine Reihe von Variablen konstant zu halten, um den Effekt der unabhängigen Variable auf die abhängigen Variablen tatsächlich auf deren Variation zurückführen zu können.

So unterschieden sich die **Versuchspersonen** in den drei Gruppen nicht bezüglich relevanter Merkmale wie Geschlecht, Alter, Familienstand, Berufstätigkeit, Dauer der Störung, Ausmaß des Röntgenbefunds, Diagnose, Höhe der Schmerzen und nur unwesentlich bezüglich der Häufigkeit der Medikamenteneinnahme.

Die Therapeutin war für alle drei Gruppen dieselbe, allerdings lagen spezifische Erwartungen vor, sodaß die Wirksamkeit des Rosenthal-Effekts (siehe ROSENTHAL & ROSNOW 1969) nicht auszuschließen war.

Die **Therapiedauer** und deren **zeitliche Struktur** war in beiden Therapiegruppen gleich, ebenso die **Instruktionen**, mit Ausnahme von Teilen der Behandlungsbeschreibung. Auch der Umfang der sonstigen medizinischen Behandlungen wurde über die drei Gruppen konstant gehalten. Die Glaubwürdigkeit der Placebobehandlung wurde mit der Biofeedbackbehandlung sowohl in einer Vorstudie wie auch in der Hauptuntersuchung verglichen (nach BORCOVEC & NAU 1972). Dabei erwiesen sich beide Behandlungen als gleich glaubwürdig.

Weiterhin identisch in den Gruppen waren die **Meßzeitpunkte** und die **Meßmittel**, mit Ausnahme geringfügiger Unterschiede im Schmerztagebuch und im Nachbefragungsbogen zwischen den behandelten Gruppen und der Kontrollgruppe.

Auch die unspezifischen Therapieanteile und die äußeren Bedingungen wurden für die Gruppen gleich gehalten.

3.2.1. Biofeedback-Gruppe

Das Biofeedback-Training umfaßte 12 Sitzungen mit je 20 Minuten Training und 7 Minuten Baseline vor und nach dem Training. Eine größere Anzahl von Sitzungen wäre wünschenswert gewesen, ließ sich jedoch während des vierwöchigen Kuraufenthaltes der Patienten nicht realisieren.

Als zu beeinflussende physiologische Größe wurde die Muskelspannung gewählt, die durch EMG-Ableitungen gut zu erfassen ist. Als Ort der Ableitung wurden unter der Annahme der Spezifität der Biofeedbackeffekte die betroffenen Muskeln im HWS-Bereich (Trapezius) bzw. LWS-Bereich (Erector Spinae) gewählt (STOYVA 1979).

Als Körperpositionen beim Training wurden sowohl Liegen (entsprechend NOUWEN & SOLINGER (1979) wurde die für die Ableitung günstige Bauchlage gewählt) als auch Sitzen (bei HWS-Problemen) und Stehen (bei LWS-Problemen) gewählt, und zwar pro Sitzung je 10 Minuten in jeder der beiden Positionen (Liegen und Sitzen/Stehen).

Das Training in beiden Positionen diente dem Zweck, die Generalisierung und den Transfer der Effekte in den Alltag zu erleichtern. Dabei wurde aber darauf geachtet, den Patienten keine Entspannungsinstruktionen zu geben, da die Effekte von Entspannungstraining und Biofeedback nicht vermengt werden sollten.

Die Patienten erhielten die Instruktion, sich mit Hilfe des Biofeedbackgeräts zu entspannen, d.h. die Frequenz der rückgemeldeten Töne zu senken. Sie erhielten keine zusätzlichen Instruktionen.

Das Feedback erfolgte akustisch. Dies ermöglichte, die Rückmeldung in der Pseudotherapie-Gruppe durch ein Tonband zu kontrollieren. Außerdem war diese Art der Rückmeldung im Liegen bequemer als optisches Feedback. Die Patienten hörten eine Serie von "Klicks", deren Frequenz mit steigender Muskelspannung zunahm und mit sinkender Spannung abnahm.

Zusätzlich zum Biofeedback-Training wurden folgende Therapiebausteine verwendet:

(1) Zu Beginn der Behandlung wurde ein **Therapievertrag** abgeschlossen, der die Patienten stärker für die Therapie motivieren und ihre "compliance" sichern sollte, was vor allem wegen des geplanten dreimonatigen kontinuierlichen Follow-ups sehr wichtig war.

(2) Aufbau eines **kognitiven Modells** der Störung. In den ersten Sitzungen wurden die Patienten über den Zusammenhang von Streß - Spannung - Schmerz aufgeklärt und über die Wirkungsweise des Biofeedbackgeräts informiert.

(3) **Verbale Verstärkung** durch die Therapeutin war nicht explizit vorgesehen. Da aber Klient und Therapeutin sich während der Sitzungen im gleichen Raum befanden, hätte ein ganz kommentarloser Verlauf der Stunden künstlich gewirkt. So sollte, wo nötig (z.B. bei Nachfrage des Patienten, bei Mißerfolgen etc.), der Therapiefortschritt positiv kommentiert oder bei Mißerfolgen ermutigt werden.

(4) Nach der dritten Therapiestunde erhielten alle Patienten die Anweisung, die gelernte Entspannung auch **zu Hause** einzusetzen. Dabei wurde wiederum darauf geachtet, keine Entspannungsinstruktionen zu geben. Die Patienten sollten keine längeren Entspannungsübungen machen, sondern mehrfach über den Tag verteilt sich kurz entspannen, wenn sie Verspannungen spürten, Schmerzen wahrnahmen oder ein Medikament einnehmen wollten. Sie sollten dabei auch darauf achten, welche Situationen den Spannungs- oder Schmerzepisoden vorausgingen. Das Heimtraining (dessen Notwendigkeit umstritten ist, siehe z.B. HAYNES et al. 1975) wurde hier verwendet in der Annahme, daß es ein wesentlicher Bestandteil des Trainings ist, Anspannungen in belastenden Situationen frühzeitig zu erkennen und rechtzeitig Entspannung als Alternativreaktion einzusetzen (MEICHENBAUM 1976; BIRBAUMER 1977). Dies kann nur durch Übung in diesen Situationen erreicht werden. Dabei war sicherlich problematisch, daß die Übungsmöglichkeiten während der Kur beschränkt waren, da weniger Belastungssituationen auftraten als im normalen Alltag (keine Arbeit, weg von zu Hause).

(5) **Verhaltensformung** und **kurze Trainingsphasen ohne Biofeedback** wurden ebenfalls miteinbezogen. Machten die Patienten im Verlauf der Therapie Fortschritte, so mußte bei zunehmender Entspannung die Empfindlichkeit des Geräts vergrößert werden, um Veränderungen in immer niedrigeren Bereichen rückmelden zu können. Das Lernkriterium wurde also sukzessiv erhöht.

Ein "Ausblenden" des Biofeedbacks im Sinne einer Reduktion der Sitzungshäufigkeit gegen Ende der Therapie oder einer Reduktion der Feedbackdauer, konnte aufgrund der Kürze der Therapie leider nicht durchgeführt werden. Stattdessen wurde bei der Abschluß-Baseline-Messung am Ende jeder Sitzung die Instruktion gegeben, die Entspannung ohne Feedback zu halten zu versuchen. Dies könnte man als "Ausblenden" im kleinsten Rahmen bezeichnen (allerdings wurde die Dauer dieser abschließenden feedbackfreien Phase über die Sitzungen konstant gehalten).

Die unabhängigen Variablen lassen sich also folgendermaßen charakterisieren:

- EMG-Biofeedback der Rückenmuskulatur mit Wechsel von An- und Entspannung im Liegen sowie Sitzen/Stehen
- Heimtraining

sowie zusätzlich:

- Instruktion
- Therapievertrag
- Minimum verbaler Verstärkung
- Verhaltensformung
- Entspannungsphasen ohne Feedback
- traditionelle medizinische Therapie (einschließlich Medikation).

3.2.2. Pseudotherapie-Gruppe

Die Pseudotherapie diente der Kontrolle der unspezifischen Effekte in der Biofeedback-Gruppe und umfaßte wie diese 12 Sitzungen mit je 20 Minuten Training und 7 Minuten Baseline davor und danach. Dabei wurden identische Muskelgruppen behandelt, die Patienten mußten ebenfalls im Stehen oder Sitzen und im Liegen üben, mit einem Wechsel von An- und Entspannung. Durch letzteres sollte die gegen die Untersuchung von NOUWEN & SOLINGER (1979) verschiedentlich vorgebrachte Kritik, die Therapieeffekte seien auf ein Quasi-Entspannungstraining aufgrund der An- und Entspannung zurückzuführen, entkräftet werden. Wäre dies der Fall, müßte die Pseudotherapie ebenso erfolgreich sein wie die Biofeedback-Therapie.

Die Patienten erhielten in den Sitzungen die Tonbandaufnahme einer Biofeedbacksitzung eines Patienten aus der Vorstudie über Kopfhörer zugespielt. Dazu wurde die Information gegeben, daß die Töne die Gesamtspannung förderten. Durch die Konzentration auf die Töne und deren wechselnde Häufigkeit entstehe neben der körperlichen auch eine geistige Entspannung. Die körperlich-muskuläre Entspannung entstehe durch das "Myotron", das Gerät, an das sie angeschlossen seien. Deshalb heiße die Behandlung auch "Myotronie". (Der Name wurde erfunden, um für die Pseudotherapie eine ähnlich fremd klingende Bezeichnung wie "Biofeedback" verwenden zu können). Das "Myotron" massiere sanft durch elektrische Impulse - ähnlich wie in der Elektrotherapie - die Muskulatur, die so immer entspannter werde.

Die restlichen Therapiebausteine sind fast identisch mit denen der Biofeedback-Gruppe, insbesondere auch das Heimtraining. Bei der verbalen Verstärkung wurde darauf geachtet, sie immer so positiv wie möglich zu halten. Nur die Verhaltensformung fiel weg.

Die Therapie umfaßte also folgende Schritte:
- Anschluß an das Biofeedbackgerät mit der Information, daß das Gerät durch elektrische Ströme die Muskeln entspanne
- Zuspielen einer erfolgreichen Biofeedbacksitzung über Kopfhörer mit der Instruktion, daß das Hören auf die wechselnden Töne die Entspannung durch das Gerät fördere
- Heimtraining,

sowie zusätzlich:
- Instruktion
- Therapievertrag
- verbale Verstärkung
- Entspannungsphasen ohne Töne
- traditionelle medizinische Therapie.

3.2.3. Kontrollgruppe

Die Kontrollgruppe kam nur einmal in der ersten und zweimal in der vierten Woche des Kuraufenthalts. In den ersten Sitzungen wurden die Patienten über die Möglichkeit informiert, an einer Untersuchung zur Therapieeffizienz teilnehmen zu können. Waren die Patienten zur Teilnahme bereit, wurden sie gebeten die Erfassungsbögen auszufüllen. Dann wurde ihre Muskelspannung gemessen. In der letzten Woche wurden sie über ihren Eindruck von der Behandlung an der Klinik befragt und sie erhielten wiederum die Therapiemeßinstrumente. Im Anschluß daran wurde ihre Muskelspannung nochmals gemessen. Die darauffolgende Therapie bestand in der üblichen, durch die Ärzte festgelegten Behandlung; dabei kamen zur Anwendung:

- Massagen
- Gymnastik
- Bewegungsbad
- Moorbäder/-packungen o.ä.
- Kneippverfahren
- Elektrotherapie
- Medikamente (Tranquilizer, Analgetika, Antirheumatika o.ä.).

Es sollte sichergestellt werden, daß alle Patienten etwa dieselbe Anzahl an medizinischen Behandlungsstunden bekamen.

3.3. Erfassungsinstrumente

Bei der Auswahl der Erfolgsmaße wurde darauf geachtet, alle drei Verhaltensebenen zu erfassen und auch eine langfristige und kontinuierliche Verlaufsmessung miteinzubeziehen, um eine reliablere und validere Effektivitätsmessung zu ermöglichen und die Wirkung von "demand characteristics" (BERNSTEIN & NIETZEL 1977) zu minimieren.

3.3.1. Verbal-subjektive Ebene

Auf der verbal-subjektiven Ebene kamen folgende Maße zur Anwendung:

(1) Schmerzmaße

Als wichtigstes Maß zur Erfassung der Schmerzen diente das Schmerztagebuch, das am häufigsten verwendete Schmerzmaß in Biofeedbackstudien bei Schmerzproblemen (siehe z.B. BUDZYNSKI et al. 1973; PHILIPS 1977b). Die Patienten wurden gebeten, auf vorgegebenen Karten stündlich ihre Schmerzen von 0 (= kein Schmerz) bis 10 (= unerträglicher Schmerz) einzustufen. Aus den auf den Karten angegebenen Werten wurde dann ein täglicher Schmerzindex ermittelt (nach PHILIPS 1977b: IND = Summe aller pro Stunde angegebenen Intensitäten: Wachstunden, jeweils pro Tag). Als weitere Therapiebegleitmaße waren im Schmerztagebuch enthalten: Die Therapieerwartung, die tägliche Stimmung, die Beeinträchtigung durch die Schmerzen, die Anzahl der durchgeführten Entspannungsübungen (in der Biofeedback- und Pseudotherapie-Gruppe) und Situationen, die Verspannung und/oder Schmerz auslösten. Das Tagebuch wurde vom ersten Tag der Kurbehandlung bis 3 Monate nach der Therapie kontinuierlich geführt.

Ein globales Schmerzrating (0-10) wurde im Rahmen des Schmerzinterviews ermittelt. Dabei wurden die Patienten gebeten, ihre derzeitigen, ihre gewöhnlichen und die ärgsten Schmerzen, die sie je hatten, einzustufen. Das globale Schmerzrating spiegelt eher die momentane Befindlichkeit wieder. Es diente nur als ergänzendes Maß.

Zur Erfassung der qualitativen Aspekte des Schmerzerlebens wurden in einer Vorstudie aus der von MELZACK & TORGERSON (1971) bzw. MELZACK (1975, im McGill- Schmerzfragebogen) entwickelten Adjektivliste zur Schmerzbeschreibung 78 Adjektive 19 Patienten vorgelegt, daraus ein Fragebogen mit 20 häufig von Patienten mit Rückenschmerzen gewählten

Adjektiven entwickelt und in der Hauptstudie verwendet. In Anlehnung an die Klassifizierung MELZACKs (1975) wurden die Adjektive der sensorischen, affektiv-motivationalen oder kognitiven Dimension zugeordnet. Die Wirkung der Therapie auf diesen drei Ebenen ließ sich so getrennt untersuchen. Eher ergänzenden Charakter hatte das am Beginn und Ende der Untersuchung durchgeführte Schmerzinterview (nach FORDYCE 1976; CAUTELA 1977). Es diente vor allem als Vehikel zur Motivierung der Patienten und zur Vermittlung des kognitiven Modells, das in die schon bestehenden Überzeugungen und Annahmen der Patienten integriert werden sollte.

(2) Allgemeine psychologische Maße

Zur Erfassung der allgemeinen psychischen Gesundheit wurde der Mini-Mult von KINCANNON (1968), eine MMPI-Kurzform, eingesetzt; die Befindlichkeit wurde mit der Befindlichkeitsskala von v. ZERSSEN (1976) gemessen. Desweiteren wurden eine modifizierte Form der Hoffnungslosigkeitsskala (BECK et al. 1974) und die I-E-Skala von ROTTER (1966), die den "locus of control" erfaßt, eingesetzt, um mit standardisierten Instrumenten der Annahme der Reduktion von Hilflosigkeitserleben durch die Biofeedbacktherapie nachzugehen.

(3) Erfassung der Kognitionen

Um die Selbstinstruktionen in Schmerzsituationen und die allgemeine Einstellung zu den Schmerzen zu erfassen, wurde in einer Vorstudie ein Bogen entwickelt, der schmerzbezogene hinderliche und förderliche Kognitionen erfaßt (analog den Vorschlägen von KORGESKI & KENDALL 1979). Dabei wurde von der Annahme ausgegangen, daß die therapeutische Intervention Veränderungen in spezifisch schmerzbezogenen Kognitionen nach sich zieht, die allgemeine psychologische Bögen nicht erfassen können.

3.3.2. Motorische Verhaltensebene

Als Maße der motorischen Verhaltensebene dienten die Medikation (im Schmerztagebuch erfaßt), die Anzahl der Arztbesuche, die Anzahl und der Erfolg verschiedener Bewältigungsstrategien (im Schmerzfragebogen erfaßt) sowie das Ausmaß der Einschränkung in verschiedenen Lebensbereichen (subjektives Rating).

3.3.3. Physiologische Ebene

Auf der physiologischen Ebene wurde das Ruhe-EMG als abhängige Variable verwendet. Dabei wurde zu zwei Zeitpunkten in der ersten und letzten Woche des Kuraufenthalts je eine Baseline an der Hals- und eine Baseline an der Lendenwirbelsäule abgenommen, und zwar im Stehen oder Liegen (je 10 Min.) an der Lenden- und im Sitzen und Liegen (je 10 Min.) an der Halswirbelsäule.

Die EMG-Werte wurden alle 30 sec abgelesen (und zwar der höchste und niedrigste Wert, der innerhalb von 5 sec auftrat; in die Berechnung ging dann der Mittelwert ein). Die Messung in den Biofeedbacksitzungen erfolgte analog (je 3 1/2 Minuten Baseline in den verschiedenen Positionen an der trainierten Stelle vor und nach dem Training sowie je 10 min Messung beim Training in den zwei verschiedenen Positionen). Weitere Maße waren ein Bogen zur Erfassung der Therapieglaubwürdigkeit, ein Nachbefragungs- und ein Follow-up-Bogen. Tabelle 2 gibt eine tabellarische Übersicht über den Versuchsplan.

Tab. 2: Versuchsplan

Insgesamt N = 24	Therapiegruppe N = 8	Placebogruppe N = 8	Kontrollgruppe N = 8
1. Woche	Vortest: (Baseline) 2 Sitzungen:	EMG-Messung Interview Fragebögen Instruktion Vertrag Schmerztagebuch (über vier Monate zu führen)	
	S t a n d a r d b e h a n d l u n g		
2. und 3. Woche	Biofeedback- therapie 12 Sitzungen à: 7 Min. Messung, 20 Min. EMG-Bio- feedback 7 Min. Messung	Pseudotherapie 12 Sitzungen à: 7 Min. Messung, 20 Min. Pseudo- therapie, 7 Min. Messung	keine Behandlung
	Hausaufgabe: Wahrnehmungs- und Ent- spannungsübungen		
	S t a n d a r d b e h a n d l u n g		
	Nachunter- suchung:	2 Sitzungen EMG-Messung Interview Fragebögen	
	S t a n d a r d b e h a n d l u n g		
3 Monate	Weiterführen des Schmerztagebuches und der Hausaufgaben zu Hause		
nach 3 - 4 Monaten	Follow-up:	Fragebögen Interview Schmerztagebuch	

3.4. Datenauswertung

Die Auswertung der Daten erfolgte durch Varianzanalysen mit Messwiederholungen und a-priori- Kontrasten sowie Einzelvergleichen durch Scheffé- bzw. Tukey-Tests (WINER 1971; KEPPEL 1982). Die Varianzanalysen wurden mit einem Programm von G. SCHUBRING, Rechenzentrum Tübingen bzw. dem Programm NEWCONVA von J. AUERBACH, Department of Psychology, Yale University, gerechnet. In Fällen, in denen die Daten sehr stark von der Normalverteilung abwichen und /oder sehr heterogene Varianzen auftraten, wurden U- bzw. Wilcoxon-Tests verwendet.

In jeder Gruppe fielen im Verlauf der Untersuchung zwei Patienten aus (also insgesamt sechs Dropouts), davon in der Kontrollgruppe zwei, weil sie die Nachuntersuchung zu Hause nicht mehr mitmachen wollten, eine Patientin der Pseudotherapie-Gruppe kam mit dem Gerät und den Instruktionen nicht zurecht, eine andere fiel wegen einer Erkältung aus. In der Biofeedback-Gruppe mußte eine Therapie wegen Terminschwierigkeiten abgebrochen werden, in einem anderen Fall war die Patientin nicht bereit, an der langen Nachuntersuchung teilzunehmen.

4. ERGEBNISSE

Im folgenden werden zusammenfassend die wichtigsten Ergebnisse - getrennt für die drei Verhaltensebenen - dargestellt (ausführlicher siehe FLOR 1981).

4.1. Ergebnisse auf der verbal-subjektiven Ebene

4.1.1. Schmerzdaten

Die subjektive Wahrnehmung der Intensität, Dauer und Art der erlebten Schmerzen ist die zentrale Variable dieser Untersuchung. An erster Stelle steht daher der Schmerzindex des **Schmerztagebuches.**

Abbildung 1 zeigt die Verlaufskurven der Schmerzindices in den drei Gruppen bis zum Follow-up. Dabei fehlen ab der 11. Woche Werte einer Versuchsperson in der Kontrollgruppe (KG), die den Bogen wegen einer Armverletzung nicht mehr weiterführen konnte. Ihr Ausscheiden veränderte die Werte der KG nicht entscheidend.

In der Pseudotherapie-Gruppe (PG) hingegen gab es zwei systematische Ausfälle, die die Daten entscheidend verändern. So schieden nach der 6. und 10. Woche je eine Versuchsperson aus, da sich ihr Zustand ihrer Meinung nach nicht entscheidend gebessert hatte. Untersucht man den Kurvenverlauf genauer, sieht man, daß durch den Wegfall dieser beiden

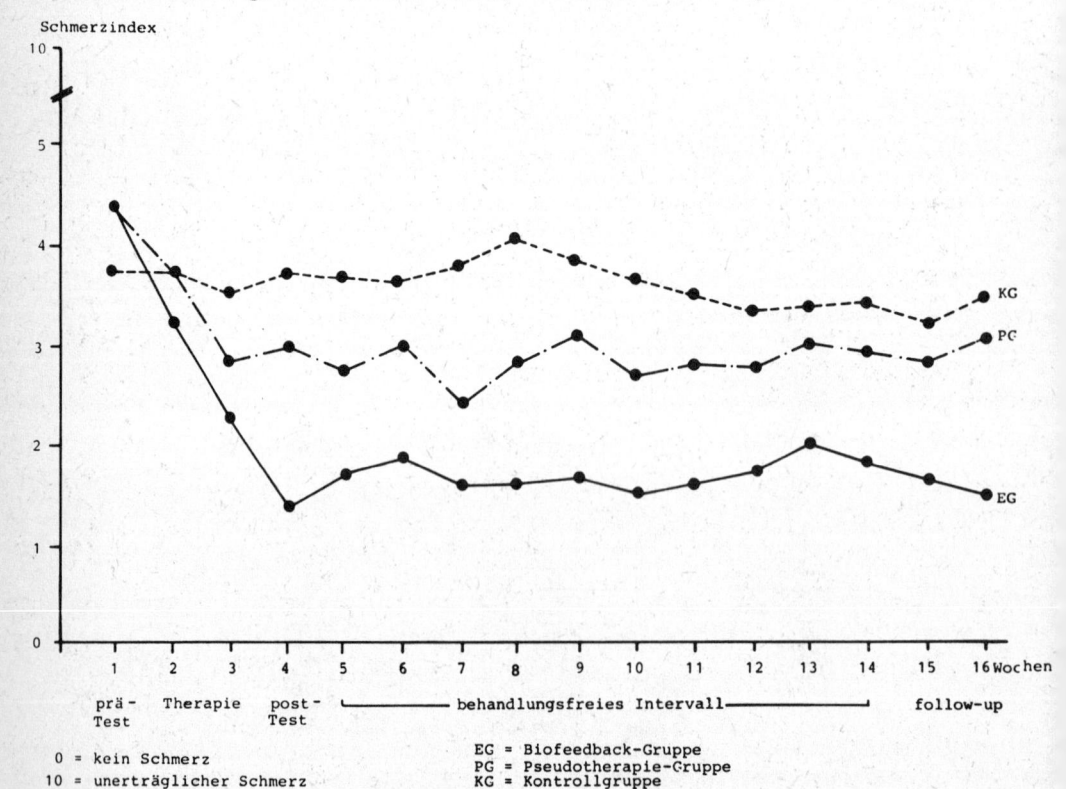

Abb. 1: Verlauf der Schmerzintensität über 15 Wochen und zum Follow-up

THERAPIEN GEGEN DAUERSCHMERZ

Migränepatienten und Rheumakranke sind oft nicht nur durch ihre chronischen Schmerzen selbst, sondern auch durch deren psychische Konsequenzen gehandicapt. Hoffnungen auf neue Therapien werden von Enttäuschungen über erneute Fehlschläge in der Behandlung gefolgt. Die Psychologie hat sich mit chronischen Schmerzpatienten erst in den letzten 20 Jahren beschäftigt. Die Forschungsergebnisse sind deshalb relativ neu und geben oft nur Hinweise.

Wer eine umfassende Veröffentlichung über die aktuellen deutschsprachigen Beiträge zur psychologischen Therapie bei Schmerzpatienten sucht, wird sie in dem Buch von Hans-Ulrich Wittchen und Johannes C. Brengelmann finden. Der streng wissenschaftlich durchkonzipierte Band richtet sich an Fachleute und Studenten und setzt beim Leser zumindest die grundlegenden medizinisch-psychologischen Kenntnisse über Dauerschmerz voraus. Es werden praxisrelevante therapeutische Strategien vorgestellt, die Grundlage für weitere Untersuchungen sein können. Fallstudien verdeutlichen die Effektivität der beschriebenen Behandlungsreihen. Die Autoren tonen dabei, daß sie für Diskussion beiträge offen sind und bieten d Lesern ihre Zusammenarbeit a Auch Manuale und ausformulier Therapievorschläge, die über e recht umfassenden Darstellungen Buch noch hinausgehen, können a gefördert werden.

Da nicht nur Behandlungsmöglic keiten der Migräne und der chro schen Spannungskopfschmerze sondern auch der rheumatischen R Rückenschmerzen dargestellt we den, ist das Buch ein wertvoller R geber für alle Praktiker, die sich f diese Patientengruppe interessieren

Dagmar Metz

Wittchen/Brengelmann (Hrsg.): Psychologische Therapie bei chronischen Schmerzpatienten, Springer Verlag, Berlin/Heidelberg 1985, 189 S., DM 54,–

Patienten sich die PG entscheidend verbessert. Beim Follow-up sind wieder alle acht Patienten miteinbezogen. Hier erreichen die Werte wieder das Niveau von vor den Ausfällen. Für die statistische Analyse (für die aus rechnerischen Gründen gleiche Versuchspersonenzahlen erforderlich waren) wurden deshalb für die fehlenden Daten der Versuchspersonen der PG die Mittelwerte der vorhergehenden Wochen eingesetzt.

Die Varianzanalyse ergab einen fast signifikanten Gruppeneffekt (F = 3.24, p = .0596), einen hochsignifikanten Zeit-Haupteffekt (F = 7.92, p = .000) und eine hochsignifikante Gruppen-Zeit-Interaktion (F = 2.54, p = .0001). Die Daten stützen sehr stark die Annahme, daß durch Biofeedback die Schmerzen stärker abnehmen als durch die übrigen Behandlungen, und zwar kurz- wie auch langfristig. In den Einzelvergleichen mit dem Scheffé-Test findet sich nur in der Biofeedback-Gruppe (EG) ein signifikanter Unterschied zwischen Baseline und Nachher-Messung (1% Niveau) und allen folgenden Wochen, mit Ausnahme der 13. Woche (in der 14. Woche 5%-Niveau, sonst 1%-Niveau).

Bezieht man noch die Werte der Follow-up-Untersuchung mit ein und vergleicht sie mit der Baseline und der Nachher-Messung, so ergeben sich im Schmerzindex die in Abbildung 2 dargestellten Werte.

Die statistische Analyse der Werte ergab einen hochsignifikanten Zeit-Haupteffekt (F = 12.93, p = .000) und eine signifikante Gruppen-Zeit-Interaktion (F = 3.74, p = .011). Eine Trendanalyse, die die Biofeedback-Gruppe mit der Pseudotherapie-Gruppe und diese mit der Kontrollgruppe kontrastierte und eine Abnahme der Werte von der Baseline zu Nachher und Follow-up annahm, ergab einen beinahe signifikanten

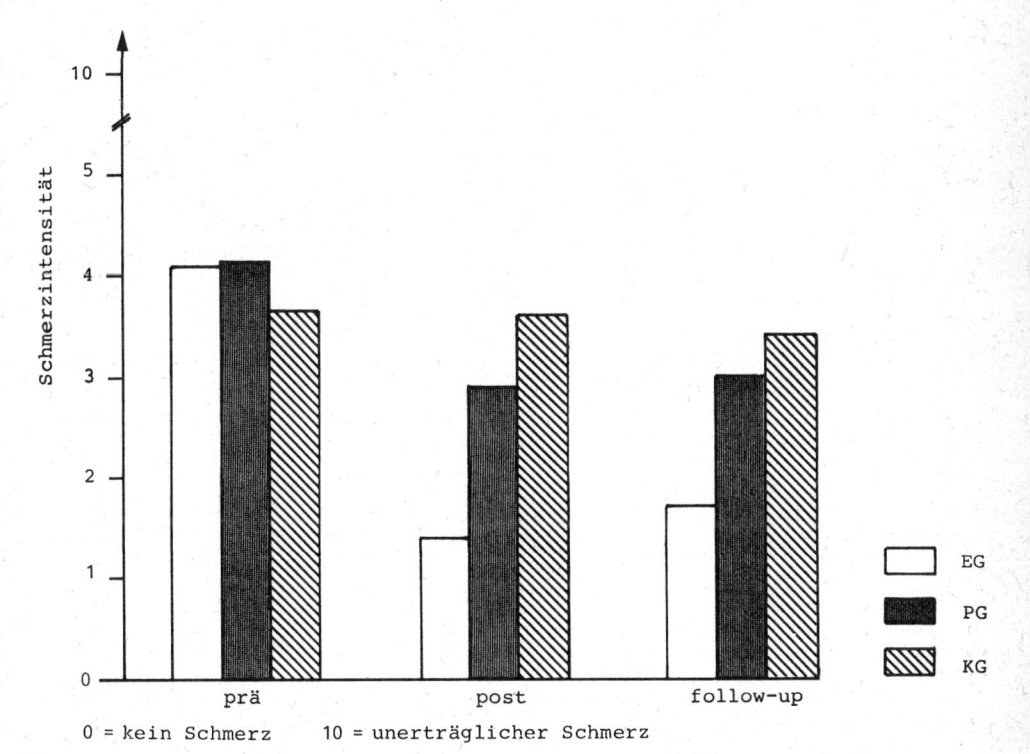

0 = kein Schmerz   10 = unerträglicher Schmerz

Abb. 2: Schmerzindex

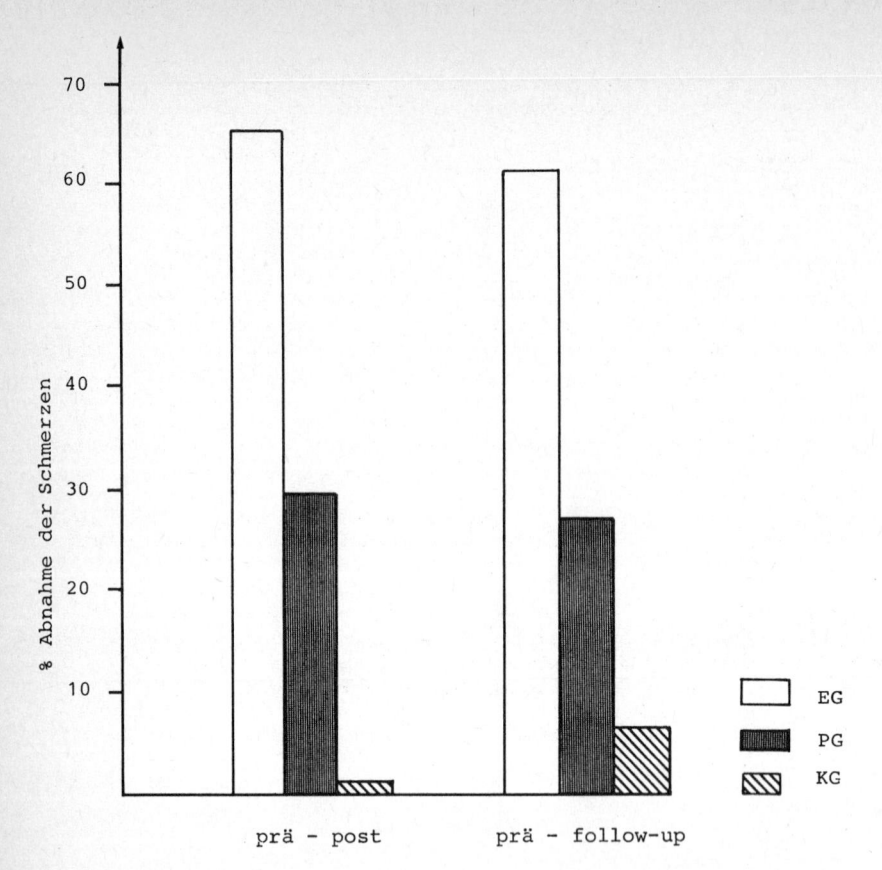

Abb. 3: Prozentuale Abnahme der Schmerzen (Schmerzindex)

Gruppentrend (F = 14.86, p = .065), einen hochsignifikanten Zeittrend (F = 26.68, p = .001) und eine hochsignifikante Interaktion zwischen beiden (F = 15.22, p = .006). A posteriori Einzelvergleiche mit dem Tukey-Test ergaben hochsignifikante Unterschiede zwischen den Werten der Biofeedback-Gruppe im Vergleich zwischen Baseline und Nachher (hsd = 1.93) und zwischen Baseline und Follow-up (hsd = 1.88). Auch im Intergruppenvergleich ergaben sich hochsignifikante Unterschiede zwischen der Biofeedback- und der Kontrollgruppe zum Zeitpunkt der Nachhermessung (hsd = 1.83) und zum Follow-up (hsd = 1.69), sowie signifikante Unterschiede zur Placebogruppe zu beiden Zeitpunkten (hsd = 1.24). Alle anderen Einzelvergleiche waren nicht signifikant.

Zusammenfassend läßt sich sagen, daß die Biofeedbacktherapie kurz- und langfristig zu einer hochsignifikanten Reduktion der Rückenschmerzen führt. Pseudotherapie verursacht ebenso Verbesserungen, die aber nicht signifikant werden. Die medizinische Therapie allein führt in dieser Untersuchung zu keinerlei Änderung der Schmerzen.
Dies verdeutlicht auch die Darstellung der prozentualen Abnahme der Schmerzen in Abbildung 3.

Auch im globalen Schmerzrating zeigte sich eine vergleichbare Tendenz bei der Nachuntersuchung. Beim Follow-up stuften die drei Gruppen die derzeitige Intensität nicht unterschiedlich ein (EG - 4.14/ PG - 4.75/ KG - 4.56), aber die Biofeedback-Gruppe (EG) überschätzte die früher erlebten Schmerzen deutlich (EG - vorher 4.5, Follow-up 8.0, PG -

vorher 5.13, Follow-up 6.0. KG - vorher 4.56, Follow-up 5.0 bei der Frage, wie hoch die früher gewöhnlich erlebten Schmerzen seien). Dies deutet auf eine Veränderung der Bewertung der Schmerzen statt einer Veränderung der tatsächlichen Intensität hin, was auf eine Veränderung im Bezugssystem schließen läßt.

Ein ähnlicher Trend zeichnet sich auch bei den **qualitativen Schmerzratings** ab. Hier interessierte die Frage, ob sich auch in den Schmerzadjektiven der Therapieerfolg abzeichnet und des weiteren, ob sich die Therapie auf die verschiedenen Schmerzdimensionen unterschiedlich auswirkt. Abbildung 4 zeigt, daß auch bei den Schmerzadjektiven die Reduktion in der Biofeedback-Gruppe am deutlichsten ist. Darüber hinaus zeigt sich, daß die sensorische Komponente am wenigsten durch die Therapie beeinflußt wurde, die affektive etwas mehr, der stärkste Effekt jedoch in der kognitiv-evaluativen Komponente auftrat.

Die Varianzanalyse ergab für die sensorischen Adjektive einen hochsignifikanten Zeit-Haupteffekt (F = 7.17, p = .002), sonst jedoch keine signifikanten Effekte. Ein a-priori-Kontrast zwischen der Biofeedback-Gruppe und den beiden anderen Gruppen und zwischen Baseline und Nachher bzw. Follow-up war nur für die Zeit signifikant (F = 10.32, p = .004). Tukey-Tests ergaben keinerlei signifikante Einzelgruppenvergleiche.

Betrachtet man die affektive Dimension, so findet sich auch hier ein signifikanter Zeit-Haupteffekt (F = 8.26, p = .001). Der entsprechende a-priori-Kontrast ergab einen signifikanten linearen Trend für die Gruppen F = 4.5, p = .044) die Zeitpunkte (F = 17.38, p = .044) sowie

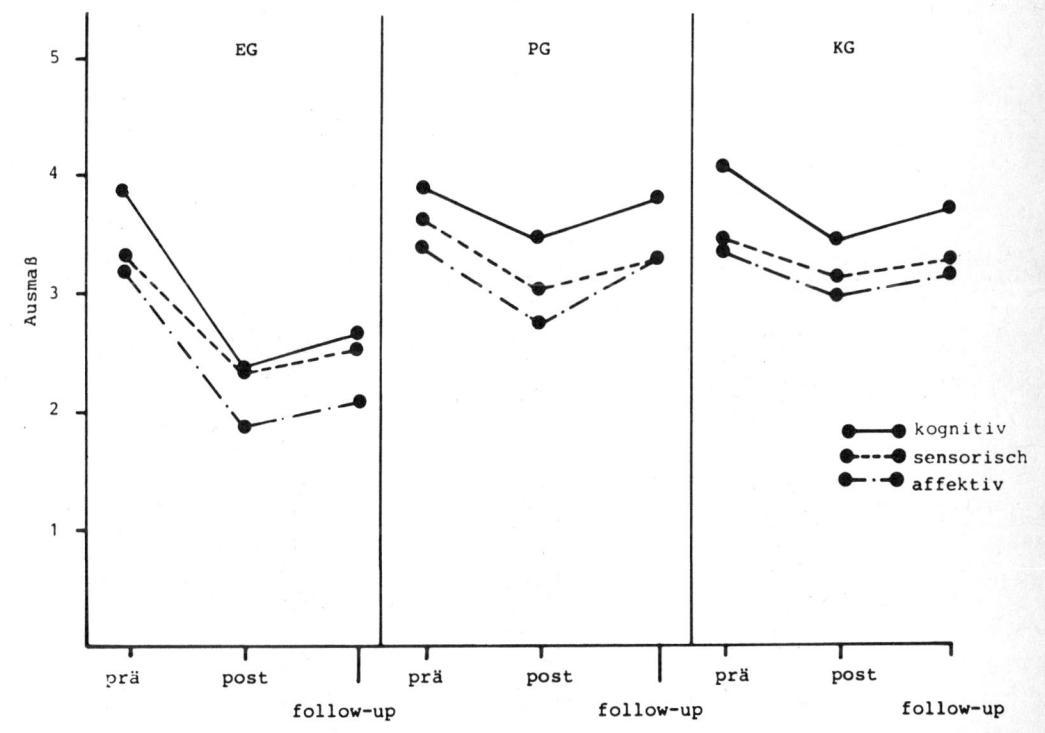

Abb. 4: Veränderung der qualitativen Schmerzratings im Verlauf der Untersuchung

deren Interaktion (F = 4.43, p = .045). Einzelvergleiche mit dem Tukey-Test ergaben im Intragruppenvergleich nur in der Biofeedback-Gruppe signifikante Unterschiede zwischen Baseline und Nachher (hsd = 1.00) und Baseline und Follow-up (hsd = .94). Intergruppenvergleiche ergaben signifikante Unterschiede zwischen der EG und den beiden anderen Gruppen zum Follow-up (hsd = 1.05 für PG, hsd = 1.00 für KG) und zum Zeitpunkt "Nachher" zwischen der Biofeedback- und der Kontrollgruppe (hsd = .94).

Die Varianzanalyse der kognitiven Dimension ergab die stärksten Effekte aller Dimensionen: einen fast signifikanten Gruppeneffekt (F = 3.02. p = .069) und einen hochsignifikanten Zeiteffekt (F = 2.67, p = .002). Die Trendanalyse ergab einen hochsignifikanten linearen Trend für die Gruppen (EG versus PG, KG: F = 5.82, p = .024), die Zeit (Baseline vs. Nachher vs. Follow-up: F = 19.5, p = .000) und deren Interaktionen (F = 11.54, p = .003).

Tukey-Tests ergaben einen hochsignifikanten Unterschied zwischen Baseline und Nachher (hsd = 1.33) bzw. Follow-up (hsd = 1.07) nur in der Biofeedback-Gruppe. Im Intergruppenvergleich unterschieden sich EG und KG zu beiden Zeitpunkten hochsignifikant (hsd = 1.11 bzw. .96), EG und PG signifikant (hsd = .96 bzw. 1.02).

Als letztes Schmerzmaß wurde die Schmerzdauer verwendet. Sie wurde im Schmerztagebuch täglich erfaßt, außerdem in der Baseline-, Nachuntersuchungs- und Follow-up-Phase eine Woche lang aufgezeichnet (Abbildung 5).

Die statistische Analyse ergab einen signifikanten Gruppeneffekt (F = 4.01, p = .003) und einen hochsignifikanten Zeiteffekt (F = 5.76, p = .006) sowie eine beinahe signifikante Interaktion (F = 2.01, p = .110). Ein linearer Kontrast zwischen Baseline, Nachher und Follow-up sowie EG vs. PG und KG ergab einen signifikanten Trend für die Gruppen (F = 7.55, p = .012), die Zeit (F = 7.61, p = .011) und die Interaktion beider (F = 6.89, p = .015).

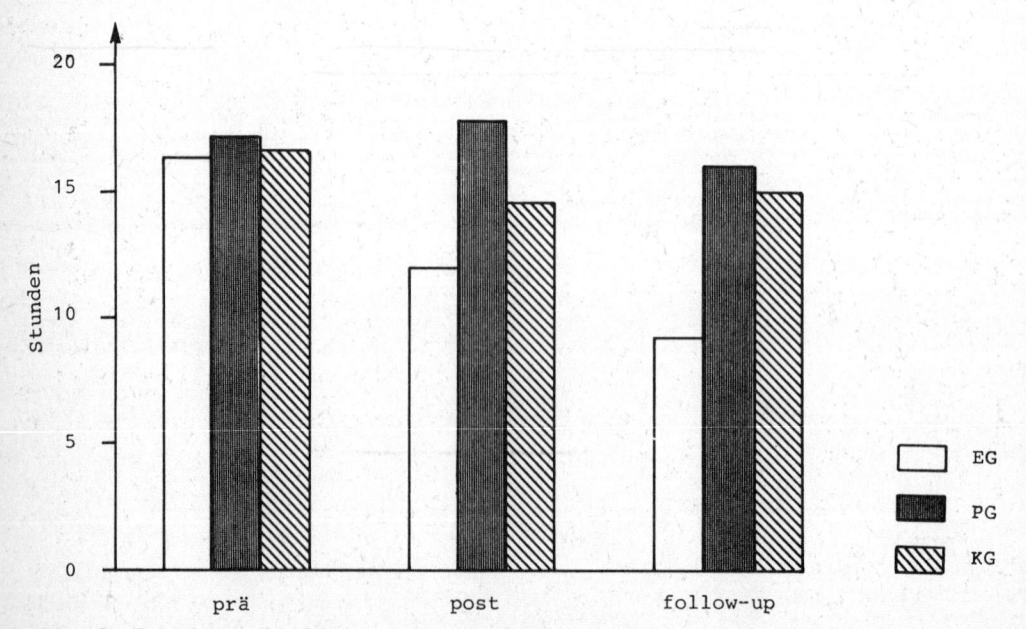

Abb. 5: Durchschnittliche Schmerzdauer pro Tag

Tab. 3: Verbesserungen im Schmerzindex (Häufigkeiten in den Gruppen, geordnet nach Aufschlüsselung der Patientenanzahl pro Gruppe nach Grad der Besserung)

	EG		PG		KG	
	Post	F.up	Post	F.up	Post	F.up
sehr gebessert (über 75 %)	4	4	1	1	0	0
deutlich gebessert (über 50 %)	2	0	2	1	1	1
gebessert (über 10 %)	1	3	1	1	1	1
nicht gebessert (+/-10 %)	1	1	2	4	2	5
verschlechtert (+ über 10 %)	0	0	2	1	4	1

Betrachtet man die Schmerzreduktion im Hinblick auf die einzelnen Patienten, so ergibt sich, daß die Veränderungen im Schmerzindex nicht nur auf Unterschieden in den Gruppenmittelwerten beruhen, sondern auch klinische Signifikanz aufweisen (Tabelle 3).

4.1.2. Allgemeine psychologische Daten

Als übliches Maß, das bei Rückenschmerzen Verwendung findet, kann man den MMPI betrachten (JAMISON & McCREARY 1975). Hier wurde er in der Form des MINI MULT (KINCANNON 1968) verwendet. Auch in diesem Maß zeigten sich deutliche Verbesserungen in der Biofeedback-Gruppe und zwar vor allem im sog. "psychosomatischen V", das auch bei diesen Patienten in der Vorhermessung zu finden war (Skalen Hd, D, Hy). Die Veränderungen gehen aus Abbildung 6 hervor.

Die Hypochondrie-Skala wies einen signifikanten Zeit-Haupteffekt auf (F = 4.03, p = .025). Ein linearer Kontrast, der die EG mit der PG und KG verglich sowie die Baselinewerte mit denen der Nachuntersuchung und diese mit dem Follow-up, ergab einen signifikanten Gruppentrend (F = 4.92, p = .036) und Zeittrend (F = 4.53, p = .043). Ähnliche Werte ergaben sich für die Depression: ein signifikanter Zeiteffekt (F = 12.71, p = .002) und ein signifikanter Interaktionseffekt (F = 5.67, p = .026). Die Hysterieskala zeigte einen signifikanten Zeittrend (F = 8.85, p = .007) und eine signifikante Interaktion (F = 5.32, p = .03).

Bezüglich der Befindlichkeit, der Stimmung und auch der allgemeinen Bögen wie Hoffnungslosigkeitsskala und ROTTERs Locus of Control, ergaben sich nur schwache bzw. nicht konsistente Effekte (siehe auch FLOR 1981).

4.2. Ergebnisse auf der motorisch-verhaltensmäßigen Ebene

Wesentliche Variablen waren hier die Medikation, die Anzahl der Arztbesuche, die Schmerzbewältigung und die Beinträchtigung durch die Schmerzen in den verschiedenen Lebensbereichen.

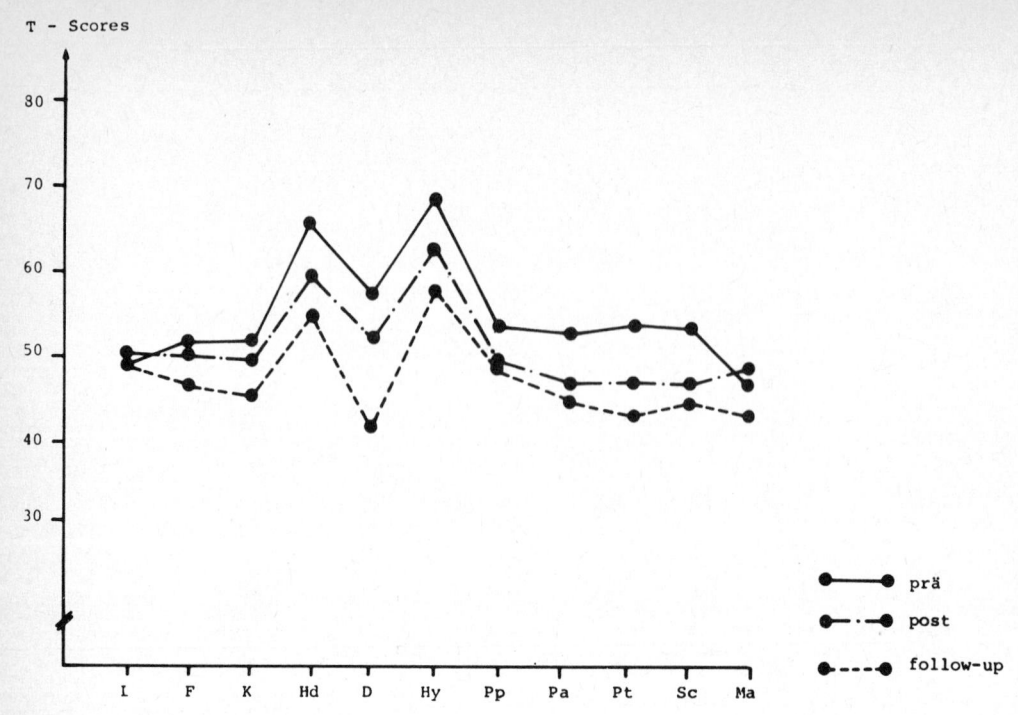

Abb. 6: Veränderungen der MMPI-Werte in der Biofeedback-Gruppe

Die Medikation war von den Patienten im Schmerztagebuch erfaßt worden. Die statistische Analyse ergab keine signifikanten Veränderungen.

Als weitere Variable wurde die Anzahl der Arztbesuche in den letzten drei Monaten erfragt. Sie nahmen in den drei Monaten nach dem Kuraufenthalt im Vergleich zu den drei Monaten davor signifikant ab und zwar in der EG und PG, nicht aber in der KG (wegen starker Abweichung von der Normalverteilung wurden Wilcoxon-Tests gerechnet: EG - T = 0, p = .01; PG - T = 0, p = .01; KG - T = 6, p = n.s.). Im Intergruppenvergleich (U-Tests) ergaben sich zwischen PG und EG keine signifikanten Unterschiede (U = 27.5, p = 0.50), die Differenz zwischen EG und KG war fast signifikant (U = 17, p = .06).

Hinsichtlich der Bewältigung ergaben sich keine konsistenten Ergebnisse; die Daten werden deshalb hier nicht aufgeführt. Die Beeinträchtigung durch die Schmerzen nahm im Vorher-Nachher-Vergleich in allen drei Gruppen ab (in der Klinik waren Beeinträchtigungen nicht so gut festzustellen wie im Alltag), waren aber beim Follow-up nur noch in der Biofeedback-Gruppe signifikant (Tabelle 4).

4.3. Ergebnisse auf der physiologischen Ebene

Als physiologisches Maß des Therapieerfolgs wurde das EMG verwendet. Tabelle 5 zeigt die deutlichen Veränderungen der EMG-Werte im Vorher-Nachher-Vergleich.

Die EMG-Werte im Liegen veränderten sich. Es zeigte sich ein signifikanter Unterschied in der Zeit ($F = 4.06$, $p = .054$). Ein linearer Kontrast zwischen den drei Gruppen ergab eine signifikante Zeit-Gruppen-Interaktion ($F = 8.75$, $p = .034$).

Tab. 4: Einschätzung der allgemeinen Beeinträchtigung durch die Schmerzen in verschiedenen Aktivitäten (Angabe in Prozent)

		EG	PG	KG
im Leben all- gemein	v	40.00	50.00	47.19
	n	11.56	21.56	31.88
	F	18.75	38.75	35.63
in der Arbeit	v	35.00	48.75	47.19
	F	20.13	44.38	48.13
aus dem Haus gehen	v	12.50	25.00	41.25
	F	6.88	27.50	33.85
sexuelle Aktivität	v	22.50	19.38	14.38
	F	6.25	31.25	44.36
Freizeit	v	18.13	31.88	35.31
	F	7.50	34.06	43.13
Familien- leben	v	20.63	21.88	20.94
	F	11.25	31.25	32.50

Tab. 5: Mittelwerte und Standardabweichungen der EMG-Werte in den Gruppen vor und nach der Therapie

	EG		PG		KG	
	M	s	M	s	M	s
vorher Liegen	3.57	1.78	3.20	1.50	2.96	1.60
nachher Liegen	1.56	.61	3.01	1.46	3.02	1.34
vorher Sitzen/Stehen	5.33	3.01	6.38	5.99	5.14	3.15
nachher Sitzen/Stehen	2.81	1.54	4.87	4.00	5.88	3.96

Auch die Werte im Sitzen/Stehen veränderten sich. Es zeigte sich ein signifikanter Zeit-Haupteffekt (F = 7.76, p = .011) und eine signifikante Zeit-Gruppen-Interaktion (F = 6.03, p = .009). Ein linearer Kontrast zwischen den Gruppen ergab eine signifikante Gruppen-Zeit-Interaktion (F = 11.5, p = .003).

Vergleicht man die Abnahme der EMG-Werte über die Baseline und Therapiesitzungen mit der Abnahme der Schmerzwerte, so ergibt sich zwischen den Werten im Liegen in der Biofeedback-Gruppe eine Korrelation von .93 über die 16 erfaßten Tage, in der Placebogruppe nur eine Korrelation von .42. Im Stehen sind die Korrelationen niedriger (r = .66 in der EG und r = .32 in der PG).

Dabei ist jedoch festzustellen, daß die Abnahme der EMG-Werte geringer ausfällt als die der Schmerzwerte (Abbildung 7).

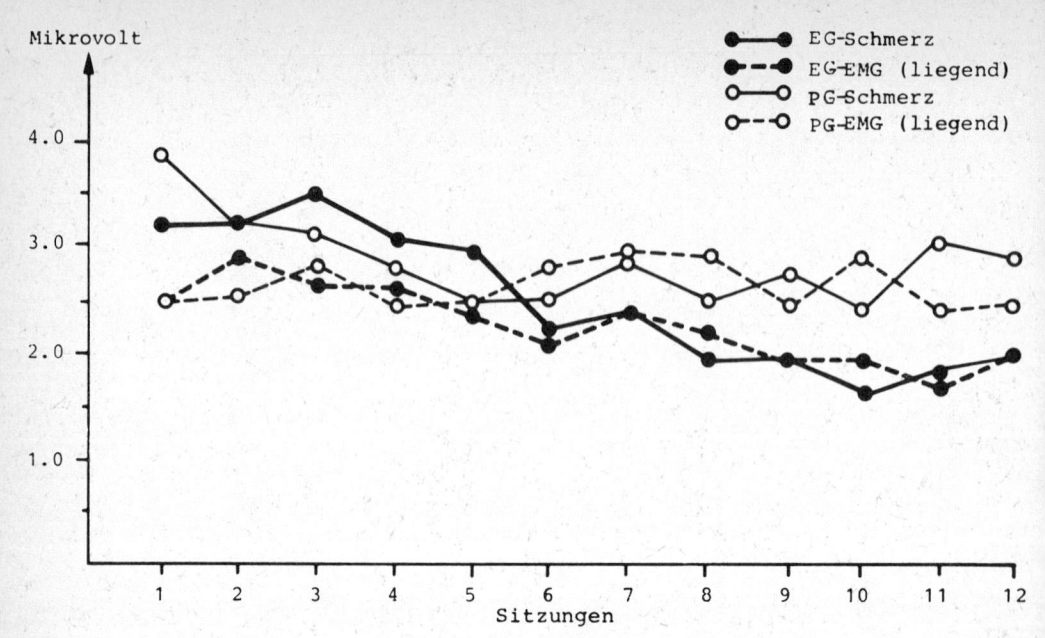

Abb. 7: EMG-Verlauf im Liegen in den zwölf Therapiesitzungen/Schmerzen in den zwölf Sitzungen

Der EMG-Verlauf während des Trainings wurde einer Varianzanalyse mit Messwiederholung unterzogen, die ergab, daß nur in der Biofeedback-Gruppe die EMG-Werte innerhalb jeder Sitzung abnahmen, also nur in dieser Gruppe die Senkung der Muskelspannung tatsächlich gelernt wurde. Über alle Sitzungen hinweg nahmen die EMG-Werte beider Therapiegruppen ab, die der Biofeedback-Gruppe allerdings stärker. Im Liegen ergab sich ein fast signifikanter Effekt für die Sitzungen ($F = 1.703$, $p = .078$), die Trials ($F = 2.5$, $p = .053$) und ein hochsignifikanter Effekt für die Interaktion Gruppe/Trials ($F = 4.01$, $p = .006$). Scheffe-Tests ergaben einen signifikanten Unterschied (1% Niveau) zwischen der Baseline und Trial 4 und 5 in jeder Sitzung in der Biofeedback-Gruppe, nicht aber in der Placebo-Gruppe. Für die Werte im Sitzen/Stehen ergaben sich signifikante Effekte für die Sitzungen ($F = 2.19$, $p = .018$), die Trials $F = 4.35$, $p = .004$) und die Interaktion Trials/Gruppen ($F = 3.92$, $p = .008$). Scheffe-Tests zeigten auch hier signifikante Unterschiede (5% Niveau) zwischen der Baseline und den folgenden Trials (über alle Sitzungen gemittelt) nur in der Biofeedback-Gruppe. Abbildung 7 und 8 zeigen exemplarisch die Werte im Liegen.

4.4. Sonstige Maße

Bemerkenswert ist, daß sich die hinderlichen Kognitionen und Einstellungen, die im Schmerzfragebogen erhoben wurden, neben den Schmerzen am stärksten veränderten. Als Beispiel seien hier die hinderlichen Kognitionen (Selbstinstruktionen) angeführt (Tabelle 6).

Die Varianzanalyse ergab einen signifikanten Zeittrend ($F = 13.72$, $p = .001$ im Vergleich Baseline zu Nachher/Follow-up) und eine signifikante Interaktion zwischen dem Gruppentrend (EG versus PG/KG) und dem Zeittrend ($F = 14.98$, $p = .001$).

Mikrovolt

```
                                          Pseudotherapiegruppe
                                          Biofeedbackgruppe
```

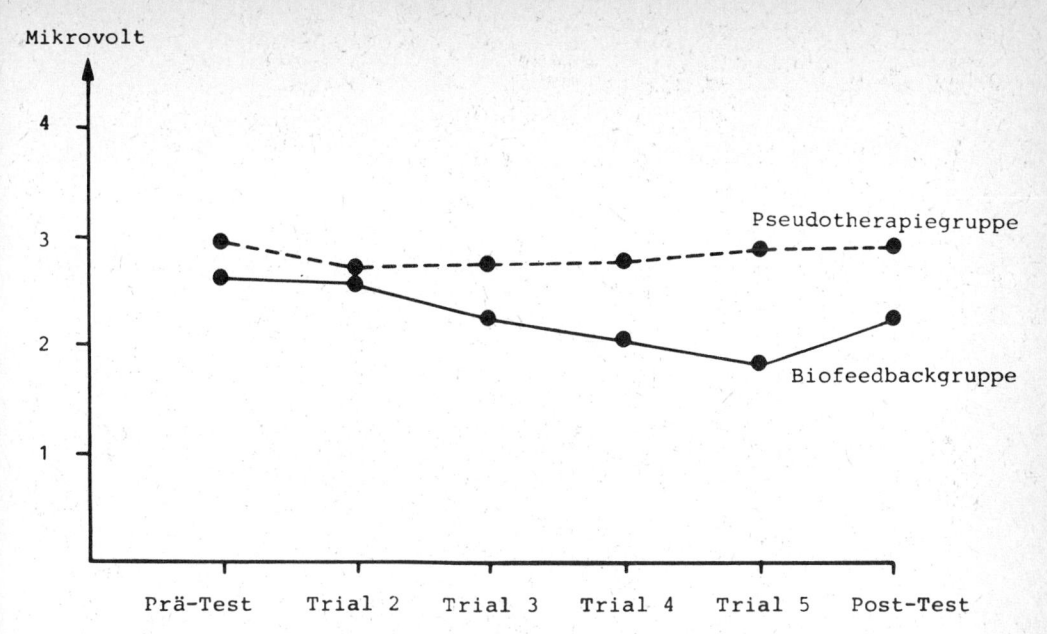

Prä-Test   Trial 2   Trial 3   Trial 4   Trial 5   Post-Test

Abb. 8: EMG-Verlauf in den sieben Durchgängen (Trials) über alle zwölf Therapiesitzungen gemittelt (EMG, Liegen)

Einzelvergleiche mit dem Tukey-Test ergaben im Intragruppenvergleich nur in der Biofeedback-Gruppe eine signifikante Abnahme der Werte zwischen vorher und nachher (hsd = .61, p = .01) und zwischen vorher und Follow-up (hsd = .65, p = .01), in der Kontrollgruppe nahmen die hinderlichen Kognitionen von vorher zum Follow-up hin signifikant zu (hsd = .58, p = .01). Im Intergruppenvergleich unterschied sich die EG von der KG nachher und beim Follow-up hochsignifikant (hsd = .58 bzw. .61, p = .01), die EG von der PG jeweils signifikant (hsd = .39, p = .05).

Die Therapieerwartung stieg in der Biofeedback-Gruppe deutlich an und nahm in der Pseudotherapie- und Kontrollgruppe kontinuierlich ab (Varianzquelle Gruppen und Zeit; F = 3.76, p = .000). Sowohl aus der Nachbefragung wie auch aus dem Follow-up-Bogen ergab sich eine größere Zufriedenheit der Patienten der Biofeedback-Gruppe mit der Therapie als der Patienten der Pseudotherapie-Gruppe. Am wenigsten zufrieden waren die Patienten der Kontrollgruppe. Die Biofeedback-Gruppe ist auch eher davon überzeugt, die Schmerzen selbst beeinflussen zu können, kann sich besser entspannen, kann das Gelernte besser in den

Tab. 6: Veränderungen der hinderlichen Kognitionen im Therapieverlauf

	EG M	S	PG M	S	KG M	S
vorher	2.37	.84	2.41	.52	1.91	1.14
nachher	1.74	.61	2.18	.55	2.41	.96
Follow-up	1.56	.52	2.08	.59	2.51	1.59

Alltag übertragen und schätzt die Dauer des Therapieerfolgs optimistischer ein. Durchgehend lassen die Daten eine Überlegenheit der Biofeedback-Gruppe erkennen, sowohl was die Zufriedenheit mit der Behandlung betrifft als auch im konkreten Umgang mit den Schmerzen.

5. DISKUSSION

Die Studie konnte zeigen, daß EMG-Biofeedback eine sinnvolle und effektive Methode zur Behandlung chronischer Rückenschmerzen ist. Diese Therapie erwies sich als erfolgreicher als medizinische Behandlung allein. Es konnte auch gezeigt werden, daß die Effekte über die Placebowirkung hinausgehen.

Sowohl im Schmerzindex als auch im globalen Schmerzrating zeigte sich eine deutliche Reduktion der Schmerzen. Betrachtet man die verschiedenen Schmerzdimensionen, so läßt sich feststellen, daß sich die Therapie vor allem auf die affektive und insbesondere auf die kognitive Komponente des Schmerzerlebens ausgewirkt hat, während die sensorische weniger beeinflußt wurde. Dies widerspricht der Annahme, daß durch die Entspannung vor allem ein physiologischer Effekt eintritt, der sich vornehmlich im sensorischen Bereich ausbildet. Dies zusammen mit der starken Verminderung der kognitiven Komponente deutet auf die Rolle kognitiver Faktoren bei der Biofeedbackwirkung hin.

Die Daten zur allgemeinen Befindlichkeit und psychischen Gesundheit änderten sich weniger dramatisch als der Schmerzindex, weisen aber ebenfalls positive Effekte auf. Auf der motorisch-verhaltensmäßigen Ebene zeichneten sich kaum Effekte ab. Ob dies an der mangelnden Güte der Meßverfahren auf dieser Ebene liegt (es existieren praktisch kaum reliable und valide Verfahren zur Erfassung offenen Schmerzverhaltens) oder ob Biofeedback auf dieser Ebene weniger wirksam ist, läßt sich mit den Daten dieser Untersuchung nicht entscheiden.

Auf der physiologischen Ebene zeigten sich deutliche Effekte in den EMG-Werten. Nur in der Biofeedback-Gruppe fand eine signifikante Reduktion der Muskelspannung im Prä-Post-Vergleich statt.

Die dargestellten Effekte sind umso erstaunlicher, wenn man berücksichtigt, daß einerseits die Behandlung in der isolierten Situation einer Klinik stattfand und somit die Übertragung der Effekte in den Alltag nicht ohne weiteres zu erwarten war und andererseits, daß die Therapie nur zwei Wochen umfaßte.

Bezüglich der Frage der Generalisierbarkeit wäre zu klären, inwieweit die Therapie auch für Patienten mit schwereren degenerativen Veränderungen der Wirbelsäule in Frage kommt. Auf jeden Fall sollte das Training auch für ambulante Patienten geeignet sein, da es weitaus sinnvoller ist, die Entspannungsübungen im Alltag durchzuführen als in der isolierten Kliniksituation. Die hier dargestellten Ergebnisse stützen die positiven Befunde von NOUWEN & SOLINGER (1979). EMG-Biofeedback ist offensichtlich eine sinnvolle und wirksame Methode zur Reduktion chronischer Rückenschmerzen, deren Wirksamkeit über den Placeboeffekt hinausgeht.

Die Frage, warum Biofeedback wirksam ist, konnte auch in dieser Studie nicht geklärt werden. Die sehr massiven kognitiven Veränderungen bei den erfolgreichen Patienten deuten darauf hin, daß die Einstellung zu den Schmerzen und ihre Bewertung eine wesentliche Rolle bei der therapeutischen Wirkung haben. Die Rolle der Entspannung läßt sich aus den hier gewonnenen Daten nicht abschätzen.

Weiterhin stellt sich die Frage, ob die Therapie für alle Patienten mit Rückenschmerzen indiziert ist. Dies läßt sich aus den Daten der vorliegenden Untersuchung nicht beantworten. Biofeedback ist jedoch offensichtlich wirksamer als medizinische Therapie, womit aber noch nicht ausgesagt ist, daß es für alle Patienten unter allen Umständen die beste Therapie ist.

Gerade bei stark operanter Problematik bietet sich unter Umständen Kontingenzmanagement in Kombination mit oder statt Biofeedback an.

Ziel weiterer Forschungsanstrengungen zur Klärung der Einsatzbereiche psychologischer Verfahren, zu denen diese Arbeit nur ein erster Schritt ist, sollte die **differentielle Indikation** verschiedener psychologischer und medizinischer Verfahren sein.

Kapitel 7   Psychologische Schmerztherapie bei chronischer Polyarthritis

HELMUT KÖHLER, NORBERT MAI und JOHANNES C. BRENGELMANN

1.   Einleitung und Problembeschreibung.........................139
2.   Untersuchungsbeschreibung..................................141
2.1.   Stichprobe...143
2.2.   Meßinstrumente...145
2.3.   Versuchsplanung..146
3.   Ergebnisse...146
3.1.   Veränderung der Schmerzparameter...........................146
3.2.   Anwendung der Selbsttherapietechniken......................153
3.3.   Therapie- und Therapeutenbewertung, Motivation.............153
3.4.   Selbsteinschätzung der Patienten (Fragebögen)..............157
4.   Diskussion...158
5.   Zusammenfassende Folgerungen...............................160

1. EINLEITUNG UND PROBLEMBESCHREIBUNG

Die folgende Arbeit geht der Frage nach, ob psychologische Therapieverfahren einen positiven Einfluß auf ein chronisch-rheumatisches Schmerzgeschehen ausüben können.

Die Untersuchung befaßt sich ausschließlich mit Patienten, die an chronischer Polyarthritis erkrankt sind. Dabei handelt es sich um eine häufig auftretende Allgemeinerkrankung, die zum entzündlich rheumatischen Formenkreis gezählt wird.

Das Krankheitsbild der chronischen Polyarthritis umfaßt einen großen Formenreichtum. Es gibt Unterschiede in der Anzahl und Art der befallenen Gelenke, in der Schwere und Dauer der Erkrankung und hinsichtlich der Ansprechbarkeit auf die zahlreichen Behandlungsmöglichkeiten. Über die Häufigkeit der chronischen Polyarthritis innerhalb der Gesamtbevölkerung lassen sich keine genauen Angaben machen. Nach MIEHLKE und WESSINGHAGE (1976) kann in Zusammenfassung aller statistischen Erhebungen mit einer Häufigkeit der Erkrankung in der Gesamtbevölkerung von 1 - 3% gerechnet werden. Entsprechend diesen Autoren tritt die Erkrankung in jedem Alter auf, am häufigsten zwischen dem 20. und 55., mit einem Gipfel um das 40. Lebensjahr. Das weibliche Geschlecht wird dreimal so häufig befallen wie das männliche. Eine familiäre Häufung der Erkrankung ist deutlich, wenn auch der genaue Erbgang noch unbekannt ist.

Für die Erkrankung ist ihr schubartiger Verlauf charakteristisch. Zeiten mit starker Krankheitsaktivität werden von solchen abgelöst, in denen der Prozess eher ruht. Die Schübe gehen mit einem allgemeinen Krankheitsgefühl, einem Aufflackern der Gelenksentzündungen und entsprechend stärkeren Beschwerden einher. Oft läßt sich die Schubsituation an einschlägigen Laboruntersuchungen ablesen. Zu Beginn der Erkrankung treten oft unklare Steifigkeitsgefühle in Verbund mit allgemeinen Symptomen wie vermehrtem Schwitzen, erhöhter Körpertemperatur und leichter Ermüdbarkeit auf. In der klassischen Form werden von dem Entzündungsprozess anfangs nur kleine Gelenke vor allem der Hände und Füße befallen und dies symmetrisch.

Im Verlauf des Krankheitsgeschehens werden auch Kniegelenke, Sprunggelenke, Schultergelenke, Ellbogengelenke, Hüftgelenke und möglicherweise auch die Kiefergelenke betroffen. Die Gelenke der Wirbelsäule bleiben meist frei. Lediglich an der gelenkigen Verbindung zwischen Kopf und dem obersten Halswirbelkörper können entzündliche Vorgänge ablaufen.

Die charakteristische Schwellung am Gelenk wird durch die Verdickung der Gelenkkapsel und der Gelenkinnenhaut sowie durch die Vermehrung der Gelenkflüssigkeit hervorgerufen. Die Veränderung am einzelnen Gelenk kann unterschiedlich stark fortschreiten oder spontan zum Stillstand kommen, je nach Aktivität der Erkrankung. Die anhaltenden Entzündungen beeinträchtigen Form und Funktion der Gelenke infolge Läsionen an den Knochenanteilen um den Bandapparat. Es resultieren sehr häufig Lockerungen und Fehlstellungen. Dadurch ist mit einer eingeschränkten Bewegungsfähigkeit der betroffenen Gelenke zu rechnen (RAVE 1978).

Im ungünstigsten Fall kann die Erkrankung bis zur Invalidität der Betroffenen führen. Bis heute ist keine kausale oder heilende Behandlung der chronischen Polyarthritis bekannt.

Bei der medikamentösen Therapie ist die symptomatische von der sog. Basistherapie zu unterscheiden. Die symptomatische Therapie wird mit Antirheumatika betrieben. Sie wirkt entzündungshemmend und schmerzlindernd. Diese Medikamente wirken nur, solange sie angewendet werden.

Reichen diese Mittel nicht aus, um die aktuelle Situation zu beherrschen, ist der kurzfristige Einsatz von Corticoiden angezeigt und unumgänglich. Die sog. Basistherapie nimmt für sich in Anspruch, in den pathologischen Mechanismus einzugreifen und eine Verlangsamung der Progredienz und manchmal auch einen Stillstand des Prozesses zu erreichen. Die Wirkung dieser Basistherapie tritt erst nach Wochen bis Monaten ein, hält aber dann auch nach dem Absetzen weiter an. Sie ist zweifellos die wichtigste Therapie der chronischen Polyarthritis (KAISER 1979). Zu den Basistherapeutika werden Goldpräparate d-Penicilamin, die Antimalariamittel und Zytostatika gerechnet. Neben der medikamentösen Therapie steht vor allem die Krankengymnastik im Vordergrund sowie rheuma-chirurgische Maßnahmen, die heute einen festen Bestandteil der Therapie bilden.

Die Betreuung dieser Patienten steht im Mittelpunkt der Bestrebungen der Rheumaklinik Oberammergau, an der die Untersuchung durchgeführt wurde.

Medikamentöse Therapie, chirurgische Maßnahmen und Krankengymnastik sind traditionelle Wege zur Schmerzbekämpfung bei dieser Patientengruppe. Obwohl diese Verfahren eine hohe Wirksamkeit nachweisen, stoßen sie deutlich an ihre Grenzen.

Gerade aus der Begrenztheit dieser traditionellen Therapieverfahren wird von rheumatologischer Seite die Frage nach psychologischen Hilfen zur Schmerzbewältigung gestellt, welche vor allem die medikamentösen Maßnahmen ergänzen, wenn nicht im Einzelfall zukünftig sogar teilweise ersetzen könnten.

Die genannten therapeutischen Maßnahmen stehen zusammen mit der psychologischen Behandlung nach Auffassung der meisten Experten relativ gleichwertig nebeneinander, ergänzen sich im langfristig angelegten Behandlungsplan und verlangen eine abgestimmte Zusammenarbeit verschiedener Fachdienste. Von der Integration psychologischer Therapieverfahren erwarten die Rheumatologen Hilfen zur Krankheitsbewältigung und vor allem Möglichkeiten zur Schmerzbekämpfung.

In der Verhaltenstherapie mehren sich Ergebnisse, die den Einfluß psychologischer Therapiemöglichkeiten auf zahlreiche Schmerzparameter wie z.B. Schmerzschwelle, Schmerztoleranz und Schmerzverhalten verdeutlichen (z.B. BULLINGER & TURK 1981). Bis vor kurzem wurden zwar psychologische Interventionsmöglichkeiten meistenteils nur in experimentellen Schmerzsituationen untersucht, doch zeigt sich, daß diese Verfahren ebenso bei "klinischen" Schmerzen wie Spannungskopfschmerzen, chronischen Rückenschmerzen und z.B. Migräne erfolgreich sein können (SANDERS 1979). Als Modell zur Entwicklung relevanter Therapieziele und entsprechender Evaluierungsverfahren liegt dieser Untersuchung die Auffassung SANDERS' (1979) zugrunde, der das Phänomen Schmerz als trimodales Verhalten, bestehend aus physiologischen, verdeckten und offenen Reaktionen versteht.

Ziel des psychologischen Schmerzbewältigungstrainings ist es, trotz einer schweren körperlichen Erkrankung, die mit einem chronischen Schmerzgeschehen einhergeht, dem Patienten zu einer zufriedenstellenden Lebensführung zu verhelfen und damit einhergehende kritische Situationen effektiver handhaben zu können. Im einzelnen wird durch die Therapie beabsichtigt:

(1) Erhöhung des Aktivitätenniveaus

(2) Einflußnahme auf zentrale Mediatoren des Schmerzgeschehens wie Angst und Depressivität

(3) Positive Veränderungen der Schmerzwahrnehmung durch Beeinflussung der sensorischen und affektiv-evaluativen Schmerzempfindungsqualitäten

(4) Steigerung der Kontrolle und Abbau der Hilflosigkeit in Schmerzsituationen

(5) Abbau fehlangepaßter Schmerz- und Krankheitsverhaltensweisen

(6) Aufbau der sozialen Geschicklichkeit, offener und klar über schmerz- und krankheitsbezogene Probleme sprechen zu können.

2. DURCHFÜHRUNG DER UNTERSUCHUNG

Das Therapieprogramm

Mit dem psychologischen Therapieprogramm konnte kein optimales Behandlungspaket angewandt werden. Die Therapie mußte sich vielmehr an den äußeren Bedingungen orientieren, die der Routineablauf in der Klinik vorgab. Das Schmerzbewältigungsprogramm fand in kleinen Gruppen von 4 bis 6 Teilnehmern statt. Die Therapie erstreckte sich über 3 Wochen, wobei pro Woche 3 Sitzungen mit jeweils 90 Minuten Dauer stattfinden. Eine ausführliche Vor- und Nachbesprechung wurde mit jedem Patienten in Einzelsitzungen durchgeführt. Das Therapieprogramm ist so angelegt, daß sich informative Einheiten, Einübungsphasen von Schmerzbewältigungsmöglichkeiten und Anwendungsanleitungen des Gelernten in konkreten Schmerzsituationen abwechseln. In seiner Konzeption lehnt sich das Programm an das Streßimmunisierungstraining von MEICHENBAUM und TURK (1980) an.

Um das Zustandekommen der individuellen Schmerzreaktion besser verstehen zu können, wird dem Patienten in der **Informationsphase** ein einfaches Modell der sog. "Gate-control"-Theorie des Schmerzes von MELZACK und WALL (1965) vermittelt. Diese Theorie läßt die Schmerzempfindung als das Resultat einer komplizierten Wechselbeziehung dreier unterschiedlicher Komponenten - der sensorisch-diskriminativen, der motivational-affektiven und der kognitiv-evaluativen - verstehen und verdeutlicht Kontrollmechanismen in verschiedenen Zentren des zentralen Nervensystems, die über absteigende Bahnen hemmend auf Schmerzimpulse einwirken können. Im **Übungsteil** werden Entspannungstechniken, "äußere" und "innere" Ablenkung, Schmerzbeobachtung, Veränderung des inneren Selbstgespräches in Schmerzsituationen und bewältigungsorientierte soziale Fertigkeiten dem Patienten als konkrete Selbsttherapieverfahren vermittelt, welche schließlich im **Anwendungsteil** gezielt in realen Schmerzsituationen zum Einsatz kommen. Schwierigkeiten beim Übertragen des Gelernten in konkreten Schmerzsituationen werden besprochen und zusätzliche Hilfen werden angeboten.

Im **Vorgespräch** findet die erste Kontaktaufnahme zwischen Patient und Therapeut statt. Dieses persönliche Kennenlernen und die Abklärung der Motivation zur Teilnahme an der Therapie sind die zentralen Ziele des Vorgesprächs. Mit dem Patienten wird ein erstes Gespräch über seine Schmerzproblematik geführt und die Zielsetzung und Vorgehensweise des Programms erklärt. Dabei ist es wichtig, daß Ziele und Ablauf der Therapie mit der Erfahrungswelt des Patienten in Einklang gebracht werden. Am Ende des Vorgesprächs wird die Effektivitätsmessung erklärt und einzelne Fragenbeispiele mit dem Patienten durchgesprochen.

Nachdem in der **ersten Therapiesitzung** die Patienten sich gegenseitig kennengelernt haben, die "Gate-control"-Theorie und der Ablauf der Therapie erklärt wurden, wird in der **zweiten Therapiesitzung** das Entspannungstraining als Hilfe zur Schmerzbewältigung eingeführt. Es wird zunächst die Rolle muskulärer Anspannung bei der Schmerzwahrnehmung aufgezeigt und anschließend die progressive Muskelentspannung demonstriert. Die Patienten werden angewiesen, die Entspannungsübungen zweimal täglich durchzuführen. Zur Unterstützung erhält jeder Patient einen Kassettenrekorder, wobei einmal mit und einmal ohne Rekorder geübt werden soll. Außerdem erhalten die Patienten einen Protokollierungsbogen, der ihre Empfindungen, Erfolge und Schwierigkeiten beim Üben erfaßt.

Zu Beginn der **dritten Therapiestunde** werden wie in jeder Stunde die zwischen den Sitzungen durchgeführten Hausaufgaben besprochen. Themen der dritten Sitzung sind die Bedeutung der Aufmerksamkeit bei der Schmerzwahrnehmung und das Erarbeiten und Einüben äußerer Ablenkungsmöglichkeiten. Diese Selbsttherapiemöglichkeit knüpft an die Alltagserfahrungen der Patienten an, da Aufmerksamkeit und Ablenkung einen beträchtlichen Einfluß auf die Schmerzwahrnehmung ausüben.

Die **vierte Sitzung** greift die Möglichkeit innerer Ablenkung auf, z.B. das Konzentrieren auf angenehme Vorstellungen und stellt mit der "Reise durch den Körper" ein konzentratives Entspannungsverfahren vor. Im Mittelpunkt dieser Stunde steht die Schmerzbeobachtungsübung als spezielle Form der inneren Ablenkung. Das Ziel dieser Strategie ist es, das Schmerzgeschehen dadurch erträglicher zu gestalten, daß der Patient seine Aufmerksamkeit von der gefühlsmäßigen, quälenden Komponente des Schmerzes weglenkt. Stattdessen sollen die sensorischen Anteile der Schmerzerfahrung in das Zentrum der Wahrnehmung gerückt werden und der Patient soll diese Schmerzempfindungsqualitäten wie ein distanzierter Beobachter beschreiben.

Im Mittelpunkt der fünften Therapiesitzung steht das innere Selbstgespräch des Patienten in Schmerzsituationen. Er soll den Einfluss dieser Selbstgespräche auf sein Verhalten erkennen und Inhalte der Selbstgespräche in Schmerzsituationen identifizieren können.

In der sechsten Sitzung werden förderliche Selbstinstruktionen erarbeitet und der Patient lernt, diese gezielt in Schmerzsituationen einzusetzen.

In der siebten und achten Gruppensitzung werden detaillierte Anregungen erarbeitet, wie die bisher verwandten Selbsthilfestrategien in realen Schmerzsituationen eingesetzt werden. Grundlage dafür sind die Erfahrungen, die die einzelnen Patienten mit den eingeübten Methoden gemacht haben. In dieser anwendungsorientierten Phase werden zusätzlich der Einfluß der Umwelt auf das Schmerzgeschehen diskutiert und Möglichkeiten zur Kontrolle von Umwelteinflüssen erarbeitet.

Die neunte Therapiesitzung konzentriert sich auf die Übertragung des Gelernten in den Alltag und hat die Überprüfung und Neuformulierung von Therapiezielen zum Gegenstand.

In der abschließenden Nachbesprechung werden die Meßunterlagen auf Vollständigkeit überprüft und individuelle Probleme bei der Übertragung des Gelernten in den Alltag besprochen.

2.1. Stichprobe

Auf Grund der klinischen Gegebenheiten, die vor allem die Sicherstellung der Betreuung der Patienten forderten, war ein reines Kontrollgruppendesign mit randomisierter Zuweisung der Patienten nicht möglich. Trotzdem konnte eine gute Parallelisierung der Patientengruppen durchgeführt werden.

Die soziodemographischen Daten gehen aus Tabelle 1 hervor. Die 86 Untersuchungsteilnehmer verteilen sich hinsichtlich des Geschlechts in etwa wie die in der Literatur beschriebene Gesamtverteilung von 1 zu 3 - 3.5 männliche und weibliche Polyarthritiker. Das durchschnittliche Alter der Patienten in der Therapiegruppe ist 44.7 und in der Kontrollgruppe 48.3 Jahre. In der Therapiegruppe variiert das Alter im Bereich von 21 bis 60 und in der Kontrollgruppe von 18 bis 60 Jahren. Betrachtet man die Aufteilung der Patienten in einzelne Altersgruppen, so zeigt sich, daß über dreiviertel der Teilnehmer zwischen 41 und 60 Jahre alt sind.

Bei den Untersuchungsteilnehmern handelt es sich zum größten Teil um Mitglieder der Bundesversicherungsanstalt für Angestellte, daher sind bei den Berufen die Angestellten am meisten vertreten. Im Vergleich dazu ist der Anteil der Arbeiter sehr gering.

Die Aufteilung der Berufsgruppen ist nicht repräsentativ für die Gesamtpopulation der Polyarthritiker, sie orientiert sich an der Klientel der Rheumaklinik Oberammergau.

Zusammenfassend ist festzustellen, daß sich in den erhobenen sozioökonomischen Daten zwischen der Therapie- und der Kontrollgruppe kein statistisch bedeutsamer Unterschied zeigt. Auch in den wichtigen

Tab. 1: Soziodemographische Charakteristika der Untersuchungsteilnehmer

	Therapie-gruppe (N=44)	Kontroll-gruppe (N=42)	Gesamt (N=86)
Geschlecht			
männlich	12	6	18
weiblich	32	36	68
Alter			
Mittelwert	44.7	48.3	46.4
Standardabweichung	11.3	9.8	10.6
Altersgruppen			
bis 20	0	2	
21 - 30	6	0	
31 - 40	8	4	
41 - 50	14	16	
51 - 60	16	20	
Berufsstand			
Angestellte	27	27	
Arbeiter	1	5	
Rentner	6	3	
Hausfrau	10	7	

Tab. 2: Krankheitscharakteristika der Untersuchungsteilnehmer

	Therapie-gruppe	Kontroll-gruppe	Gesamt-gruppe	Test
Durchschnittl. Erkrankung in Jahren				
Mittelwert	9.9	9.9	9.9	t = 0.0 n.s.
Standardabweichung	7.2	8.4	7.8	
Krankheitsstadium				
I	15	12	–	X^2 = 6.8 n.s.
II	12	13	–	
III	12	11	–	
IV	15	6	–	
Operationen				
keine	25	30	–	X^2 = 2.2 n.s.
eine	6	4	–	X^2 = 2.2 n.s.
mehr als eine	13	8	–	

medizinischen Kennwerten wie Erkrankungsdauer, Krankheitsstadium, Erfahrung mit Operationen und Aktivität der Erkrankung zeigt sich kein Unterschied zwischen Therapie- und Kontrollgruppe (Tabelle 2).

2.2. Messinstrumente

Die zum Einsatz gebrachten Untersuchuchungsmethoden dienen zur Schmerzmessung, zur Erfassung der Motivation der Teilnehmer, zur Erhebung psychologischer Konstrukte wie Depressivität, Angst und Befindlichkeit sowie für die medizinische Untersuchung. Alle Fragebogen zur Schmerzmessung wurden speziell für die vorliegende Untersuchung entwickelt und sind ausführlich bei KÖHLER (1982) dargestellt.

Der **Schmerzfragebogen I** wird während des Vorgesprächs ausgefüllt. Er enthält vor allem Fragen zum sozioökonomischen Status und erfaßt Basisinformationen zur körperlichen Erkrankung. Außerdem wird erhoben, welchen therapeutischen Maßnahmen sich der Patient bisher unterzog. Es schließen sich Fragen nach der Dauer der Schmerzen, den äußeren Umständen, als die Schmerzen begannen, den vermuteten Ursachen der Schmerzen und nach schmerzfreien Intervallen an. Außerdem kann der Patient auf einer Skizze einzeichnen, welche Körperteile zur Zeit Beschwerden bereiten. Es werden abschließend vom Patienten spontan entwickelte Selbsthilfemöglichkeiten abgefragt sowie die organisatorischen Fragen der Nachuntersuchung besprochen. Im **Schmerzfragebogen II** werden die Schmerzintensität und die Schmerzqualität abgefragt. Die Urteile der Patienten beziehen sich dabei auf einen Zeitraum von drei Monaten. Bei der Schmerzintensität schätzt der Patient auf einer Prozentskala von 0-100% ein, wie er seine rheumatischen Schmerzen im Durchschnitt in den letzen drei Monaten erlebte. Die Einschätzung der Schmerzempfindungsqualitäten wird mit Hilfe von Adjektiven durchgeführt. In einer Voruntersuchung mit 48 Polyarthritikern wurden diesen 63 Adjektive vorgelegt, die Schmerzen beschreiben. Auf einer Skala von 0-5 konnten die Patienten einschätzen, in welchem Ausmaß die betreffende Eigenschaft ihren typisch rheumatischen Schmerz beschreibt. Aus der Liste der 63 Adjektive wurden die 20 am häufigsten gewählten Eigenschaften ausgesucht. Die schmerzbezogenen Adjektive umfaßten sowohl die sensorisch-diskriminative Komponente als auch die affektiv-evaluative Komponente des Schmerzgeschehens. Der **Schmerzfragebogen III** enthält 79 Items, die Verhaltensweisen des Patienten in Schmerzsituationen, Konsequenzen der Umwelt, die Selbstbewertung des Schmerzgeschehens sowie Bewältigungsverhaltensweisen der Patienten in Schmerzsituationen erfassen.

Das **Schmerztagebuch** ist in seinem Aufbau dem Schmerzfragebogen II ähnlich. Auch hier sollen die Schmerzintensität und die Schmerzempfindungsqualität eingeschätzt werden. Das Schmerztagebuch wird jedoch im Gegensatz zum Schmerzfragebogen II täglich vom Patienten ausgefüllt. Auf dem Bogen werden zusätzlich noch die Morgensteifigkeit in Minuten und die Medikamenteneinnahme registriert.

Im Fragebogen zur Anwendung der Selbsttherapietechniken werden täglich die Anwendung und Wirksamkeit der erlernten Selbsttherapietechniken erfaßt. Die Auswahl der Items in diesem Fragebogen erhöht sich sukzessive in Abhängigkeit davon, welche Selbsthilfetechniken in der Therapie bereits eingeübt wurden. In den Nachbefragungsbögen werden dem Patienten gezielte Fragen zum Schmerzbewältigungsprogramm sowie zum sonstigen Klinikaufenthalt gestellt.

Die Motivationsskalen orientieren sich an den Verfahren, die in Selbstkontrolltherapien bei Rauchern (BRENGELMANN & SEDLMAYR 1976) und bei Übergewicht (FERSTL et al. 1978) Verwendung fanden. Die Motivation der Teilnehmer teilt sich in Erfolgserwartung, Therapiemotivation und

Erfolgserhaltung auf. Zur Erfassung der Depressivität wurde die deutsche Übersetzung des Beck-Depression-Inventory (BDI) ausgewählt. Es kam dabei die von BECK & BAEMESDERFER (1974) vorgeschlagene Kurzform zum Einsatz. Zur Erfassung der Angst der Untersuchungsteilnehmer wird das State-Trait-Angstinventar von LAUX et al. (1981) verwandt, und zur Erfassung der Befindlichkeit der Patienten wird die Befindlichkeitsskala von von ZERSSEN & KOELLER (1976) eingesetzt.

Die medizinische Untersuchung der Patienten teilt sich auf in die medizinische Routineuntersuchung und in die Bestimmung der Krankheitsaktivität. Bei der Krankheitsaktivität handelt es sich um einen wichtigen medizinischen Kennwert. Es werden dazu mehrere Parameter erhoben, die sowohl laborchemische als auch klinische Daten der Patienten berücksichtigen. Bei den einzelnen Parametern handelt es sich um die Blutsenkung, die Morgensteifigkeit, den Lansbury- und den Ritchie-Index. Bei den beiden letzten Kennwerten wird auf Grund des klinischen Bildes einzelner Gelenke, die auf Entzündungszeichen untersucht werden, eine Einschätzung der Krankheitsaktivität vorgenommen. Die einzelnen Aktivitätsmaße werden in Anlehnung an McCARTY (1974) zu einem Aktivitätsindex zusammengefaßt. Die Krankheitsaktivität dient als Maß dafür, ob und in welchem Ausmaß bedeutungsvolle Veränderungen des Krankheitsgeschehens während des Untersuchungszeitraumes eintreten.

2.3. Versuchsplanung

Die Untersuchung wurde als Kontrollgruppenexperiment in der Zeit von Oktober 1980 bis April 1981 in der Rheumaklinik in Oberammergau, die sich als Fachklinik für entzündliche rheumatische Erkrankungen versteht, durchgeführt. Die Patienten wurden entsprechend ihrer Anreise der Therapie- bzw. der Kontrollgruppe zugewiesen. Für alle an der Untersuchung teilnehmenden Patienten wurden kliniküblice Maßnahmen wie Krankengymnastik, Massagen und medizinische Bäder konstant gehalten. Ebenso wurde entschieden, die medikamentöse Therapie, die sich in eine sog. Basistherapie und eine symptomatisch wirksame Therapie mit Antirheumatika aufteilt, bei beiden Gruppen unverändert und konstant zu halten.

Um die Zuwendung, die die Therapiegruppe durch die psychologische Therapie erfährt, in der Kontrollgruppe auszugleichen, nahmen diese Patienten an der Ergotherapie teil und führten einmal pro Woche ein Gespräch mit dem Klinikpsychologen.

Die Messungen fanden vor, im Verlauf, unmittelbar nach der Therapie und drei Monate nach Beendigung des Klinikaufenthaltes statt (Abbildung 1, Abbildung 2).

3. ERGEBNISSE

3.1. Veränderung der Schmerzparameter

Um eine mögliche Veränderung der meisten abhängigen Variablen als Effekt des Schmerzbewältigungstrainings bewerten zu können, ist es erforderlich, daß wichtige Erkrankungsparameter wie Krankheitsaktivität oder Medikamenteneinnahme der Patienten während des Klinikaufenthaltes und des Follow-up-Zeitraums von drei Monaten konstant bleiben. Die Überprüfung der Krankheitsaktivität (zusammengesetzt aus Morgensteifigkeit, Lansbury-Index, Ritchie-Index und Blutsenkung) sowie der Medikamenteneinnahme zeigt weder zwischen Therapie- und Kontrollgruppe

Abb. 1: Plan für die Datenerhebung, Therapiegruppe

Phase	Tag	Sitzung	Inhalt	Datenerhebung
Prä	Fr.		Voruntersuchung	Interview SF(I,II,III), Beck, BFS, Med STAI X1/X 2
	Sa.			
	So.			
1. Therapiewoche	Mo.	1	Begründung, Gate-Control, Aufbau des Programmes	ST, Erfolgserwartung, Cop 1
	Die.			ST, Mot, Cop 1, BFS
	Mi.	2	Progressive Muskelentspannung (Rekorder)	ST, Cop 1, Mot
	Do.			ST, Cop 2, Mot, BFS
	Fr.	3	Rolle der Aufmerksamkeit, Äußere Ablenkung	ST, Cop 2, Mot, STAI X1
	Sa.			ST, Cop 3, Mot, BFS
	So.			ST, Cop 3, Mot
2. Therapiewoche	Mo.	4	Innere Ablenkung, Schmerzbeobachtung Reise durch den Körper	ST, Cop 3, Mot
	Die.			ST, Cop 4, Mot, BFS
	Mi.	5	Selbstinstruktion I (Identifizieren von Selbstgesprächen)	ST, Cop 4, Mot
	Do.			ST, Cop 5, Mot, BFS
	Fr.	6	Selbstinstruktion II	ST, Cop 5, Mot, STAI X1
	Sa.			ST, Cop 6, Mot, BFS
	So.			ST, Cop 6, Mot
3. Therapiewoche	Mo.	7	Selbstinstruktion III und Anwendungsberatung	ST, Cop 6, Mot
	Die.			ST, Cop 7, Mot, BFS
	Mi.	8	Sozialer Aspekt, Anwendung	ST, Cop 7, Mot
	Do.			ST, Cop 7, Mot, BFS
	Fr.	9	Sozialer Aspekt, Anwendung, Übertragung, Kursfeedback	ST, Cop 7, Mot, STAI X1
	Sa.			ST, Cop 7, Mot, BFS
	So.			ST, Cop 7, Mot
Post	Mo.		Nachuntersuchung	ST, Cop 7, Erfolgserhaltung, SF III, Beck, STAI X1/X2, BFS, Med, Nachbefragung
Foup nach 3 Mon.			Follow up	SF II, Cop Ver. 7, Erfolgsearhaltung, SF III Beck, STAI X1/2, BFS, Nachbefragung Verband, Med

SF = Schmerzfragebogen, Med = medizinische Untersuchung, COP 1 = Anwendung der Selbsttherapietechniken, MOT = Motivation, ST = Schmerztagebuch

Abb. 2: Plan für die Datenerhebung, Kontrollgruppe

Prä	Fr.	Voruntersuchung	Interview SF(I,II,III), Beck, BFS, Med STAI X 1/X 2
	Sa.		
	So.		
1.Untersuchungswoche	Mo.		ST, Cop 1-KO
	Die.		ST, Cop 1-KO, BFS
	Mi.		ST, Cop 1-KO
	Do.		ST, Cop 1-KO, BFS
	Fr.		ST, Cop 1-KO, STAI-X1
	Sa.		ST, Cop 1-KO, BFS
	So.		ST, Cop 1-KO
2.Untersuchungswoche	Mo.		ST, Cop 1-KO
	Die.		ST, Cop 1-KO, BFS
	Mi.		ST, Cop 1-KO
	Do.		ST, Cop 1-KO, BFS
	Fr.		ST, Cop 1-KO, STAI-X1
	Sa.		ST, Cop 1-KO, BFS
	So.		ST, Cop 1-KO
3.Untersuchungswoche	Mo.		ST, Cop 1-KO
	Die.		ST, Cop 1-KO, BFS
	Mi.		ST, Cop 1-KO
	Do.		ST, Cop 1-KO, BFS
	Fr.		ST, Cop 1-KO, STAI-X1
	Sa.		ST, Cop 1-KO, BFS
	So.		ST, Cop 1-KO
Post	Mo.	Nachuntersuchung	SF III, STAI-X1/X2, BFS, Beck, Nachbefragung KO
Foup nach 3 Mon.		Follow up	SF II/III, Cop 1-KOfoup Beck, STAI-X1/X2, BFS, Nachbefragung KO foup, Med

SF = Schmerzfragebogen, Med = medizinische Untersuchung, COP 1 = Anwendung der Selbsttherapietechniken, MOT = Motivation, ST = Schmerztagebuch

Tab. 3: Mittelwerte der Kennwerte zur Krankheitsaktivität

Krankheits- aktivität	Mittelwert Standard- abweichung	Therapie- gruppe	Kontroll- gruppe	Test
Blutsenkung (BSG 1 = Senkung erste Stunde)	$\bar{x}$ s	36.0 25.3	28.3 21.6	t = 1.5 n.s.
Morgensteifig- keit (in Std.)	$\bar{x}$ s	1.3 1.1	1.5 1.1	t = 3.7 n.s.
Ritchie-Index	$\bar{x}$ s	14.8 10.3	15.4 9.8	t = 0.3 n.s.
Lansbury-Index	$\bar{x}$ s	34.7 30.3	24.7 24.3	t = 1.7 n.s.
Aktivitäts- Index	$\bar{x}$ s	71.4 31.2	65.2 26.3	t = 1.0 n.s.

noch zwischen den Untersuchungszeitpunkten einen statistisch bedeutsamen Unterschied. Tabelle 3 zeigt die Anfangswerte der unterschiedlichen Aktivititätsmaße bei der Therapie- und Kontrollgruppe.

Die Einschätzung der Schmerzintensität im Verlauf der Therapie zeigt bei der Therapie im Unterschied zur Kontrollgruppe eine stärkere Abnahme der Prozentwerte (Abbildung 3 a). Die statistische Auswertung ergibt signifikante Unterschiede ab dem 12. Therapietag (Ausnahme: Zeitpunkte 18 und 20). Bei der Globaleinschätzung der Schmerzintensität zeigt sich ein signifikanter Unterschied zwischen den beiden Gruppen am Ende der Therapie. Zwar geben sowohl die Therapie- als auch die Kontrollgruppe an, daß sich die Schmerzen gebessert hätten, bei der Therapiegruppe geschieht dies jedoch in größerem Ausmaß, wobei der Unterschied aber keine statistische Signifikanz im Vergleich zu den Prä-Test-Werten aufweist. Schätzen die Untersuchungsteilnehmer die prozentuale Veränderung der Intensität ein, so gibt die Therapiegruppe am Ende der Untersuchungszeit in der Klinik 34.8% und die Kontrollgruppe 19.8% an. Dieser Unterschied ist statistisch signifikant und bestätigt sich auch in der Follow-up-Untersuchung.

Zusammenfassend ist festzuhalten, daß sich zwar bei der Einschätzung der Intensität bei der Therapiegruppe im Vergleich zur Kontrollgruppe eine größere Abnahme zeigt, dieser Unterschied aber je nach Befragungsmodus nicht immer statistisch signifikant ist.

Bezüglich des Verlaufs der sensorischen Schmerzkomponente während der Therapie ergibt sich ab dem 9. Therapietag (Ausnahme Zeitpunkt 15) ein signifikanter Unterschied zwischen Therapie- und Kontrollgruppe (Abbildung 3 b).

Wie aus Abbildung 3 c weiter zu ersehen ist, ergibt sich bezüglich des Verlaufs der affektiv-evaluativen Schmerzkomponente bei der Therapiegruppe eine deutlichere Abnahme als bei der Kontrollgruppe. Dieser Unterschied ist ab dem 8. Therapietag statistisch signifikant. Sowohl unmittelbar nach Ende der Therapie als auch nach der Follow-up-Untersuchung geben die Therapieteilnehmer signifikant häufiger im Vergleich zur Kontrollgruppe an, daß ihre Schmerzen nicht mehr solange andauern.

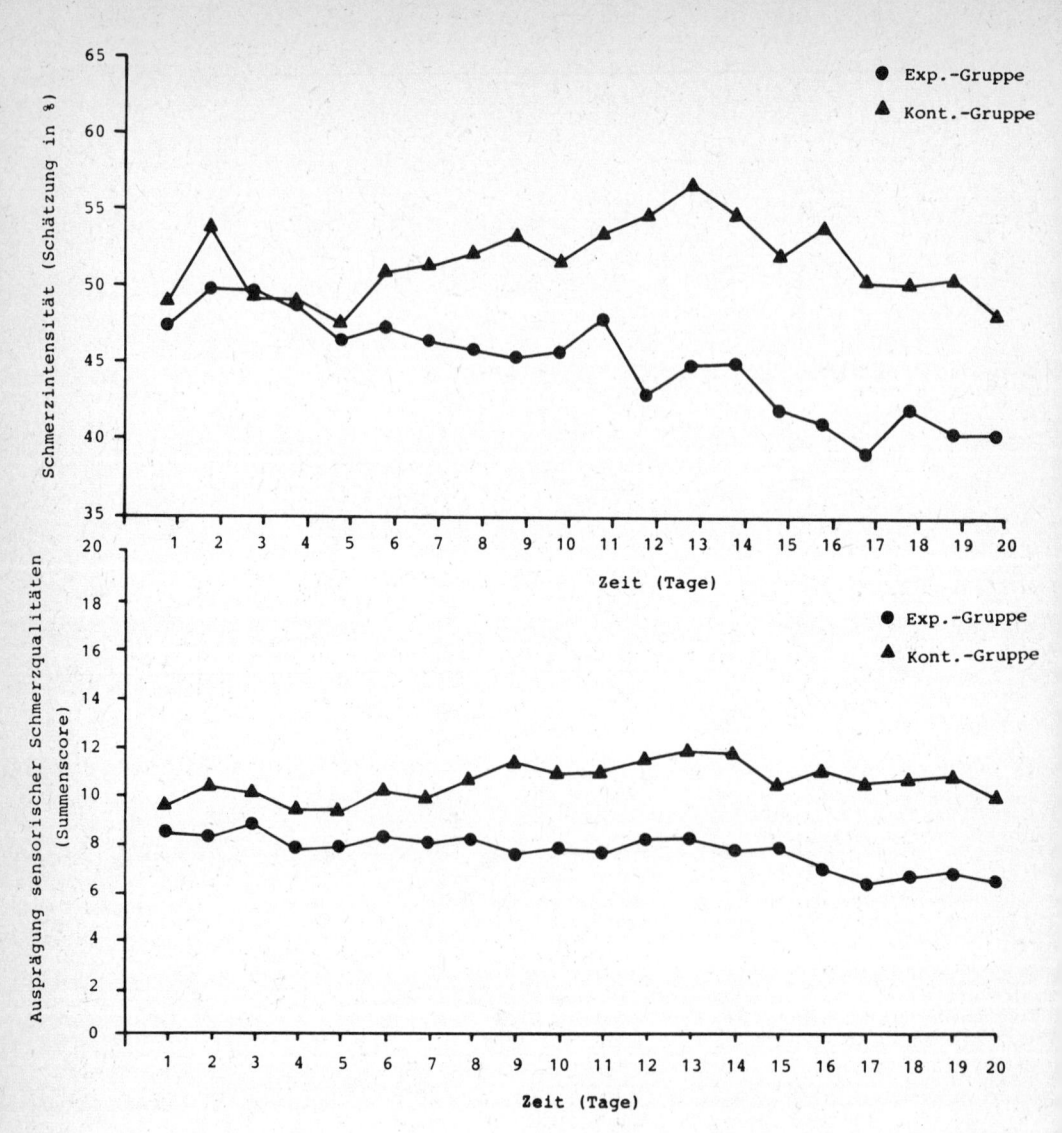

Abb. 3 a: Gruppenmittelwerte der Einschätzung von Schmerzintensitäten (Prozentskala) im Verlauf der Therapie

Abb. 3 b: Gruppenmittelwerte der Einschätzung sensorischer Schmerzqualitäten im Verlauf der Therapie. Die Ausprägung sensorischer Schmerzqualitäten wurde auf einer Skala von 0 - 5 erfaßt und aufsummiert. Die Summe kann zwischen 0 und 25 Punkten variieren.

In beiden Gruppen wird nach Therapieende angegeben, daß die Schmerzen nicht mehr so häufig auftreten, zu diesem Zeitpunkt ist diese Differenz jedoch statistisch nicht bedeutsam.

In der Follow-up-Untersuchung nach drei Monaten jedoch gibt die Therapie- im Vergleich zur Kontrollgruppe signifikant häufiger an, daß die Schmerzen nicht mehr so oft auftreten.

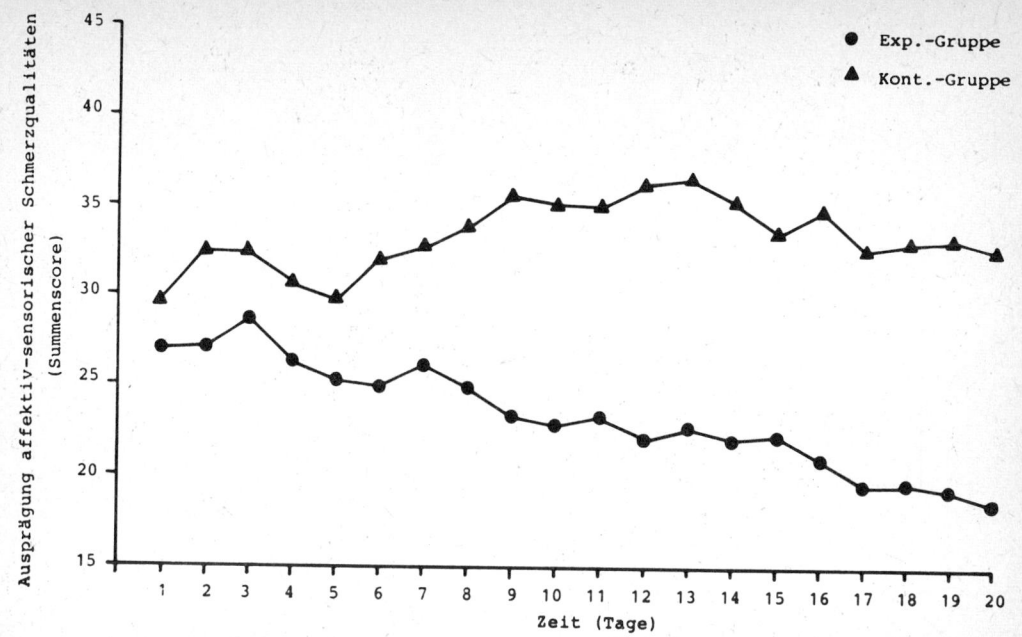

Abb. 3 c: Gruppenmittelwerte der Einschätzung affektiver evaluativer Schmerzqualitäten im Verlauf der Therapie. Die Ausprägung affektiv-evaluativer Schmerzqualitäten wurde auf einer Skala von 0 - 75 erfaßt und aufsummiert. Die Summe kann zwischen 0 und 75 Punkten variieren.

Sowohl unmittelbar nach der Therapie als auch in der Follow-up-Untersuchung schätzt die Therapiegruppe im Gegensatz zur Kontrollgruppe signifikant häufiger ein, daß sie sich vom auftretenden Schmerz emotional distanzieren kann.

Diese Ergebnisse zeigen bei der Therapiegruppe im Gegensatz zur Kontrollgruppe eine deutliche Veränderung der Schmerzwahrnehmung durch das Schmerzbewältigungstraining.

Bei den verhaltensanalytischen Items im Schmerzfragebogen III lassen sich die Fragen zu den Themen Schmerzverhalten, Konsequenzen nach Schmerzen und Bewältigungsverhalten unterteilen.

Bei der Prä-, Post- und Follow-up-Messung zeigt sich bezüglich der Schmerzverhaltensweisen der Patienten kein statistisch bedeutsamer Unterschied zwischen der Therapie- und der Kontrollgruppe.

Bei den Konsequenzen auf das Schmerzverhalten zeigt sich bei der Kontrollgruppe eine signifikante Abnahme der Urteile im Vergleich zur Therapiegruppe, während die bewältigungsorientierten Verhaltensweisen in der Therapiegruppe im Vergleich zur Kontrollgruppe signifikant zunehmen. Dies bedeutet, daß die Therapiegruppe nach Beendigung der Therapie bei der Post- und Follow-up-Untersuchung deutlich mehr Bewältigungsverhalten zeigt als die Kontrollgruppe.

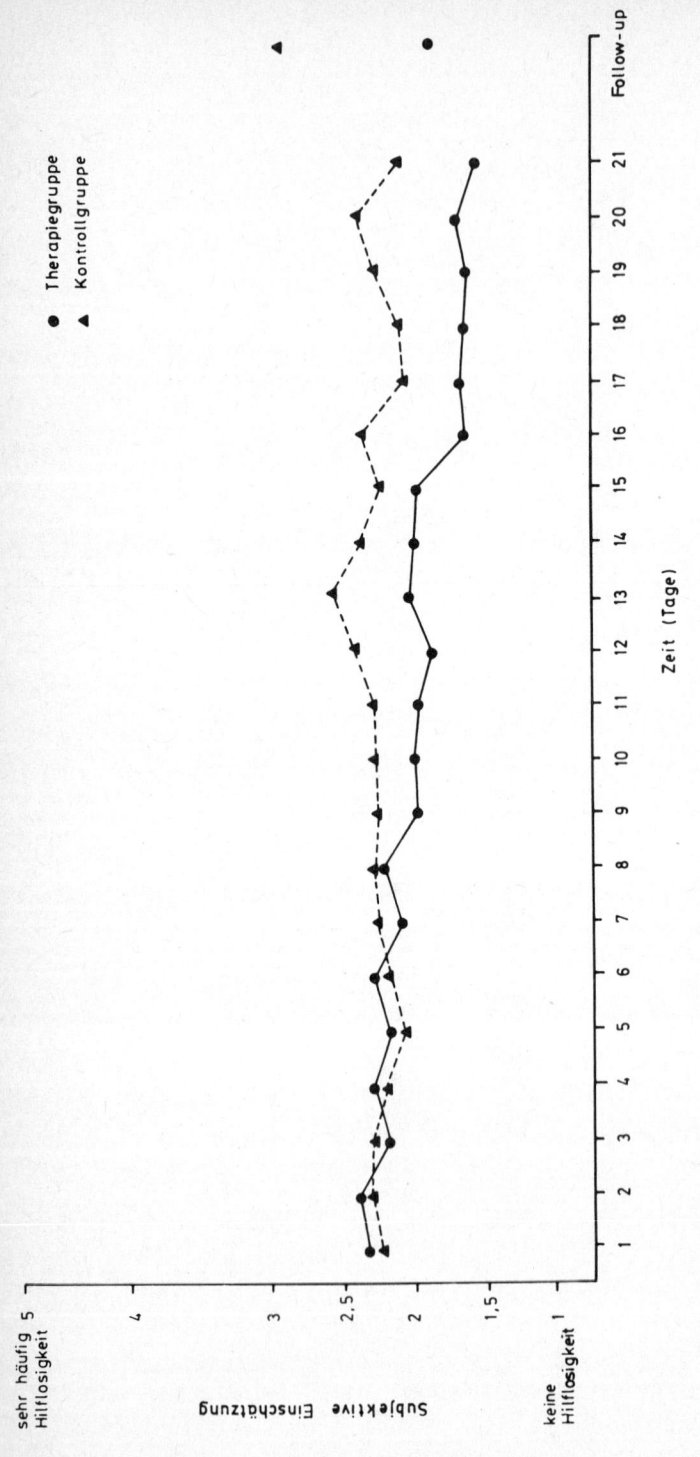

Abb. 4: Veränderung der Hilflosigkeit in Schmerzsituationen: Gruppenmittelwerte der Einschätzung auf einer Skala von 1 (keine Hilflosigkeit) bis 5 (häufige Hilflosigkeit)

3.2. Anwendung der Selbsttherapietechniken

Bei dieser Fragengruppe interessiert, ob sich durch das Schmerzbewältigungstraining die Hilflosigkeit der Therapieteilnehmer in Schmerzsituationen im Vergleich zur Kontrollgruppe verringert, ob durch die Therapie der aktive und einfallsreiche Einsatz von Selbsttherapietechniken erhöht wird und ob sie auch einen Einfluß auf die Schmerzwahrnehmung ausübt. Außerdem ist zu fragen, wie häufig die einzelnen Therapietechniken von der Therapiegruppe eingesetzt wurden und wie erfolgreich dieser Einsatz war.

Wie aus Abbildung 4 zu entnehmen ist, zeigt sich ab dem 9. Therapietag eine deutliche Verringerung der Hilflosigkeit der Therapiegruppe im Vergleich zur Kontrollgruppe. Dieser Unterschied ist ab dem 18. Therapietag statistisch signifikant. Der Unterschied in der Hilflosigkeit in Schmerzsituationen besteht auch in der Follow-up-Untersuchung weiter. Wie aus Abbildung 5 ersichtlich, hat der häufigere und einfallsreichere Einsatz von Selbsttherapietechniken bei der Therapiegruppe einen deutlich stärkeren Einfluß auf die Erträglichkeit von Schmerzen als bei der Kontrollgruppe. Der Unterschied zwischen den beiden Gruppen ist ab dem 6. Therapietag statistisch signifikant und zeigt sich auch in der Follow-up-Untersuchung.

Bei der Frage, mit welcher Häufigkeit die erlernten Bewältigungsstrategien eingesetzt werden, zeigt sich, daß von den Therapieteilnehmern Entspannung und äußere Ablenkung am häufigsten in Schmerzsituationen angewandt wurden (Abbildung 6). Soziale Fertigkeiten, das Erkennen hinderlicher und der bewußte Einsatz förderlicher Selbstinstruktionen sowie innere Ablenkung bilden die zweithäufigste Gruppe. Am wenigsten verwenden die Therapieteilnehmer in Schmerzsituationen die Schmerzbeobachtung. Diese Ergebnisse bestätigen sich in der Follow-up-Untersuchung und entsprechen auch der eingeschätzten Wirksamkeit der einzelnen Therapieverfahren.

3.3. Therapie- und Therapeutenbewertung, Motivation

Bei der Darstellung der Bewertung der psychologischen Therapie durch die Teilnehmer handelt es sich um eine Grobfehleranalyse. Die Ergebnisse dürfen nicht überbewertet werden, da bei den einzelnen Antworten die soziale Erwünschtheit berücksichtigt werden muß. Sowohl die Therapie- als auch die Kontrollgruppe sind mit dem Behandlungsangebot in der Klinik in hohem Maße zufrieden, würden wieder an einer derartigen Behandlung teilnehmen, und beide Gruppen bewerten die Behandlung als großen persönlichen Gewinn. Die Therapiegruppe schätzt den persönlichen Gewinn in der Nachbefragung höher ein als die Kontrollgruppe. Die Therapiegruppe gibt in einem signifikant höheren Ausmaß an, daß sie die zu Beginn der Therapie formulierten Ziele auch tatsächlich erreicht habe. Im Vergleich zur Kontrollgruppe meinen die Teilnehmer der psychologischen Schmerztherapie öfter, daß sie das in der Klinik Erlernte zu Hause anwenden werden und geben in der Follow-up-Untersuchung an, daß sie das Gelernte auch in den Alltag übertragen konnten. Diese Unterschiede sind ebenso statistisch bedeutsam wie die Einschätzung der durch die Therapie erworbenen Schmerzkontrolle. Sowohl die Therapie- als auch die Kontrollgruppe konnte zu ihrem Therapeuten ein Vertrauensverhältnis herstellen, war mit ihm zufrieden, und die Teilnehmer fühlten sich in ihrem Problem verstanden. Die Einschätzungen der Therapiegruppe sind jedoch signifikant höher.

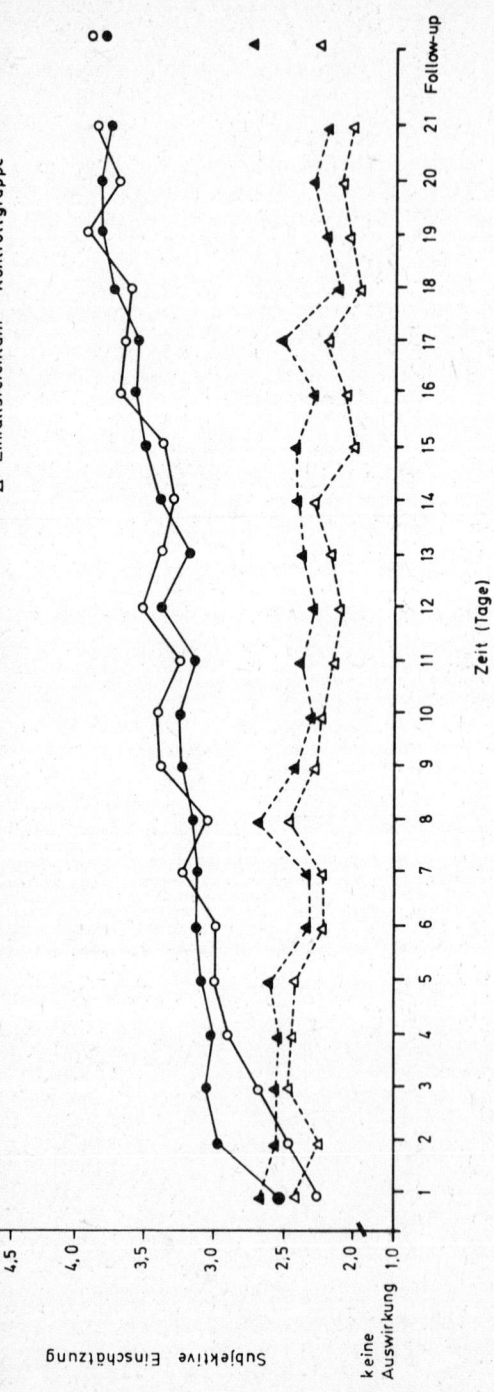

Abb. 5: Wirksamkeit des aktiven Einsatzes von Selbsttherapietechniken und Einfallsreichtum in Schmerzsituationen: Gruppenmittelwerte der Einschätzung auf einer Skala von (keine Auswirkung) bis 5 (deutliche Auswirkung)

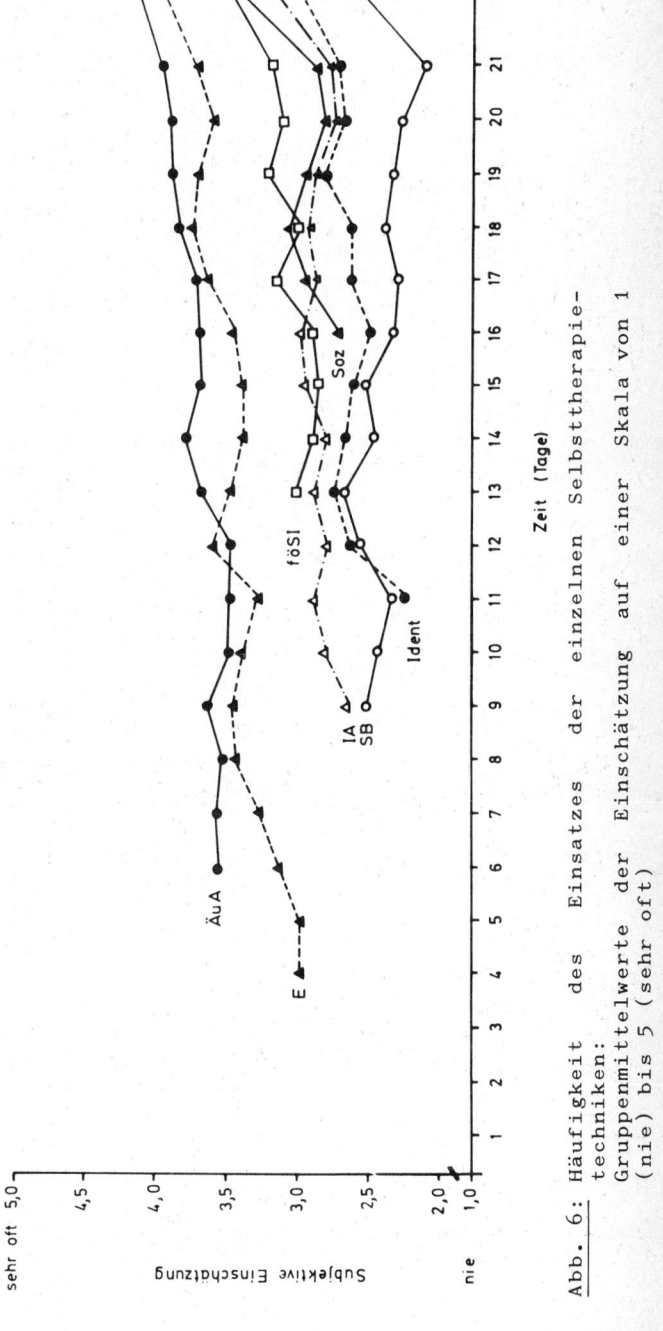

ÄuA = äußere Ablenkung
IA = innere Ablenkung
föSI = förderliche Selbstinstruktionen
SB = Schmerzbeobachtung
Soz = sozialer Aspekt
Ident = Identifizieren hinderlicher Selbstinstruktionen
E = Entspannung

Abb. 6: Häufigkeit des Einsatzes der einzelnen Selbsttherapietechniken:
Gruppenmittelwerte der Einschätzung auf einer Skala von 1 (nie) bis 5 (sehr oft)

Im Gegensatz zur Kontrollgruppe schätzt die Therapiegruppe Anregungen zur Schmerzbewältigung in der Klinik als sehr hoch ein, ebenso werden die Anregungen zur Schmerzbewältigung von Mitpatienten signifikant höher eingeschätzt. Diese Ergebnisse bestätigen sich auch in der Follow-up-Untersuchung.

Die Therapieteilnehmer schätzen in hohem Ausmaß ein, daß sie die einzelnen Schmerzbewältigungsmöglichkeiten erlernten und sich diese auch in hohem Maße günstig auf die Schmerzwahrnehmung auswirken. Dadurch unterscheidet sich die Therapiegruppe deutlich von der Kontrollgruppe. Daraus kann der Schluß gezogen werden, daß sich die Fertigkeiten zur Schmerzbewältigung, wie sie in der psychologischen Therapie vermittelt werden, nicht automatisch durch den Klinikaufenthalt ergeben, sondern eines gezielten Trainings bedürfen. In der Follow-up-Untersuchung gaben die Therapieteilnehmer an, daß vor allem das Entspannungstraining, die Veränderung des inneren Selbstgespräches und die äußere Ablenkung gut in den Alltag übertragen werden konnten. Ein Drittel der Therapieteilnehmer berichtet von Schwierigkeiten bei der Übertragung des Gelernten in den Alltag. Beispiele solcher Schwierigkeiten waren, daß die Ermunterung durch die Gruppe fehlte, die Umwelt mit Unverständnis reagierte oder daß Zeitmangel und fehlende Ausdauer bestanden. Die Hälfte der Patienten der Therapiegruppe haben zu Hause weitere Selbsttherapietechniken entwickelt. Als Beispiele wurden der Aufbau eines neuen, zufriedenstellenden Freundeskreises, ein behinderungsgerechter Ausbau der Freizeitmöglichkeiten und der konzentrierte Abbau belastender Ereignisse genannt. Die Reaktionen der Familie und des Freundeskreises auf die psychologische Therapie in der Klinik waren überwiegend positiv. Allerdings berichten einzelne Patienten auch, daß psychologische Therapieversuche bei chronischen Schmerzzuständen von der Familie nicht für voll genommen und belächelt wurden. 16 Patienten der Therapiegruppe nahmen die psychologische Schmerztherapie als Anregung, sich zuhause einer Selbsthilfegruppe der "Deutschen Rheumaliga" anzuschließen.

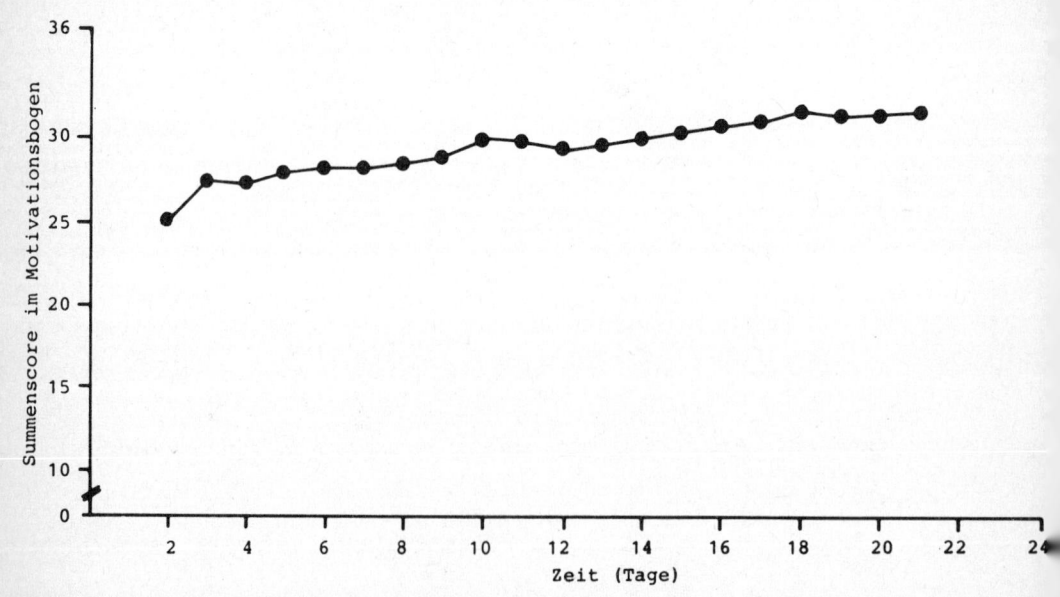

Abb. 7: Gruppenmittelwerte der Therapiegruppe in einem Fragebogen zur Trainingsmotivation. (Der Summenscore kann zwischen 0 und 36 Punkten variieren)

Die Motivation der Untersuchungsteilnehmer erwies sich bereits zu Beginn der Therapie als sehr hoch (Abbildung 7), sie mußte also nicht erst aufgebaut werden. Die Verlaufsdaten könnten daher nur eventuelle Einbrüche der Motivation deutlich anzeigen. Auf Grund des Deckeneffektes sind keine weiteren Aussagen vor allem hinsichtlich des Zusammenhanges zwischen Therapiemotivation und Therapieerfolg möglich.

3.4. Selbsteinschätzung der Patienten (Fragebögen)

Wie aus Tabelle 4 zu sehen ist, geht im Verlauf der Untersuchung die Ausprägung der Therapiegruppe in der Depressivität deutlich zurück, während der Wert in der Kontrollgruppe sogar ansteigt. Der Unterschied zwischen den Untersuchungsgruppen ist statistisch signifikant.

Tab. 4: Depressivität und Eigenschaftsangst zum Zeitpunkt der Prä-, Post- und Follow-up-Messung

	Therapie-gruppe (N=41)	Kontroll-gruppe (N=39)	Gesamt
Mittelwerte der Depressivität			
prä	5.6	5.8	5.7
post	3.6	6.3	4.9
Follow-up	3.0	7.5	5.2
Gesamt	4.0	6.5	5.2
Mittelwerte der Eigenschaftsangst			
prä	39.8	43.7	41.7
post	36.1	43.1	39.6
Follow-up	35.2	42.1	38.7
Gesamt	37.1	43.0	40.0

Der Verlauf der Zustandsangst während der Untersuchung zeigt in der Therapiegruppe einen deutlichen Rückgang im Vergleich zur Kontrollgruppe an (Abbildung 8, Tabelle 4). Ab der letzten Therapiewoche, bei der Nachuntersuchung und bei der Follow-up-Untersuchung ist dieser Unterschied statistisch signifikant. Ebenso ergibt sich bei der Eigenschaftsangst im Verlauf der Untersuchung eine statistisch signifikante Abnahme der Werte der Therapiegruppe im Vergleich zur Kontrollgruppe.

Bei der Untersuchung der Befindlichkeit nimmt zwar das Wohlbefinden in der Therapiegruppe während des gesamten Untersuchungszeitraums im Vergleich zur Kontrollgruppe zu, dieser Unterschied weist aber keine statistische Signifikanz auf.

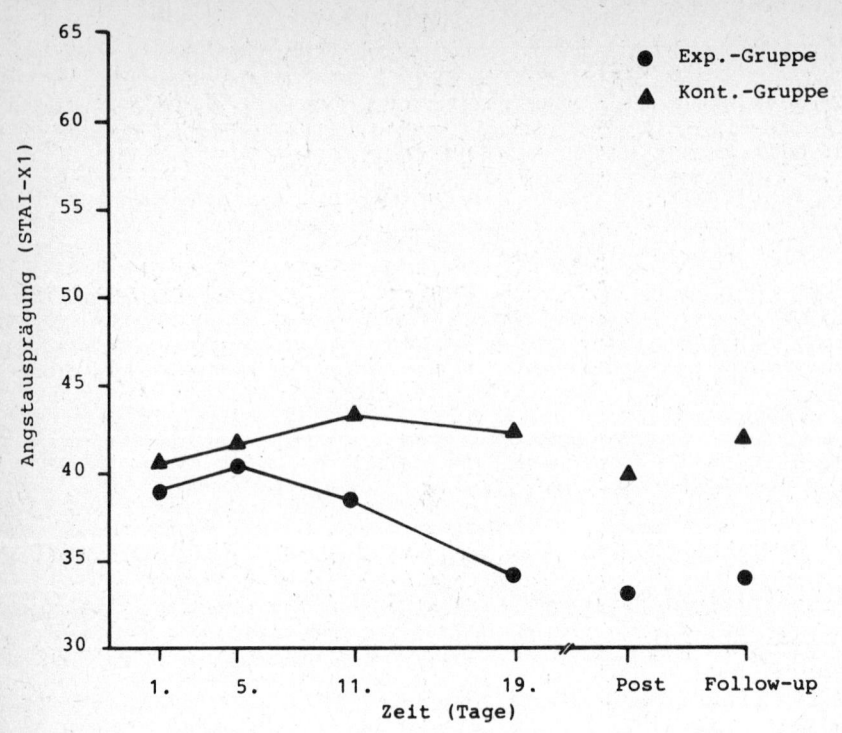

Abb. 8: Gruppenmittelwerte im Angstfragebogen (STAI-X1)

4. DISKUSSION

Die Ergebnisse der vorliegenden Untersuchung zeigen, daß das psychologische Schmerzbewältigungstraining einen deutlichen Einfluß auf die Schmerzbewältigung bei einer schweren körperlichen Erkrankung, der chronischen Polyarthritis, ausübt. Im Vergleich zur Kontrollgruppe ergibt sich in der Therapiegruppe eine bedeutsame Veränderung in der Schmerzwahrnehmung, eine deutliche Zunahme der Bewältigungskompetenz und eine günstige Veränderung in Angst- und Depressionsskalen. Hinsichtlich der veränderten Schmerzwahrnehmung ist bemerkenswert, daß durch die psychologische Therapie nicht nur der emotionale Anteil des Schmerzgeschehens, also ob die Qualität des Schmerzerlebens eher deprimierend, ängstigend oder z.B. quälend eingeschätzt wird, sondern auch die sensorische Empfindungsqualität und die Schmerzintensität beeinflußt wurden. Diese generelle positive Veränderung der Schmerzwahrnehmung weist zumindest bei chronisch-klinischen Schmerzzuständen auf eine enge Verknüpfung der einzelnen Schmerzparameter hin, wie sie auch in der "Gate-control"-Theorie (MELZACK & WALL 1965) beschrieben werden. Das Schmerzverhalten weist vor allem in der Komponente "bewältigungsorientierte Verhaltensweisen" deutliche Veränderungen durch das psychologische Therapieprogramm auf. Dieses Ergebnis belegt, daß psychologische Schmerzbewältigung die Kompetenz der Teilnehmer, Schmerzen konstruktiver meistern zu können, deutlich erhöht. Durch die Erhöhung der Bewältigungskompetenz der Therapieteilnehmer, welche das vordringlichste Ziel der psychologischen Therapie war, ändert sich nicht nur die Schmerzwahrnehmung unter Berücksichtigung der verschiedenen Dimensionen der Schmerzerfahrung, sondern es zeigt sich auch anhand der Abnahme von Depressivitäts- und Angstwerten eine positive Auswirkung des Trainings auf die Gesamtsituation der Patienten. In Anlehnung an BULLINGER und TURK (1981, S.279) kann zusammengefaßt werden: "Durch Verstärkung der Selbstkontrollkompetenz scheint zumindest potentiell der Teufelskreis von Schmerz, Hilflosigkeit, Depression und Schmerzintensivierung gebrochen werden zu können."

Die in dieser Arbeit beschriebenen Erfahrungen mit dem Schmerzbewältigunsprogramm bestätigen die Auffassung der Rentenversicherungsträger, daß ein mehrwöchiger Aufenthalt in Fachkliniken auch als Lernprozeß für die Patienten genutzt werden sollte, spezifische Gesundheitsverhaltensweisen zu erwerben. Dabei versteht sich das psychologische Schmerzbewältigungsprogramm bei Polyarthritikern als eine spezifische, symptomorientierte und gesundheitserzieherische Therapie, die eine Ergänzung zur allgemeinen Gesundheitserziehung wie Nichtrauchertraining und Adipositastherapie darstellt.

Maßnahmen wie das Programm zur Schmerzbewältigung nehmen verhältnismäßig wenig Zeit in Anspruch und sind im Vergleich zu dem nachgewiesenen Nutzen mit geringen Kosten verbunden.

Im Vergleich zur nichtbehandelten Kontrollgruppe zeigt sich, daß die Bewältigung von chronisch-rheumatischen Schmerzen nicht spontan durch die kliniküblichen Heilmaßnahmen erworben wird, sondern aktiv übende therapeutische Verfahren erfordert. Die Ergebnisse dieser Untersuchung sollten dazu ermuntern, auch bei anderen rheumatologischen Erkrankungsformen Konzepte der Schmerzbewältigung einzusetzen. Dadurch ist eine deutliche Erweiterung des therapeutischen Angebotes für das Kardinalsymptom rheumatischer Erkrankungen, den chronischen Schmerz, zu erwarten. Ein Ansatz bei chronischen Rückenschmerzen, die meistens sog. "funktionellen Beschwerden" zugeordnet werden, wird in der Arbeit von FLOR und Mitarbeitern (1985) in diesem Band dargestellt.

Die Beibehaltung des Therapieerfolges konnte in der vorliegenden Untersuchung durch das Follow-up drei Monate nach Therapieende für diesen Zeitraum bestätigt werden. Längere katamnestische Untersuchungen erscheinen sinnvoll, um sichere Aussagen über die Stabilität des Therapieerfolges treffen zu können. Es kann nicht ausgeschlossen werden, daß Patienten, die selbst nach einem Follow-up-Zeitraum von drei Monaten als "erfolgreich" eingeschätzt werden, nach diesem Zeitraum "rückfällig" werden. STERNBACH (1981) schätzt, daß Rückfälligkeit bei 10 - 20% der "erfolgreichen" Patienten auftreten kann. Das Problem des Rückganges des Therapieerfolges könnte dadurch eingeengt werden, daß die Patienten bei ihrem nächsten Aufenthalt in einer Fachklinik, der in der Regel nach ein bis zwei Jahren eintritt, wieder der psychologischen Therapie zugeführt werden.

Hilfreich wäre es auch, wenn die psychologische Schmerztherapie ambulant, also am Wohnort des Patienten, fortgeführt werden könnte. Von ersten günstigen Ergebnissen zu dem hier vorgestellten Schmerzbewältigungsprogramm im ambulanten Bereich berichtet HEISLBETZ (1983). Den nötigen Rahmen für diese ambulante Therapie könnte die Selbsthilfeorganisation der Patienten, die "Deutsche Rheumaliga", bieten. Große Vorteile dieser ambulanten Versorgung wären die unmittelbare Verfügbarkeit alltäglicher Belastungssituationen für die Therapie und das mögliche Hinzuziehen von Partnern oder von Familienangehörigen der Patienten, denen bei der Bewältigung chronischer Schmerzen ein bedeutender Einfluß zugesprochen wird.

5. ZUSAMMENFASSUNG

Die vorliegende Arbeit berichtet über die Entwicklung und Überprüfung eines psychologischen Schmerzbewältigungstrainings für Patienten mit chronischer Polyarthritis. Die Untersuchung wurde in der Rheumaklinik Oberammergau durchgeführt. An der Untersuchung nahmen insgesamt 86 Patienten teil, 44 Patienten entfielen auf die Therapie- und 42 Patienten auf die Kontrollgruppe. Die psychologische Schmerztherapie dauerte drei Wochen, wobei pro Woche drei Sitzungen à 90 Minuten Dauer stattfanden, insgesamt also neun Sitzungen. An den einzelnen Therapiegruppen nahmen jeweils vier bis sechs Patienten teil. Im psychologischen Schmerzbewältigungsprogramm wechseln sich informative Teile, Einübungsphasen von Schmerzbewältigungsstrategien und konkrete Anwendungsanleitungen ab und ergänzen einander sinnvoll. Selbsttherapietechniken, die vermittelt werden, sind Entspannungsverfahren, äußere und innere Ablenkung, Schmerzbeobachtung, Veränderung des inneren Selbstgespräches und schmerzbezogene soziale Fertigkeiten. Zur Beurteilung des Therapieerfolges wurden teilweise speziell für diese Untersuchung Fragebögen entwickelt, aber auch standardisierte Verfahren wie z.B. bei der Einschätzung der Depressivität, Angst und Befindlichkeit eingesetzt. Die Datenerhebung fand vor, im Verlauf, unmittelbar nach der Therapie und nach einem Zeitraum von drei Monaten statt.

Die Ergebnisse zeigen einen deutlichen Einfluß der psychologischen Therapie auf die Schmerzbewältigung von Polyarthritikern. Die Ergebnisse können nicht i. S. signifikanter Veränderungen der rheumatischen Grunderkrankung interpretiert werden, da in den medizinischen Kennwerten der Patienten im Untersuchungszeitraum keine Veränderung eintrat. Im Gegensatz zur Kontrollgruppe zeigt sich bei der Therapiegruppe eine bedeutsame Veränderung der Schmerzwahrnehmung. In den Einschätzungen der sensorischen und affektiv-evaluativen Schmerzkomponenten weist die Therapiegruppe im Vergleich zur Kontrollgruppe einen statistisch signifikanten Rückgang auf. Auch die Einschätzung der Schmerzintensität geht bei der Therapiegruppe deutlich zurück, dieser Unterschied ist aber nicht immer statistisch signifikant. Schmerzdauer, Auftretenshäufigkeit und emotionale Distanzierung von Schmerzen erfahren in der Therapiegruppe bedeutsame Veränderungen. Hinsichtlich des Schmerzverhaltens treten vor allem bewältigungsorientierte Verhaltensweisen bei der Therapiegruppe nach der Behandlung signifikant häufiger auf.

Diese Ergebnisse legen den Schluß nahe, daß die Kompetenz der Therapieteilnehmer, Schmerzen zu bewältigen, deutlich erhöht werden konnte. Die Hilflosigkeit in Schmerzsituationen konnte in der Therapiegruppe signifikant reduziert werden. Im Vergleich zur Kontrollgruppe setzten die Teilnehmer häufiger und einfallsreicher Bewältigungsstrategien in Schmerzsituationen ein und konnten dadurch einen bedeutsamen Einfluß auf ihre Schmerzen ausüben. Bei den einzelnen Schmerztherapietechniken wurden Entspannung und äußere Ablenkung bevorzugt und ihr Einfluß auf das Schmerzgeschehen auch am größten eingeschätzt. Die nächste Gruppe bildeten die innere Ablenkung, die Veränderung des inneren Selbstgespräches und die schmerzbezogenen sozialen Fertigkeiten. Am wenigsten kam die Schmerzbeobachtung zum Einsatz. Bemerkenswert ist die hohe Motivation der Teilnehmer während der Therapie. Durch die Resultate in den psychologischen Fragebögen wird die Effizienz der psychologischen Therapie bestätigt. Im Gegensatz zur Kontrollgruppe erfahren die Depressivität, Zustands- und Eigenschaftsangst bei den Therapieteilnehmern einen statistisch signifikanten Rückgang. Der Unterschied der beiden Gruppen in der Befindlichkeit ist statistisch nicht bedeutsam.

Diese Ergebnisse bestätigen sich in der Follow-up-Untersuchung nach drei Monaten. Es zeigt sich, daß mit der Erhöhung der Bewältigungskompetenz bei chronischen Schmerzen nicht nur die Schmerzwahrnehmung verändert wird, sondern daß das Training auch auf die Gesamtsituation der Patienten eine positive Wirkung ausübt.

Die Ergebnisse sind vor dem Hintergrund einer schweren körperlichen Erkrankung zu diskutieren und zu den praxisnahen, aber dadurch eingeengten Untersuchungsbedingungen in Beziehung zu setzen.

Kapitel 8   Einige Folgerungen für die Weiterentwicklung und Verbesserung psychologischer Schmerztherapien

JOHANNES C. BRENGELMANN und HANS-ULRICH WITTCHEN

Es war das Bemühen aller an diesem Buch beteiligten Autoren, psychologische und im weitesten Sinne verhaltensmedizinische Ansätze zur Diagnostik und Therapie chronischer Schmerzsyndrome auf ihren Stellenwert in der Schmerztherapie zu untersuchen. Obwohl alle Arbeiten detaillierter als üblich auf Fragen der Patientenauswahl, Diagnostik, Indikationsstellung, durchführungstechnische Aspekte der Behandlungsverfahren und Probleme der Effektivitätsmessung eingegangen sind, blieb doch eine Reihe, zum Teil prinzipieller Schwierigkeiten ohne eine befriedigende Lösung. Wir wollen deshalb abschließend eine Reihe der bereits in den vorangehenden Beiträgen angesprochenen Kritikpunkte zusammenfassen und unter der Zielsetzung einer Verbesserung zukünftiger psychologischer Therapieforschung bei Schmerzsyndromen diskutieren. Dabei konzentrieren wir uns mit Hinweis auf die umfassendere Diskussion bei GERBER & HAAG (1982) und KNAPP (1974) auf folgende Punkte:

1. Diagnostik und Quantifizierung von "Schmerz"

Obwohl sich die sechs Studien zum Teil ausführlich mit der Problematik einer Quantifizierung von Schmerz und Schmerzempfindungen auseinandergesetzt haben, kann zusammenfassend das Ergebnis weder hinsichtlich der Prinzipien einer Statusdiagnostik noch der einer Veränderungsdiagnostik befriedigen. Alle Arbeiten verlassen sich fast ausschließlich auf subjektiv verbale und zumeist grobe Indikatoren von Schmerz, die sicherlich mit sekundären Variablen, wie z.B. einer depressiven Stimmungslage des Patienten oder auch bestimmten Persönlichkeitseigenschaften konfundiert sind. Zudem wird mit einer Ausnahme die nach der Gate-control-Theorie naheliegende Differenzierung in unterschiedliche Schmerzqualitäten nicht hinreichend beachtet und diskutiert. Verhaltens- und physiologische Indikatoren zur Objektivierung von Schmerz wurden darüber hinaus nur in Ansätzen und zum Teil sehr global eingesetzt. Das Fehlen syndromadäquater, sensibler und verlässlicher Methoden zur Quantifizierung der Schmerzintensität, Schmerzdauer und Schmerzqualität führte insbesondere bei den zwei Gruppenstudien zur Behandlung der Migräne zu einer Reihe von methodenpraktischen Problemen, die die Analysemöglichkeiten (z.B. die Anwendung einzelfallbezogener Zeitreihenmodelle) und damit auch die Aussagekraft der Untersuchungsergebnisse begrenzen.

Ein Weg zu einer Verbesserung dieser Schwachstelle könnte unseres Erachtens über die Entwicklung besserer, experimentell fundierter, syndromspezifischer Skalierungsmethoden führen.

Solange allerdings hierzu keine befriedigenden und praktikablen Lösungsansätze erarbeitet sind, bleibt lediglich die Empfehlung auszusprechen, bei der Messung von Schmerzempfindungen die Vorgehensweise noch mehr zu standardisieren und zu operationalisieren. Dies könnte zumindestens Untersuchungsergebnisse verschiedener Forschergruppen vergleichbar machen und eine Generalisation über verschiedene Studien hinweg erleichtern. Die in den vorliegenden Arbeiten verwendeten Schmerztagebücher sind als erste praktikable, jedoch - im Hinblick auf die angesprochenen Analyseprobleme - als zu grobe Strategie anzusehen (siehe hierzu KNAPP 1984, S. 293).

2. Diagnostik chronischer Schmerzpatienten

Eng mit der Frage einer Quantifizierung von Schmerz verbunden, läßt auch die indikationsrelevante Diagnostik bei den untersuchten Störungsgruppen mehr Fragen offen als klare Lösungsstrategien erkennen. Obwohl von allen Forschungsgruppen die Entstehung und Aufrechterhaltung chronischer Schmerzen als multifaktorielles Geschehen mit Einflußgrößen auf der organisch-physiologischen, verhaltensmäßigen und kognitiv-emotionellen Ebene konzeptualisiert wird, lassen sich erst ansatzweise auch entsprechende Versuche erkennen, diese Modellannahmen über eine Mehrebenen-, Status- und Prozessdiagnostik auch in die Therapieplanung und- Durchführung einzubeziehen. So wurde trotz einer recht umfangreichen Mehrebenendiagnostik mit einer Ausnahme in keiner der angeführten Gruppenstudien der Versuch unternommen, Diagnostik, Therapieindikation und - Durchführung als kontinuierlichen " Problemlösungsprozess" empirisch prüfbar anzulegen. Zwar zeigt der Beitrag von HÖLZL (Kapitel 4) Möglichkeiten eines derartigen Procedere auf, doch wird von zukünftigen Studien zu prüfen sein, ob dieser Ansatz auch in Gruppenstudien anwendbar ist.

Gleichzeitig scheint trotz aller entsprechenden Bemühungen die Vergleichbarkeit der jeweiligen Untersuchungsgruppen nicht ausreichend gesichert zu sein. Aus den einzelfallorientierten Darstellungen ließ sich eindrucksvoll neben den sehr variablen sekundären Komplikationskonstellationen auf der sozialen- und Verhaltensebene auch die große Varianz der Schmerzsymptomatik (z.B. bezüglich Häufigkeit und Schwere der Symptomatik) ablesen. Diese diagnostische "Unzuverlässigkeit" und mangelnde Differenziertheit limitiert natürlich auch stark die Zugangswege zu einer empirisch gestützten differentiellen Indikationsstellung.

Hilfreich für zukünftige Grundlagen, Diagnostik- und Therapiestudien bei verschiedenen Schmerzsyndromen wäre die Entwicklung eines multiaxialen Diagnosesystems mit möglichst stark operationalisierten Diagnosekriterien. Ein Beispiel hierfür stellt das für den Bereich der Diagnostik psychischer Störungen kürzlich vorgestellte US-amerikanische Diagnostic and Statistical Manual III dar (DSM III, APA 1980). Ein derartiges System mit daraus abgeleiteten standardisierten Interviewverfahren würde Forschergruppen ermöglichen für eine beschränkte Zeitspanne nach den gleichen Kriterien zu diagnostizieren und dann anhand der neueren, vergleichbareren Ergebnisse das System empirisch gestützt zu modifizieren.

3. Effektivitätsbeurteilung und Outcomemessung

Als positiv kann bei allen vorgestellten Interventionsstudien angeführt werden, daß sie in ähnlicher Weise den Empfehlungen einer verlässlichen Mehrebenen-Outcomemessung folgen und damit Möglichkeiten einer differentiellen Bestimmung einzelner Therapieeffekte eröffnen. Als problematisch erwiesen sich jedoch folgende Aspekte:

a) Statistische versus klinische Besserung: Es ist wohl nicht zuletzt auf das Fehlen reliabler und valider Verfahren der Schmerzmessung zurückzuführen, daß zwei der angeführten Arbeiten neben den Ergeb-

nissen zur statistischen Veränderung auch eine klinische Beurteilung der Besserung angeben. Dieses Vorgehen scheint angesichts der ungelösten Probleme in der Schmerz- und Mehrebenendiagnostik derzeit der geeignetste Kompromiß zu sein.
b) Wahl der Zeitkriterien: Bei der Outcome Messung phasischer Erkrankungen, wie der Migräne, ist die Problematik der Wahl des geeigneten "Zeitfensters" z.B. für die Dauer der Baseline-Phase oder für die Dauer der "Posttestung" nach der Therapie noch ungelöst. Der phasische Charakter vaskulärer Kopfschmerzformen, aber auch schubweise auftretender rheumatischer Erkrankungen erschwert in vielen Fällen eine einzelfallbezogene Effektivitätsbestimmung (zu geringe Varianz). Verbesserungen dieses Problems könnten durch die Wahl sensiblerer Effektivitätsparameter, durch Vergrößerung des gewählten "Zeitfensters" sowie kriteriumsbezogene experimentelle Kontrolltestungen für die Baseline- und Posttherapiemessung erreicht werden.
c) Medikamentenkontrolle: Mit Ausnahme der diagnostisch-orientierten Studie schenkten alle Arbeiten der Medikation besondere Beachtung, jedoch in unterschiedlicher Weise mal als abhängige, mal als unabhängige Variable. Die Definition der Medikamenteneinnahme als abhängige Variable erschwert jedoch eine klare Effektivitätsprüfung, da die Effekte der psychologischen Behandlungsmaßnahmen und der Medikation konfundiert sind. Darüber hinaus ist zu beachten, daß die Medikation bei chronischen Migränepatienten fast regelhaft adverse Effekte in sich birgt, über deren genaues Ausmaß und Wirkmechanismen wir allerdings bislang nur bruchstückhaft Kenntnis besitzen.
Nach dem derzeitigen Wissensstand ist im Hinblick auf eine eindeutigere Effektivitätsbestimmung psychologischer Maßnahmen - zumindestens bei chronischen Migränepatienten- das rigorose Absetzen der Medikation vor der Therapie erforderlich. Hierfür wurden verschiedene praktikable operante Interventionsstrategien im Kapitel 3 und im Kapitel 4 aufgezeigt. Gleichzeitig muß noch einmal betont werden, daß bei fast allen Schmerzsyndromen zumindestens eine ergänzende Notfall- oder Substitutionspräparatbehandlung in bestimmten Phasen der Therapie bzw. in der Nachbehandlungsphase notwendig zu sein scheint, um eine dauerhafte Stabilität des erreichten Behandlungseffekts zu sichern. Der Suche nach derartigen komplexeren verhaltensmedizinischen Strategien wird daher in Zukunft besondere Bedeutung zukommen.
d) Drop-out-Problematik: Besondere Beachtung verdient der Befund einer sehr unterschiedlichen Drop-out-Rate in den Gruppenstudien. Dieser Befund deutet darauf hin, daß es verhaltensmedizinische Interventionsbausteine gibt, die zu Beginn der Therapie die zumeist ausschließliche medizinische Kausal- und Kontrollattribution der Patienten (GERBER & HAAG 1982) so verändert, daß selbst bei sehr langer Therapie- und Katamnesendauer ein hinreichendes Maß an Motivation bei Patienten entsteht mitzuarbeiten und die Schmerztagebücher auszufüllen. Der empirischen Prüfung derartiger Bausteine ist angesichts der naturgemäß kleinen Fallzahlen bei fast allen randomisierten klinisch-psychologischen Vergleichsstudien besondere Beachtung zu schenken (vgl.auch KNAPP 1984).

4. Therapiestandardisierung

Die Behandlung komplexerer Leidenszustände ist in der Regel nicht durch eine eng umschriebene therapeutische Methode, sondern zumeist nur durch ein abgestimmtes, verschiedene Therapiekomponenten umfassendes Programm zu erreichen. Obwohl angesichts des Fehlens verlässlicher und valider differentieller Indikationsregeln vor der unkritischen Verwendung standardisierter Breitbandprogramme gewarnt werden muß, scheinen sie nach den vorliegenden Arbeiten eine ausreichende bis gute Effektivität zu besitzen. Dies ermutigt zu einer Fortführung dieser Strategie.

Die Standardisierung der Therapieprogramme ist nicht nur die Voraussetzung für eine wissenschaftliche Überprüfung, Optimierung und die Auffindung der wirksamsten Therapiebausteine, sondern kann als "conditio sine qua non" angesehen werden, mittel- und langfristig psychologische Therapieprogramme auch in der Versorgungssituation allgemeiner verfügbar zu machen. Sie erleichtert die Einarbeitung und das Training von Mitarbeitern und ermöglicht eine bessere Evaluation von Versorgungsmaßnahmen. Von wissenschaftlicher Seite ist hervorzuheben, daß die in derartigen Programmen notwendige Spezifizierung und Standardisierung einzelner Therapiekomponenten langfristig wohl auch den Vergleich über verschiedene Studien hinweg erleichtern wird.

Besonders hervorzuheben ist in diesem Zusammenhang der Ansatz von KÖHLER und Mitarbeitern (Kapitel 7), Breitbandprogramme nicht nur auf das primäre "setting" zu beschränken, sondern im Sinne einer "Therapiekette" auch über die direkte Therapie hinaus, z.B. über Selbsthilfegruppen langfristig weiterzuführen.

5. Therapiedeterminanten

Ein besonderer Schwerpunkt aller fünf Therapiestudien zeichnet sich bezüglich der Untersuchung von Therapieeffektdeterminanten ab. Dabei scheint - neben den nach wie vor mit mäßigem Erfolg untersuchten allgemeinen Persönlichkeitsfaktoren (z.B. mit dem MMPI) - die Messung spezifischer psychologischer und psychophysiologischer Konstrukte in den Vordergrund des Interesses zu rücken. Zentrale Bedeutung wird dabei vermutlich neben der bereits besser untersuchten Rolle von Attributionsprozessen in Zukunft vor allem der Diskriminationsfähigkeit von körpereigenen Biosignalen und Aspekten der Körperwahrnehmung zukommen (siehe Kapitel 3 und 4).
Da jedoch Aspekte der Körperwahrnehmung bislang nur mangelhaft ausgearbeitet sind und nur ad-hoc entwickelte Instrumente zu ihrer Erfassung vorliegen, bleibt die genauere Überprüfung des praktischen Werts derartiger Konstrukte weiteren Studien vorbehalten.

6. Zeitliche Therapieverlaufscharakteristika

Alle fünf Therapiestudien betonen die Notwendigkeit einer stärkeren Beachtung der offensichtlich differentiellen Veränderungen von Kriteriumsvariablen auf den verschiedenen Erfassungsebenen im Therapieverlauf. Dabei ist a) auf den Zusammenhang zwischen Situations- und Personenmerkmalen (Streß und Coping) mit bestimmten Symptomeigenschaften, b) auf die offensichtlich unterschiedliche Latenz verschiedener verhaltenstherapeutischer Verfahren in Gegenüberstellung zu Routinetherapieverfahren und c) auf den Zusammenhang zwischen Therapiemaßnahme, Coping-Fähigkeiten und Übungshäufigkeit zu achten. Eine exaktere Prüfung dieser drei Aspekte wird sicherlich langfristig eine Optimierung der einzelnen Therapiekomponenten ermöglichen.

7. Zur Theorie individueller Differenzen

Die Identifikation von Therapiedeterminanten ist eng mit der Problemstellung einer Theorie individueller Differenzen verbunden. An erster Stelle stellt sich angesichts der expliziten oder impliziten Berücksichtigung von Stressmodellen bei fast allen psychophysiologischen

Störungen und Schmerzsyndromen die Aufgabe einer Zusammenfassung verschiedener Streßmodelle zum Entwurf eines umfassenderen Streß- und Copingsystems. Ein solcher erster, praktikabler Ansatz wurde kürzlich mit den sogenannten STRESA-Skalen (BRENGELMANN 1983) vorgestellt. Besonderes Augenmerk sollte bei der Validierung solcher Systeme und Modellvorstellungen auf die Untersuchung der Interaktion subjektiv-verbaler mit physiologischen Reaktionsmaßen, insbesondere auf die Beachtung und Beeinflußung der Körperwahrnehmung gelegt werden. Erst wenn in diesem Bereich Fortschritte gemacht werden , scheint auch die in Kapitel 2 und 6 angesprochene Frage nach **Therapiereaktionstypen** umfassender beantwortbar zu werden.

8. Differentielle Therapieeffekte

Schwerpunkt der weiteren psychologischen Therapieforschung sollte zunächst die bislang wenig erfolgreiche Suche nach den differentiellen Effekten psychologischer, medikamentöser und anderer Schmerztherapie-verfahren bleiben (vgl. auch die Forderungen von GERBER & HAAG 1982, KNAPP 1984). Über die Untersuchung differentieller Therapieeffekte vor dem Hintergrund einer differenzierteren Therapiezielbestimmung wird in Zukunft sowohl eine Verbesserung der indikationsrelevanten Grundlagen der Anwendung psychologischer Therapieverfahren als auch ihr breiterer Einsatz in der Gesundheitsversorgung möglich sein.

Literaturverzeichnis

Ad Hoc Committee on Classification of Headache (1962). A classification of headache. Neurology, 12, 378-380.

Adams, H.E., Feuerstein, M., Fowler, J.L. (1980). Migraine headache: Review of parameters, etiology, and intervention. Psychological Bulletin, 87, 217-237.

Adler, Ch.S., Adler, S.M. (1976). Biofeedback - psychotherapy for the treatment of headaches: A 5-year follow-up. Headache, 16, 189-191.

Albrecht, H.J. (1975). Rheumatologie in der Praxis. Basel: Karger

Allen, R.A., Mills, G.K. (1982). The effects of unilateral plethysmographic feedback of temporal artery activity during migraine head pain. Journal of Psychosomatic Research, 26, 133-140.

American Psychiatric Association (1980). Diagnostic and Statistical Manual of Mental Disorders, third edition. APA, Washington D.C.

Anderson, C.D. (1981). Expression of effect and physiological response in psychosomatic patients. Journal of Psychosomatic Research, 25, 143-149.

Andrasik, F., Holroyd, K.A., Abel, F. (1979). Prevalence of headache within a college student population: A preliminary analysis. Headache, 19, 384-387.

Andrasik, F., Blanchard, E.B., Arena, J.G., Saunders, N.L., Barron, K.D. (1982). Psychophysiology of recurrent headache: Methodological issues and new empirical findings. Behavior Therapy, 13, 407-429.

Asendorpf, J. (1979). Abnorme Bewegungsstereotypien: Versuch einer Integration aus aktivierungstheoretischer Sicht. Archiv für die Gesamte Psychologie, 131, 293-300.

Asendorpf, J. (1980). Nichtreaktive Streßmessung: Bewegungsstereotypien als Aktivierungsindikatoren. Zeitschrift für Experimentelle und Angewandte Psychologie, 27, 44-58.

Bakal, D.A. (1975). Headache: A biopsychological perspective. Psychological Bulletin, 82, 369-382.

Bakal, D.A. (1982). The psychobiology of chronic headache. New York: Springer

Bakal, D.A., Kaganov, J.A. (1977). Muscle contraction and migraine headache. Headache, 17, 208-215.

Barolin, G.S. (Hrsg.) (1975). Kopfschmerz - Headache. München: Spatz

Barolin, G.S. (1976). Über das Zusammenspiel psychischer und somatischer Faktoren beim Kopfschmerz. Fortschritte der Neurologie und Psychiatrie, 44, 597-614.

Basler, H.-D., Otte, H., Schneller, Th., Schwoon, D. (1979). Verhaltenstherapie bei psychosomatischen Erkrankungen. Stuttgart, Berlin, Köln, Mainz: Kohlhammer

Basmajian, J.V. (1974). Muscles alive: Their function revealed by electromyography.(Ed.3). Baltimore: Williams & Wilkins

Basmajian, J.V. (1978). Effects of cylobenazine HCL on skeletal muscle spasm in the lumbar region and neck: Two double- blind controlled and laboratory studies. Archives of Physical Medicine and Rehabilitation, 59, 58-63.

Beaty, E.T., Haynes, S.N. (1979). Behavioral intervention with muscle-contraction headache: A review. Psychosomatic Medicine, 41, 165-180.

Beck, A.T., Baemesderfer, A. (1974). Assessment of depression: The Depression Inventory. Psychological Measurements in Psychopharmacology, 7, 151-169.

Beck, A.T., Weissman, A., Lester, D., Trexler, L. (1974). The measure of pessimism: The Hopelessness Scale. Journal of Consulting and Clinical Psychology, 42, 861-865.

Belar, C., Cohen, J.L. (1979). The use of EMG Feedback and Progressive Relaxation in the treatment of a woman with chronic back pain. Biofeedback and Self-Regulation, 4, 349-352.

Benson, H. (1975). The relaxation response. New York: Morrow

Bernstein, D.A., Borkovec, T.D. (1975). Entspannungs-Training. Handbuch der progressiven Muskelentspannung München: Pfeiffer

Bernstein, D.A., Nietzel, M.T. (1977). Demand characteristics in behavior modification: The natural history of a "nuisance". In: Hersen, M., Eisler, R.M., Miller, P.M. (Eds); Progress in behavior modification. New York: Academic Press, 4, 119-162.

Birbaumer, N. (Hrsg.) (1977). Psychophysiologie der Angst. München: Urban & Schwarzenberg

Birbaumer, N., Haag, G. (1983). Verhaltensmedizin der Migräne oder sitzt der Schmerz wirklich im Kopf? In: Brengelmann, J.C., Bühringer, G. (Hrsg.); Therapieforschung für die Praxis 3. München: Röttger, 1-19.

Bischoff, C., Traue, H.C. (1983). Myogenic headache. In: Holroyd, K.A., Schlote, B., Zenz, H.; Perspectives in research on headache. Lewiston, New York: Hogrefe, 66-90.

Blanchard, E.B., Ahles, T.A., Shaw, E.R. (1979). Behavioral treatment of headaches. In: Hersen, M., Eisler, R.M., Miller, P.M. (Eds); Progress in behavior modification. New York: Academic Press, 8, 207-248.

Blanchard, E.B., Andrasik, F., Neff, D.F., Arena, J.G., Ahles, T.A., Jurish, S.E., Pallmeyer, T.P., Saunders, N.L., Teders, S.J. (1982). Biofeedback and relaxation training with three kinds of headache:

Treatment effects and their prediction. Journal of Consulting and Clinical Psychology, 50, 562-575.

Blöschl, L. (1966). Kullbacks 2I-Test als ökonomische Alternative zur X -Probe. Psycholgische Beiträge, 9, 379-406.

Bonica, J.J. (1980). Pain research and therapy: Past and current status and future needs. In: Lorenz, K.Y., Bonica, J.J. (Eds); Pain, discomfort and humanitarian care. New York: Elsevier, 1-46.

Bonica, J.J., Liebeskind, J., Albe-Fessard, D.S. (Eds) (1979). Advances in pain research and therapy (Vol.3). New York: Raven Press

Borcovec, T.D., Nau, S.D. (1972). Credibility of analogue therapy rationales. Journal of Behavior Therapy and Experimental Psychiatry, 3, 257-260.

Bortz, J. (1979). Lehrbuch der Statistik. Berlin: Springer

Brähler, E. (1980). Der Gießener Beschwerdebogen. Bern: Huber

Bräutigam, W., Christian, P. (1981). Psychosomatische Medizin. Stuttgart: Thieme

Brengelmann J.C. (1981). Stress und Stresstherapie: Erster Bericht über ein internationales Projekt (STRESA). In: Brengelmann, J.C. (Hrsg.); Entwicklung der Verhaltenstherapie in der Praxis. München: Röttger, 7-33.

Brengelmann, J.C. (1981). Verhaltensmedizin steigert therapeutische Effizienz. Psycho, 7, 520-528.

Brengelmann, J.C., Sedlmayr, E. (1976). Experimente zur Behandlung des Rauchens. Schriftenreihe des BMJFG, Bd 39, Stuttgart: Kohlhammer

Breuer, J. (1977). Sensory and perceptual determinants of voluntary visceral control. In: Schwartz, G.E., Beatty, J. (Eds); Biofeedback - theory and research. New York, London: Academic Press

Brooks, G.R., Richardson, F.C. (1980). Emotional skills training: A treatment program for duodenal ulcer. Behavior Therapy, 11, 198.

Budzynski, T.H., Stoyva, J.M., Adler, C. (1970). Feedback-induced muscle relaxation: Application to tension headache. Journal of Behavior Therapy and Experimental Psychiatry, 1, 205-211.

Budzynski, T., Stoyva, J., Adler, C., Mullaney, D. (1973). EMG feedback and tension headache. A controlled outcome study. Psychosomatic Medicine, 35, 484-496.

Bullinger, M., Keeser, W. (1981). Therapiemanual zum Schmerzimmunisierungstraining (SIT). Unveröffentlichtes Manuskript

Bullinger, M., Turk, D.C. (1981). Selbstkontrolle: Strategien zur Schmerzbewältigung. In: Keeser, W., Pöppel, E., Mitterhusen, P. (Hrsg.); Schmerz. Fortschritte der klinischen Psychologie, München: Urban & Schwarzenberg, 27, 241-283.

Cautela, J.R. (1977). The use of covert conditioning in modifying pain behavior. Journal of Behavior Therapy and Experimental Psychiatry, 8, 45-52.

Cinciripini, P.M., Williamson, D.A., Epstein, E.H. (1980). Behavioral treatment of migraine headaches. In: Ferguson, J.M., Taylor, C.B. (Eds); The comprehensive handbook of behavioral medicine (Vol. 2). Jamaica, New York: Spectrum Press, 207-227.

Claghorn, J.L., Mathew, R.J., Largen, J.W., Meyer, J.S. (1981). Directional effects of skin temperature self- regulation on regional cerebral blood flow in normal subjects and migraine patients. American Journal of Psychiatry, 138, 1182-1187.

Cohen, M.J., Rickles, W.H., McArthur, D.L. (1978). Evidence for physiological response stereotype in migraine headache. Psychosomatic Medicine, 40, 344-354.

Cohen, R.A., Williamson, D.A., Monguillot, J.E., Hutchinson, P.C., Gottlieb, J., Waters, W.F. (1983). Psychophysiological response patterns in vascular and muscle-contraction headaches. Journal of Behavioral Medicine, 6, 93-107.

Craig, K.D. (1975). Social modelling determinants of pain processes. Pain, 1, 375-378.

Czernik, A. (1982). Zur Psychophysiologie und Neuroendokrinologie von Depressionen. Berlin: Springer

Cziske, R., Lehrl, S., Arnold, K. (1980). Schmerzerleben und Persönlichkeit. Neurologie und Psychiatrie für die Praxis (Psycho), 6, 101-103.

Dalessio, D.J. (1972). Wolff's Headache and other head pain. New York: University Press, 525-560.

Dalessio, D.J. (1983). Experimental headache syndromes. In: Holroyd, K.A. , Schlote, B., Zenz, H. (Eds); Perspectives in research on headache. Lewistone, New York: Hogrefe, 13-22.

Daly, E.J., Donn, P.A., Galliher, M.J., Zimmermann, J.S. (1983). Biofeedback applications to migraine and tension headaches: A doubleblinded outcome study. Biofeedback and Self-Regulation, 8, 135-152.

Davis, P.J. (1980). Electromyographic biofeedback: Generalization and relative effects of feedback, instructions and adaptation. Psychophysiology, 17, 604-612.

Diamond, S., Dalessio, D.J. (1978). The practicing physician's approach to headache. Baltimore: Williams & Wilkins

Dörr, H. (1982). Eine integrative Entspannungstherapie zur Behandlung migräneartiger Kopfschmerzen. München: Universität (unveröffentlichte Diplomarbeit)

Dörr, H., Wittchen, H.-U. (1985). Ein muskel- und gefäßorientiertes Entspannungsprogramm (SEP) zur Behandlung chronischer Migrainepatienten. Psychosomatische Medizin (im Druck)

Dorpat, Th.L., Holmes, Th.H. (1962). Backache of muscle tension origin. In: Kroger, W. S. (Ed.); Psychosomatic obstetrics, gynecology, and endokrinology. Springfield, Illinois: C.C. Thomas , 425-436.

Drummond, P.D. (1982). Extracranial and cardiovascular reactivity in migrainous subjects. Journal of Psychosomatic Research, 26, 317-331.

Düker, H., Lienert, G.A. (1965). KLT (Konzentrations-Leistungs-Test)- (2.Auflage). Göttingen: Hogrefe

Ekman, P., Friesen, W.U. (1967). Head and body cues in the judgement of emotion: A reformulation. Perceptual and Motor Skills, 24, 74-724.

Ellis, A. (1962). Reason and emotion in psychotherapy. New York: Lyle Stuart Press

Engel, R.R., Kunze, G. (1979). Scoring and interpreting the MMPI with a desk-top calculator. Behavior Research Methods and Instrumentation, 11, 317-320.

Engel, R., King, U.G. (1982). Periphere vaskuläre Reaktionen von Migränepatienten auf psychische und thermale Reize. In: Huber, H.P. (Hrsg.), Migräne. München, Wien, Baltimore: Urban & Schwarzenberg, 111-120.

Epstein, L.H., Cinciripini, P.M. (1981). Behavioral control of tension headaches. In: Ferguson, J.M., Taylor, C.B. (Eds); The comprehensive handbook of behavioral medicine (Vol.2). Jamaica, New York: Spectrum Press, 229-240.

Fahrenberg, J. (1983). Psychophysiologische Methodik. In: Groffmann, K.- J., Michel, L. (Hrsg.); Enzyklopädie der Psychologie (Bd. II, 4): Verhaltensdiagnostik. Göttingen: Hogrefe, 1-192.

Fassbender, H.G. (1975). Pathologie und Pathogenese des sogenannten Muskelrheumatismus. In: Weintraub, A., Battegay, R., Beck, D., Kaganas, G., Labhardt, F., Müller, W. (Hrsg.); Psychosomatische Schmerzsyndrome des Bewegungsapparates. Basel: Schwabe, 75-86.

Ferstl, R., de Jong, R., Brengelmann, J.C. (1978). Verhaltenstherapie des Übergewichts. Schriftenreihe des Bundesministers für Jugend, Familie und Gesundheit (Bd.45) Stuttgart,Berlin: Kohlhammer

Feuerstein, M., Adams, H.E. (1977). Cephalic vasomotor feedback in the modification of migraine headache. Biofeedback and Self-Regulation, 2, 241-254.

Feuerstein, M., Bush, C., Corbisiero, R. (1982). Stress and chronic headache: A psychophysiological analysis of mechanisms. Journal of Psychosomatic Research, 26, 167-182.

Finneson, B. (1973). Low back pain. Philadelphia: Lippincott

Flor, H. (1981). Differentielle Wirksamkeit von EMG-Biofeedback und einer glaubwürdigen Pseudotherapie bei chronischen Rückenschmerzen. Tübingen: Universität (unveröffentlichte Diplomarbeit)

Fordyce, W.E. (1976). Behavioral methods for chronic pain and illness. St. Louis: Mosby

Fordyce, W.E. (1978). Learning Processes in pain. In: Sternbach, R.A. (Ed.); The psychology of pain. New York: Raven Press, 49-72.

Fordyce, W.E., Steger, J.C. (1979). Chronic pain. In: Pomerleau, O.F., Brady, J.P. (Eds); Behavioral medicine: theory and practise. Baltimore: Williams & Wilkins, 125-153.

Fordyce, W.E., Steger, J.C. (1982). Chronischer Schmerz. In: Keeser, W., Pöppel, E., Mitterhusen, P. (Hrsg.); Schmerz. München: Urban & Schwarzenberg, 296-349.

Fowler, R. (1975). Operant therapy for headache. Headache, 15, 63-68.

Frey, D., Wicklund, R.A., Scheier, M.F. (1978). Die Theorie der objektiven Selbstaufmerksamkeit. In: Frey, D. (Hrsg.); Kognitive Theorien der Sozialpsychologie. Bern: Huber, 192-216.

Friar, L.R., Beatty, J. (1976). Migraine: Management by trained control of vasoconstriction. Journal of Consulting and Clinical Psychology, 44, 46-53.

Friedman, A.P. (1962). Ad hoc committee on classification of headache. Journal of the American Medical Association, 179, 717-718.

Gaarder, K.R., Montgomery, P.S. (1977). Clinical biofeedback: A procedural manual. Baltimore: Williams & Wilkins

Gannon, L.R., Haynes, S.N., Safranek, R.K., Hamilton, J. (1981). A psychophysiological investigation of muscle- contraction and migraine headache. Journal of Psychosomatic Research, 25, 271-280.

Geissler, P. (1980). Versagen am eigenen Wertmaßstab als spezifische Konfliktsituation bei Migränepatienten. Zeitschrift für Psychosomatische Medizin, 26, 40-46.

Gentry, W.D., Bernal, G.A.A. (1977). Chronic Pain. In: Williams, R.B., Gentry, W.D. (Eds); Behavioral approaches to medical treatment. Cambridge, Massachusetts: Ballinger, 173-182.

Gerber, W.D. (1982). Behandlung durch Entspannungstechniken. In: Gerber, W.D., Haag, G. (Hrsg.); Migräne. Berlin, Heidelberg, New York: Springer, 187-197.

Gerber, W.D., Haag, G. (1982). Zusammenfassende Überlegungen zur Diagnostik und Therapie der Migräne. In: Gerber, W.D., Haag, G. (Hrsg.); Migräne. Berlin, Heidelberg, New York: Springer, 264-267.

Gerber, W.D., Haag, G. (Hrsg.) (1982). Migräne. Praxis der Diagnostik und Therapie für Ärzte und Psychologen. Berlin, Heidelberg, New York: Springer

Gibbons, F.X. (1977). Misattribution of arousal and self-focused attention: A relaxamination of the placebo effect. University of Texas: Unveröffentlichtes Manuskript

Glaser, W. (1978). Varianzanalyse. Stuttgart: Fischer

Gottlieb, H., Strite, L.C., Koller, R., Madorsky, A., Hockersmith, V., Kleeman, M., Wagner, J. (1977). Comprehensive rehabilitation of patients having chronic low back pain. Archives of Physical Medicine and Rehabilitation, 58, 101-108.

Gottman, J.M. (1981). Time-series analysis. Cambridge: Cambridge University Press

Gottman, J.M., Glass, G.V. (1978). Time-series analysis of interrupted time-series experiments. In: Kratochwill, T. (ed.); Single subject research. New York: Academic Press

Grabel, J.A. (1973). Electromyographic study of low back pain muscle tension subjects with and without chronic low back pain. Dissertation Abstracts International. Dissertation, United States International University, 34, 2929-2930.

Graham, J.R. (1979). Migraine headache: Diagnosis and management. Headache, 19, 133-141.

Haag, G., Gerber, W.D., Birbaumer, N., Mayer, K., Lutzenberger, W., Schroth, G. (1982). Differentielle Indikation zur Psychotherapie der Migräne. In: Huber, H.P. (Hrsg.); Migräne. München, Wien, Baltimore: Urban & Schwarzenberg, 205-230.

Hathaway, S.R., McKinley, J.C. (1963). MMPI-Saarbrücken. Handbuch zur deutschen Ausgabe des Minnesota Multiphasic Personality Inventory. Bern: Huber

Haynes, S.N. (1982). Muscle contraction in headache: A psychophysiological perspective of etiology and treatment. In: Haynes, S.N., Gannon, L. (Eds); Psychosomatic disorders. A psycho-physiological approach to etiology and treatment. New York: Praeger, 447-483.

Haynes, S.N., Griffin, P., Mooney, D., Parise, M. (1975). Electromyographic biofeedback and relaxation instructions in the treatment of muscle contraction headaches. Behavior Therapy, 6, 672-678.

Hays, W. (1973). Statistics for the social sciences. London: Holt, Rinehart & Winston

Heislbetz, M. (1983). Durchführung und Überprüfung eines psychologischen Schmerzbewältigungstrainings für Personen mit einer chronischen rheumatischen Erkrankung. Regensburg: Universität (unveröffentlichte Diplomarbeit)

Henderson, D., Paige, R., Combs, A. (1982). A comparison of two types of temperature biofeedback: Talking audio vs digital visual. Behavioral Engineering, 7, 77-79.

Hendler, N., Derogatis, L., Avella, J., Long, D. (1977). EMG biofeedback in patients with chronic pain. Diseases of the Nervous System, 38, 505-514.

Herz, A. (1982). Endorphine und Schmerz. In: Keeser, W., Pöppel, E., Mitterhusen, P. (Hrsg.); Schmerz. München: Urban & Schwarzenberg, 69-82.

Heyck, H. (1975). Der Kopfschmerz. Differentialdiagnostik, Pathogenese und Therapie für die Praxis (4. Aufl.). Stuttgart: Thieme

Hölzl, R. (1979). Noninvasive measurement of gastrointestinal motility in experimental psychosomatics. In: Wolters, W.H.G., Sinnema, G. (Eds); Psychosomatics and biofeedback. Utrecht, Boston: Bohn, Nijhoff, 42-56.

Hölzl, R. (1981). Biofeedback-Verfahren. In: Hockel, M., Feldhege, F.-J. (Hrsg.); Handbuch der angewandten Psychologie (Bd 2): Behandlung und Gesundheit. Landsberg a.L.: Verl. Moderne Industrie

Hölzl, R. (1983). Pschophysiologische Methoden in der Verhaltenstherapie. Ein 4-tägiger Kurs mit praktischen Übungen. Kursmanual 1 (Leiter) und 2 (Teilnehmer). München: MPI für Psychiatrie

Hölzl, R. (1983). Anleitung zum Hauttemperatur-Feedback. München: MPI für Psychiatrie

Hölzl, R. (1983). Anleitung zum EMG-Biofeedback. München: MPI für Psychiatrie

Hollis, K.L. (1982). Pavlovian conditioning of signal-centered action patterns and autonomic behavior: A biological analysis of function. In: Rosenblatt, J.S., Hinde, R.A., Beer, C., Busnel, M.-C. (Eds); Advances in the study of behavior. New York, London, Paris: Academic Press, 12

Holroyd, K.A., Andrasik, F. (1978). Coping and the self-control of chronic tension headache. Journal of Consulting and Clinical Psychology, 46, 1036-1045.

Holroyd, K.A., Andrasik, F. (1982). A cognitive-behavioral approach to recurrent tension and migraine headache. In: Philip, C.K. (Ed.); Advances in cognitive-behavioral research and therapy (Vol. 1). New York, London: Academic Press, 276-320.

Holroyd, K.A., Penzien, D. (1983). EMG Biofeedback with tension headache: Therapeutic mechanisms. In: Holroyd, K.A., Schlote, B., Zenz, H. (Eds); Perspectives in research on headache. Lewiston, New York: Hogrefe, 147-162.

Huber, H.P. (1982). Zur Auswertung mehrfaktorieller Rangvarianzanalysen bei ungleichen Zellbesetzungen. Teil II: Versuchspläne mit abhängigen Stichproben. Psychologische Beiträge, 24, 419-446.

Huber, H.P. (Hrsg.) (1982). Migräne. München, Wien, Baltimore: Urban & Schwarzenberg

Huber, D. (1984). Psychophysiologie des Migränekopfschmerzes. München: Minerva Publikation, Saur GmbH

Huber, D., Huber, H.P., Herper, R. (1981). Aktivierungsdiagnostik der Migräne. In: Zander, W. (Hrsg.); Experimentelle Forschungsergebnisse in der psychosomatischen Medizin. Göttingen: Vandenhoeck & Ruprecht, 170-175.

Huber, H.P., Herper, R., Huber, D. (1982). Migräne und Persönlichkeit: Eine psychometrische Studie. In: Huber, H.P. (Hrsg.); Migräne. München, Wien, Baltimore: Urban & Schwarzenberg, 96-110.

Huber, H.P., Huber, D., Herper, R. (1982). Psychological and psychophysiological aspects in patients with long-term migraine histories. Studia Psychologica, 24, 263-274.

Hume, W.I. (1979). Biofeedback. Bern, Stuttgart, Wien: Huber

Hunger, J. (1982). Zur Klinik und Pathogenese des Migränekopfschmerzes. In: Huber, H.P. (Hrsg.); Migräne. München, Wien, Baltimore: Urban & Schwarzenberg, 49-66.

Izard, C.E. (1977). Human emotions. New York: Plenum Press

Jacobs, A., Felton, G.S. (1969). Visual feedback of myoelectric output to facilitate muscle relaxation in normal persons and patients with neck injuries. Archives of Physical Medicine and Rehabilitation, 50, 34-39.

Jacobson, E. (1938). Progressive relaxation. Chicago: University of Chicago Press

Jacobson, E. (1944). Progressive relaxation (Ed.3). Chicago: University of Chicago Press

Jahremko, M.E. (1979). A component analysis of stress inoculation: Review and prospectus. Cognitive Therapy and Research, 3, 35-48.

Janus, L. (1975). Psychophysiologische Untersuchungen bei funktionellen Muskelverspannungen im Nackenbereich. In: Weintraub, A., Battegay, R., Beck, D., Kaganas, G., Labhardt, F., Müller, W. (Hrsg.); Psychosomatische Schmerzsyndrome des Bewegungsapparates. Basel: Schwabe, 39-40.

Janzen, R. (1973). Klärung einiger Begriffe. Prinzipien der klinischen Schmerzanalyse. In: Janzen, R. (Hrsg.); Schmerzanalyse als Wegweiser zur Diagnose. 3. Aufl. Stuttgart

Janzen, R. (1974). Migräne aus neurologischer Sicht. Medizinische Klinik, 69, 1005-1014.

Jones, M.R. (1943). Studies in "nervous movements": I. The effect of mental arithmetic on the frequency and patterning of movements. Journal of General Psychology, 29, 47-63.

Kaiser, H. (1979). Die Behandlung der chronischen Polyarthritis. In: Kaiser, H. (Hrsg.); Colloquia rheumatologica. München - Gräfelfing: Werk-Verlag Dr. Edmund Banaschewski, 37-59.

Kanfer, F.H., Saslow, G. (1969). Behavioral diagnosis. In: Franks, C.M. (Ed.), Behavior therapy: Appraisal and status. New York: McGraw-Hill

Keeser, W. (1979). Zeitreihenanalyse in der klinischen Psychologie. Dissertation, Universität München

Keeser, W., Pöppel, E., Mitterhusen, P. (1982). Schmerz. München, Wien, Baltimore: Urban & Schwarzenberg

Kendall, P.C., Korgeski, G.P. (1979). Assessment and cognitive-behavioral interventions. Cognitive Therapy and Research, 3, 1-22.

Keppel, G. (1982). Design and analysis. A researcher's handbook. Englewood Cliffs, New Jersey: Prentice-Hall

Khatami, M., Rush, J. (1978). A pilot study of the treatment of outpatients with chronic pain: Symptom control and social system intervention. Pain, 5, 163-172.

Kincannon, J.C. (1968). Prediction of the standard MMPI scale scores from 71 items: The Mini Mult. Journal of Consulting and Clinical Psychology, 32, 319-325.

Kleinsorge, H. (1974). Selbstentspannung. Trainingsheft. Stuttgart: Fischer

Kleiter, E.F. (1981). K-Micro-Stat 1. Basic-Statistik-Programm - System für Micro-Computer. Wiesbaden: Natic-Gediga

Knapp, W.T. (1983). Migräne I. Symptomatologie und Ätiologie. Weinheim, Basel: Beltz

Knapp, W.T. (1983). Migräne II. Psychologische Therapie. Weinheim, Basel: Beltz

Köhler, H. (1982). Psychologische Schmerzbewältigung bei chronischer Polyarthritis. Tübingen: Universität (unveröffentlichte Dissertation)

Kravitz, E.A. (1978). EMG feedback and differential relaxation training to promote pain relief in chronic low back pain patients. Dissertation Abstracts International, Dissertation Wayne University, 39, 1485-1486.

Kröner, B. (1983). The empirical validity of clinical headache classification. In: Holroyd, K.A., Schlote, B., Zenz, H. (Eds); Perspectives in research on headache. Lewiston, New York: Hogrefe, 56-65.

Kröner, B., Heiss, M. (1982). Der Einsatz von Entspannungsverfahren bei chronischen Kopfschmerzen - eine Studie über die Möglichkeiten nicht-medikamentöser Therapie. In: Huber, H.P. (Hrsg.); Migräne. München, Wien, Baltimore: Urban & Schwarzenberg, 154-175.

Kröner, B., Sachse, R. (1981). Biofeedbacktherapie. Stuttgart, Berlin, Köln, Mainz: Kohlhammer

Kudrow, L., Sutkus, B.J. (1979). MMPI pattern specifity in primary headache disorders. Headache, 19, 18-24.

Lachar, D. (1974). The MMPI: Clinical assessment and automated interpretation. Los Angeles: Western Psychological Services

Lanc, O. (1977). Psychophysiologische Methoden. Stuttgart: Kohlhammer

Lance, J.W. (1978). Mechanisms and management of headache. London: Butterworths

Lang, P.J., Kozak, M.J., Miller, G.A., Levin, D.N., McLean, A. Jr. (1980). Emotional imagery: Conceptual structure and pattern of somato-visceral response. Psychophysiology, 17, 179-192.

Langohr, H.D., Schroth, G. (1982). Die Pharmakotherapie der Migräne. In: Gerber, W.D., Haag. D. (Hrsg.); Migräne. Berlin, Heidelberg, New York: Springer

Laux, L., Glanzmann, P., Schaffner, P., Spielberger, C.D. (1981). Das State-Trait-Angstinventar. Weinheim: Beltz

Lazarus, A. (1976). Multimodal behavior therapy. New York: Springer

Lazarus, A. (1980). Innenbilder. Imagination in der Therapie und als Selbsthilfe. München: Pfeiffer

Lazarus, R.S., Launier, K. (1978). Stress-related transactions between person and environment. In: Pervin, L.A., Lewis, M.S. (Eds); Perspectives in transactional psychology. New York: Plenum Press

Lichstein, K.L., Hoelscher, T.J., Nickel, R., Hoon, P.W. (1983). An integrated blood volume pulse biofeedback system for migraine treatment. Biofeedback and Self-Regulation, 8, 127-134.

Lienert, G.A. (1973). Verteilungsfreie Methoden in der Biostatistik (Bd. I). Meisenheim: Hain

Lienert, G.A. (1978). Verteilungsfreie Methoden in der Biostatistik (Bd. II). Meisenheim: Hain

Lippold, O.C.J. (1967). Electromyography. In: Venables, P.H., Martin, I. (Eds); A manual of psychophysiological methods. Amsterdam: North-Holland

Lutker, E.R. (1971). Treatment of migraine headache by conditioned relaxation: A case study. Behavior Therapy, 2, 592.

Marschall, P., Traue, H. (1982). Muskelspannung und Herzrate als Indikatoren für Belastungen in der Schule. Arbeitsmedizin, Sozialmedizin, Präventivmedizin, 2, 33-37.

Martin, P.R. (1983). Behavioral research on headaches: Current status and future directions. In: Holroyd, K.A., Schlote, B., Zenz, H. (Eds); Perspectives in research on headache. Lewiston, New York: Hogrefe, 204-215.

Martin, P.R., Mathews, A.M. (1978). Tension headaches: Psychophysiological investigation and treatment. Journal of Psychosomatic Research, 22, 389-399.

Mathew, R.J., Largen, J.W., Dobbins, K., Meyer, J. S., Sakai, F., Claghorn, J.L. (1980). Biofeedback control of skin temperature and cerebral blood flow in migraine. Headache, 20, 19-28.

McCarty, D.J. (1974). Methods for evaluating rheumatoid arthritis. In: Hollander, J.L., McCarty, D.J. (Eds); Arthritis and allied conditions. Philadelphia: Lea & Felbiger, 419-438.

McCreary, C., Jamison, K. (1975). The chronic-pain patient. In: Pasnan, R. (Ed.); Consultation-liaison psychiatry. New York: Grune & Stratton, 205-217.

Meichenbaum, D. (1976). Cognitive factors in biofeedback therapy. Biofeedback and Self-Regulation, 1, 201-217.

Meichenbaum, D. (1977). Cognitive-behavioral modification. New York: Plenum Press

Meichenbaum, D., Jahremko, M. (1981). Stress prevention and management: A cognitive- behavioral approach. New York: Plenum Press

Meichenbaum, D., Turk, D.C. (1976). The cognitive-behavioral management of anxiety, anger and pain. In: Davidson, P.O. (ed.); The behavioral management of anxiety, depression and pain. New York: Bruner & Mazel, 1-34.

Meichenbaum, D., Turk, D. (1980). Kognitive Verhaltenstherapie bei Angst, Ärger und Schmerz. In: Davidson, P.O. (Hrsg.); Angst, Depression und Schmerz. München: Pfeiffer, 15-57.

Melzack, R. (1975). The McGill Pain Questionnaire: Major properties and scoring methods. Pain, 1, 277-299.

Melzack, R. (1978). Das Rätsel des Schmerzes. Stuttgart: Hippokrates

Melzack, R., Wall, P.D. (1965). Pain Mechanismus: A new theory. Science, 150, 971-979.

Melzack, R., Casey, K.L. (1968). Sensory, motivational and central control determinants of pain: A new conceptual model. In: Kenshalo, D. (Ed.); The skin senses. Springfield: C.C.Thomas, 423-439.

Melzack, R., Torgerson, W.S. (1971). On the language of pain. Anesthesiology, 34, 50-69.

Melzack, R., Wall, P.D. (1982). Schmerzmechanismen: Eine neue Theorie. In: Keeser, W., Pöppel, E., Mitterhusen, P. (Hrsg.); Schmerz. München: Urban & Schwarzenberg, 8-29.

Mense, S. Mögliche Mechanismen des myogenen Kopfschmerzes. Autoreferat anläßlich des Arbeitsgespräches über "Muskelverspannung und Kopfschmerz" in der Werner- Reimers-Stiftung, Bad Homburg v.d.H., vom 23.2.- 25.2.1981

Miehlke, K., Wessinghage, D. (1976). Entzündlicher Rheumatismus (3.Aufl.). New York: Springer

Miller, N.E. (1978). Biofeedback and visceral learning. In: Rosenzweig, M.R., Porter, L.W. (Eds); Annual review of Psychology 29, 373-404.

Mitchell, K.R. (1971). A psychological approach to the treatment of migraine. British Journal of Psychiatry, 119, 533.

Morris, D. (1978). Der Mensch, mit dem wir leben. München: Droemer Knauer

Mullinix, J.M., Norton, B.J., Hack, S., Fishman, M.A. (1978). Skin temperature biofeedback and migraine. Headache, 18, 242-244.

Murphy, R.W. (1977). Nerve roots and spinal nerves in degenerative disk disease. Clinical Orthopedics and Related Research, 129, 46-57.

Nathan, P.W. (1976). The gate-control theory of pain: A critical review. Brain, 99, 123-158.

Nouwen, A., Solinger, J. (1979). The effectiveness of EMG Biofeedback Training in low back pain. Biofeedback and Self-Regulation, 4, 103-111.

Onoda, L. (1983). Handwarming and relaxation in temperature feedback: Postive placebo effects. Biofeedback and Self-Regulation, 8, 109-114.

Orne, M. (1962). On the social psychology of the psychological experiment: with particular reference to demand characteristics and their implications. American Psychologist, 17, 776-789.

Packard, R.C. (1976). What is psychogenic headache? Headache, 16, 20-23.

Page, E.B. (1963). Ordered hypotheses for multiple treatments: A significance test for linear ranks. Journal of the American Statistical Association, 58, 216-230.

Peck, C., Kraft, G. (1977). Electromyographic biofeedback pain related to muscle tension. Archives of Surgery, 112, 889-895.

Pfaffenrath, V., Neu, I., Autenrieth, W. (1982). Migräne und andere primäre Kopfschmerzformen. Medizinische Monatsschrift für Pharmakologie, 5, 193-200.

Philips, C. (1977). A psychological analysis of tension headache. In: Rachman, S. (Ed.); Contributions to medical psychology. Oxford: Pergamon, 91-112.

Philips, C. (1977). The modification of tension headache pain using EMG biofeedback. Behaviour Research and Therapy, 15, 119-129.

Philips, C. (1978). Tension headache: Theoretical problems. Behaviour Research and Therapy, 16, 249-261.

Philips, C. (1980). Recent developments in tension headache research: implications for understanding and management of the disorder. In: Rachman, S. (Ed); Contributions to Medical Psychology (Vol. 2). Oxford: Pergamon Press, 113-13o.

Pongratz, W. (Hrsg.) (1985). Therapie chronischer Schmerzzustände in der Praxis. Berlin, Heidelberg, New York, Tokio: Springer

Price, K.P., Tursky, B. (1976). Vascular reactivity of migraineurs and non- migraineurs: A comparison of responses to self- control procedures. Headache, 16, 210-217.

Rave, O. (1978). Zur Information des Patienten mit chronischer Polyarthritis. Informationsbroschüre der Rheumaklinik Oberammergau

Richter, R., Dahme, B. (1981). Probleme psychophysiologischer Feldforschung. In: Michaelis, W. (Hrsg.); Bericht über den 32. Kongreß der DGfPs 198o in Zürich. Göttingen: Hogrefe, 168-173.

Robinson, C.A. (1980). Cervical spondylosis and muscle contraction headaches. In: Dalessio, D.J. (Ed.); Wolff's headache and other head pain (Ed.4). New York, Oxford: University Press

Rosenthal, R., Rosnow, R.L. (Eds) (1969). Artifacts in behavioral research. New York: Academic Press

Rotter, J.B. (1966). Generalized expectancies for internal versus external locus of control of reinforcement. Psychological Monographs, 80, 1.

Rouleau, J., Denver, D.R. (1980). Electromyography (EMG) and Temperature Biofeedback in the "Pure Fibrositis Syndrome". Paper presented at the 11th annual meeting of the Biofeedback Society of America, Colorado Springs, Colorado (Abstract in: Proceedings of the BSA, 1980)

Routtenberg, A. (1968). The two-arousal hypothesis: Reticular formation and limbic system. Psychological Review, 75, 51-80.

Routtenberg, A. (1971). Stimulus processing and response excution: A neuro-behavioral theory. Physiology and Behavior, 6, 589-596.

Sainsbury, P. (1955). Gestural movement during interviews. Psychosomatic Medicine, 17, 458-469.

Sakai, F., Meyer, J.S. (1978). Regional cerebral hemodynamics during migraine and cluster headaches measured by the 133Xe inhalation method. Headache, 18, 122-132.

Sanders, S.H. (1979). A trimodal behavioral conceptualization of clinical pain. Perceptual and Motor Skills, 48, 551-555.

Saper, J.R. (1978). Migraine II, Treatment. Journal of the American Medical Association, 239, 2480-2484.

Sargent, J.D., Green, E.E., Walters, E.D. (1972). The use of autogenic feedback training in a pilot study of migraine and tension headaches. Headache, 12, 120-124.

Sargent, J.D., Green, E.E., Walters, E.D. (1973). Preliminary report on the use of autogenic feedback training in the treatment of migraine and tension headaches. Psychosomatic Medicine, 35, 129-135.

Sargent, J.D., Walters, E.D., Green, E.E. (1973). Psychosomatic self-regulation of migraine headaches. Seminars in Psychiatry, 5, 415-428.

Schlote, B.M. (1983). Diagnostic procedures for the diagnosis of myogenic headache. In: Holroyd, K.A., Schlote, B. M., Zenz, H. (Eds); Perspectives in research on headache. Lewiston, New York: Hogrefe, 91-101.

Schmidt, R.F. Schmerz und Motorik. Autoreferat anläßlich des Arbeitsgesprächs über "Muskelverspannung und Kopfschmerz" in der Werner-Reimers-Stiftung, Bad Homburg v.d.H., vom 23.2.- 25.2.1981

Schubö, W., Beutel, P., Küffer, H. (1980). SPSS 8. Statistik-Programm-System für die Sozialwissenschaften. (3. Aufl.). Stuttgart: Fischer

Schulte, W., Tölle, R. (1971). Psychiatrie. Berlin: Springer

Schultz, J.H. (1970). Das Autogene Training. Konzentrative Selbstentspannung (13. Aufl.). Stuttgart: Thieme

Schwarz, G.E., Fair, P.L., Salt, P., Mandez, M., Klerman, G.L. (1976). Facial muscle patterning to affective imagery in depressed and non-depressed subjects. Science, 192, 489-491.

Semler, G., Wittchen, H.-U. (1983). Das Diagnostic Interview Schedule. Erste Ergebnisse zur Reliabilität und differentiellen Validität der deutschen Fassung. In: Kommer, D., Röhrle, B. (Hrsg.); Gemeindepsychologische Perspektiven (3). Köln, 109-117.

Serratrice, G. (1976). Aspekte der Migräne für die Praxis. Bern: Huber

Siegel, S. (1979). The role of conditioning in drug tolerance and addiction. In: Keehn, J.D. (Ed.); Psychopathology in animals: Research and clinical implications. New York, London: Academic Press

Sifneos, P.E., Apfel-Savitz, R., Frankel, F.H. (1977). The phenomenon of "alexithymia". Psychotherapy and Psychosomatics, 28, 13.

Sokolov, E.N., Vinogradova, O.S. (Eds) (1975). Neuronal mechanismus of the orienting reflex. Hillsdale, New Jersey: Erlbaum

Sovak, M., Fronek, A., Helland, D.R., Doye, R. (1976). Effects of vasomotor changes in the upper extremities on the hemodynamics of the carotid arterial beds: A possible mechanism of biofeedback therapy of migraine. A preliminary report. Proceedings of the San Diego Biomedical Symposium, 15, 363-367.

Sovack, M., Kunzel, M., Sternbach, R.A., Dalessio, D.J. (1978). Is volitional manipulation of heodynamics a valid rationale for biofeedback therapy migraine? Headache, 18, 197-202.

Soyka, D. (Hrsg.) (1978). Migräne: Ursache - Diagnose. 2. Interdisziplinäres Forum, Berlin 1977. Stuttgart, New York: Schattauer

Spielberger, C.D., Gorsuch, R.L., Lushene, R.E. (1970). S.T.A.I. Manual. Consulting Psychologists Press

Stenmark, S., Borkovec, T. (1974). Active and placebo treatment effects on moderate insomnia under counterdemand and positive demand instruction. Journal of Abnormal Psychology, 83, 157-163.

Sternbach, R.A. (1974). Pain patients: Traits and treatment. New York: Academic Press

Sternbach, R.A. (1981). Psychologische Verfahren bei der Behandlung von Schmerz. In: Keeser, W., Pöppel, E., Mitterhusen, P. (Hrsg.); Schmerz. Fortschritte der klinischen Psychologie, München: Urban & Schwarzenberg, 27, 284-295.

Sternbach, R.A., Wolf, S.R., Murphy, R.W., Akeson, W.H. (1973). Traits of pain patients: The low back 'loser'. Psychosomatics, 14, 226-229.

Stoyva, J.M. (1979). Some unresolved issues in the generalization of muscle relaxation. In: Birbaumer, N., Kimmel, H.D. (eds); Biofeedback and self-regulation. Hillsdale, N.Y.: Erlbaum, 343-353.

Stroebel, C.F., Glueck, B.C. (1973). Biofeedback treatment in medicine and psychiatry: An ultimate placebo? Seminars in Psychiatry, 5, 378-393.

Swanson, D.W., Swenson, W.M., Maruta, T., Floreen, A.C. (1978). The dissatisfied patient with chronic pain. Pain, 4, 367-378.

Tiao, G.C., Box, G.E.P. (1981). Modeling multiple time series with applications. Journal of the American Statistical Association, 76, 802-816.

Tinbergen, N. (1966). Instinktlehre. Berlin: Parey

Traue, H., Zenz, H. (1979). EMG und Herzrate in spezifischen emotionalen Situationen. Vortrag auf der 8. Arbeitstagung "Psychophysiologische Methodik" in Hamburg

Traue, H., Bischoff, C., Zenz, H. (1981). EMG-Unterschiede bei Personen mit und ohne Kopfschmerzen in einer sozialen Belastungssituation. In: Michaelis, W. (Hrsg.); Bericht über den 32.Kongreß der DGfPs in Zürich. Göttingen: Hogrefe, 742-745.

Traue, H., Gottwald, A. (1985). Nonverbales Verhalten von Personen mit und ohne Spannungskopfschmerz. in Vorbereitung

Turin, A., Johnson, N.G. (1976). Biofeedback therapy for migraine headache. Archives of General Psychiatry, 33, 517-519.

Turk, D.C. (1978). Cognitive behavioral techniques in the management of pain. In: Foreyt, J.P., Rathgen, D.J. (Eds); Cognitive behavior therapy: Research and application. New York: Plenum

Turk, D.C., Meichenbaum, D.H., Bermann, W.H. (1979). The application of biofeedback for the regulation pain: A critical review. Psychological Bulletin, 87, 1322-1338.

Turk, D.C., Meichenbaum, D.H., Bermann, W.H. (1982). Die Anwendung von Biofeedback bei der Schmerzkontrolle: Ein kritischer Überblick. In: Keeser, W., Pöppel, E., Mitterhusen, P. (Hrsg.); Schmerz. München: Urban & Schwarzenberg, 350-376.

Turner, J.C., Chapman, C.R. (1982). Psychological interventions for chronic pain: A critical review. I. Relaxation training and biofeedback. Pain, 12, 1-21.

Uexküll, Th.v. (1979). Lehrbuch der psychosomatischen Medizin (2. Aufl.). München, Wien, Baltimore: Urban & Schwarzenberg

Ulmer, H.-V. (1977). Arbeitsphysiologie - Umweltphysiologie. In: Schmidt, R.F., Thews, G. (Hrsg.); Physiologie des Menschen. Berlin: Springer, 545-567.

Vaughn, R., Pall, M.L., Haynes, S.N. (1977). Frontalis EMG response to stress in subjects with frequent muscular contraction headaches. Headache, 16, 313-317.

Wagenhäuser, F.J. (1973). Die Arthrosen. Therapiewoche, 8, 577-597.

Walschburger, P. (1976). Zur Beschreibung von Aktivierungsprozessen. Freiburg: Universität (unveröffentlichte Dissertation)

Weiner, H.D. (1977). Psychobiology and human disease. New York: Elsevier

Wicklund, R.A. (1975). Objective self-awareness. In: Berkowitz, L. (Ed); Advances in Experimental Social Psychology (Vol. VIII). New York: Academic Press, 233-275.

Wieck, H.H. (1965). Zur Lokalisation zyklothymer Mißempfindungen. Medizinische Welt, 2452-2454.

Wieczerkowski, W., Nickel, H., Jarowski, A., Fittkau, B., Bauer, W. (1979). Angstfragebogen für Schüler (AFS). Göttingen: Westermann & Hogrefe

Wilker, F.-W., Bischoff, C. (1979). Der Verlauf von Muskelspannung nach artifizieller Spannungsinduktion. In: Eckensberger, L.H. (Hrsg.); Bericht zum 31. Kongreß der DGfPs in Mannheim 1978. Göttingen: Hogrefe, 178-180.

Williamson, D.A. (1981). Behavioral treatment of migraine and muscle-contraction headaches: Outcome and theoretical explanations. In: Hersen, M., Eisler, R.M., Miller, P.M. (Eds); Progress in behavior modification (Vol. 1). New York, London, Toronto, Sydney, San Francisco: Academic Press, 163-201.

Winer, B.J. (1971). Statistical Principles in Experimental Design. New York: McGraw-Hill

Wittchen, H.-U. (1983). Behavioral treatment program (SEP) for chronic migraine patients. In: Holroyd, K.A., Schlote, B. M., Zenz, H. (Hrsg.); Perspectives in the research of headache. Lewiston, New York: Hogrefe

Wittchen, H.-U. (1985). Das situationsbezogene Muskel- und Gefäßentspannungsprogramm (SEP). Ein Mehrstufenprogramm zur Behandlung von chronischen, vasomotorischen und Migräne-Kopfschmerzen. Teil A: Therapeutenmanual; Teil B: Patientenmanual München: Röttger

Wittchen, H.-U., Wegner, S. (1984). Die längerfristige Wirksamkeit eines psychologischen Behandlungsprogramms (SEP) für chronische Migränepatienten - Ergebnisse einer 2- Jahres-Katamnese. In: Bühringer, G., Brengelmann, J.C. (Hrsg.); Therapieforschung für die Praxis. München: Röttger, 119-138.

Wörz, R. (1980). Abuse and paradoxical effects of analgetic drug mixtures. British Journal of Clinical Pharmacology, 10, 391-393.

Wörz, R., Baar, H., Draf, W., Gareis, J., Garbershagen, H.-U., Gross, D., Magin, F., Ritter, K., Scheitele, J., Scholl, W. (1975). Kopfschmerz in Abhängigkeit von Analgetika- Mischpräparaten. Münchner Medizinische Wochenschrift, 117, 457-462.

Wolf, B., Traue, H., Bischoff, C. (1982). Epidemiologische Befunde zur Annahme einer Kontinuität von Spannungskopfschmerz und Migräne. Medical Psychology, 8, 194-209.

Wolff, H.G. (1948). Headache and other pain. New York: Oxford University Press

Wolff, H.G. (1963). Headache and other head pain (Ed.2). New York: Oxford University Press

Yates, A.J. (1980). Biofeedback and the modification of behavior. New York: Plenum Press

Yen, S., McIntire, R. (1971). Operant therapy for constant headache complaints: A simple response-cost approach. Psychological Reports, 28, 267-270.

Zerssen, D.v., Koeller, D.M. (1976). Klinische Selbstbeurteilungsskalen (KSb-S) aus dem Münchener Psychiatrischen Informationssystem (Psychis München). Die Paranoid- Depressivitätsskala. Weinheim: Beltz

Zerssen, D.v., Koeller, D.M. (1976). Klinische Selbstbeurteilungsskalen (KSb-S) aus dem Münchener Psychiatrischen Informationssystem (Psychis München). Die Befindlichkeitsskala. Weinheim: Beltz

Ziegelgänsberger, W. (1980). An encephalinergic gating system involved in nociception? In: Costa, E., Trabucchi, M. (Eds); Neural peptides and neuronal communication. New York: Raven Press, 425-434.

Ziegler, A. (1982). Medikamentöse Therapie. In: Gerber, W.D., Haag, G. (Hrsg.); Migräne. Berlin, Heidelberg, New York: Springer, 143-171.

Sachverzeichnis

Acetylsalizylsäure 48
Aktivierung, unspezifische 97
Aktivierungsdiagnostik 6,8,10,19
Akupunktur 30
Angst 146,157,159
Antirheumatika 140
Anwendungsphase 35
Attribution 25,31,32,72,142
Auslöser 35,43
- propriozeptive 42ff.
- psychosoziale 42ff.
Autogenes Training (AT) 11,61

Belastung, kognitive 94f.,97,108f.
Beschwerdeliste 30,123,146
Bewegungsarmut 110
Bewältigungstraining 68
Bewegungskategorien 101ff.,106ff.
Bewegungsstereotypien 98
Biofeedback 6ff.,52ff.,61ff.,
- gestuftes 12
- autogenes 12
- Indikation 55
- mehrstufiges 51ff.
- training 61
- biphasische Gefäßkrankheit 5,24,
  31f.,52
Blitzlicht 13

chronische Migräne 3,24f.,31
chronische Polyarthritis 139ff.
chronische Rückenschmerzen 113ff.
chronische Schmerzpatienten 24
chronischer Schmerz 1

Depression 110
Depressivität 146,157,159
Depressivitätsskala 30
Diagnostik 32,163,164
- Aktivierungs- 6,8,10,19
- Begleit- 10,56
- EMG 59
- medizinische 55,70
- Migräne- 32
- phase 32
- physiologische 124
- psychologische 9,123
- psychometrische 123
- Schmerz- 163f.

- verhaltensanalytische 55
- verhaltenstherapeutische 124
DIS 28
Drop-out-Problematik 165f.
Druck-Dehnungstheorie 5
DSM III 164

Edukative Phase 34ff.,61
Effektivitätsbeurteilung 15f.,
  25f.,48,118,136,164f.
EMG 10
- bei Rückenschmerzen 114ff.
- Diagnostik 59ff.,72
- Feedback 12,52f.,57ff.,61ff.,
  72f.,96f.,120
- Heimtraining 63,82ff.,121
- Messung 84ff.,96f.
- Protokolle 87
- technische Voraussetzung 57ff.
Entspannungsverfahren 13,31ff.,
  61,99,114,142
Ergotamin 24,33,55,67,80

Gate-Control-Theorie 142,158,163
Generalisation 56f.,68,78

Handtemperaturtraining 52,63,89
Hauttemperatur 7,10,19
Heimtraining 11,63,82ff.,121
Herzfrequenz 10
Hilflosigkeit 25,123,153
Hilfsvorstellung 12,65

Imagery-Training 66
Indikation 55,164
- differentielle 53,136
Infrarot-Reflexions-Plethysmographie 12
"innerer Dialog" 13

KLT 101,103,108
Körperwahrnehmung 35,42f.,48,166
Kognition 124,134
Kombinationsfeedback 54
Kontaktaufnahme 142
Kontrollerfahrung 61
Kopfschmerz
- aktivität 14,20
- bogen 29,56

Kopfschmerz
- Diagnostik 94
- myogen 95,98
- Spannungs- 52,93ff.
- tagebuch 10
- Therapiemethoden 94
Krankheitsaktivität 146
Krankheitscharakteristika 8,24, 27,119,144

Medikation 65
Medikamente bzw. Medikation 37, 48,140
- Absetzen 67,165
- Kontrolle 165
- Mißbrauch 24,69ff.
- Nebenwirkungen 24,80
- Notfall - 33
- Placebo 68
- Reduktion 33,45,47,66,76,132
- Substitution 67
- Untersuchungseffekte 21
medikamentöse Therapie 140
medizinische Versorgung 1,24
Migräne
- chronische 3,31,24f.
- Definition 5,31,52
- Diagnostik 27,32
- entstehung 7
- forschung 6f.,24
migränespezifische Reaktion 6
MMPI 9,16,123,131
Motivation 153
Motivationsskalen 145
motorisches Verhalten 96
Muskelaktivität 96,97ff.
Muskelentspannung 13
Muskelspannung 95,114
- smessung 96
Muskeltonus 98
myogene Schmerzen 95,98f.

Nicht-instrumentelle Bewegungen 97ff.,100,108,111

Outcomemaße 30,43
Outcomemessung 164

Patientencharakteristika 24
Patientenkarriere 24
Persönlichkeitsfaktoren 8,21,166
pharmakologische Behandlung 24
Placebo 68
Plethysmogramm 10
Polyarthritis, chronische 139ff.
Problemanalyse, individuelle 34
Pseudotherapie 122
psychosoziale Einschränkung 38

Reliktgesten 98
rheumatische Erkrankungen 113ff.
Rollenspiel 13

Rückenschmerzen,chronische 113ff.
Rückfallrisiko 67
Ruhebild (s.a.Hilfsvorstellung) 12,65

Schmerz
- anamnese 55
- beobachtungsübung 142
- bewältigungstraining 141,156, 158,159
- chronisch 1,164
- dauer 38,39f.,130
- Diagnostik 163
- empfindung 145
- entstehung 7
- forschung 2,6f.,24,94f.,100, 114ff.
- fragebogen 145
- intensität 39,126,145,149
- myogen 95,98
- patienten, chronische 2,24
- Symptomatik 36,38,69
- tagebuch 56,123,125f.,145
- wahrnehmung 158
Schwereübung 11
Selbsteinschätzung 157
Selbstgespräche 143
Selbsthilfe 159
Selbsthilfestrategien 143
Selbstinstruktion 143
Selbstkontrolle 33ff.,54,61,153
Selbsttherapietechniken 142,145, 153,166
Sensibilisierung, reaktive 20
sensorische Schmerzkomponente 145,148ff.
Situationsbezogenes Entspannungs-programm (SEP) 26,31ff.,68
Spannungskopfschmerz 52,94f.
Ätiologie 93ff.
Stressor 100
Streßimmunisierungstraining 142
Streßreaktion 97

Tablettenprotokoll 66
Tagesprotokoll 29
Temperatur
- feedback 52,63ff.,76
- Haut 7,10,19
- Protokolle 89
- technische Voraussetzungen 63
Therapie
- bewertung 153
- didaktik 10
- effekte 20,25,41f.,46f.,48,52, 53,119,136f.,164,166,167
- generalisation 78f.
- erwartung 135
- forschung 3,25f.
- kognitive 21
- Kontrolle 11
- psychologische 25,31ff.

188

- rational-emotive 21
- resistenz 16f.
- Spezifität 7,46,52
- verlauf 166
- Standardisierung 165
- verhaltenstherapeutische 13
- vertrag 121

Training
- autogenes 11
- Biofeedback- 52,61ff.
- Durchblutungs- 52
- effekte 6
- Entspannungs- 13,114
- Handerwärmungs- 63
- Streß- 13
- Heim- 11
- Temperatur- 52
- Vasodilatations- 6
- Vasokonstriktions- 6,12

Überlernen 68
Überkreuzte Kontrolle 64,69

Vasodilatation 5,31
Vasokonstriktion 5,31
vasomotorische Reaktionsbereit-
  schaft 6
Verhalten, trimodales 141
Verhaltensanalyse 55,70,81
Verhaltensformung 121
verhaltensmedizinische Interventi-
  onsstrategie 3f.,54,81
Verhaltenstherapie 54,80,141
- kognitive 13,21
- multimodale 13
Verlaufskontrolle 56
Verstärkung, verbale 121

Warteliste 30
Wärmeübung 7

Xenon-Methode 5,7

Zeitkonditionierung 67